Zur Klassifikation
endogener Psychosen

Herausgegeben von

Prof. Dr. sc. med. Karl Seidel

Psychiatrische- und Nervenklinik
des Bereiches Medizin (Charité)
der Humboldt-Universität zu Berlin

Prof. Dr. sc. med.
Klaus-Jürgen Neumärker

Leiter der Abteilung
für Neurologie und Psychiatrie
des Kindes- und Jugendalters
an der Psychiatrischen- und Nervenklinik
des Bereiches Medizin (Charité)
der Humboldt-Universität zu Berlin

Prof. Dr. sc. med.
Heinz A. F. Schulze

Direktor der Psychiatrischen- und Nervenklinik
des Bereiches Medizin (Charité)
der Humboldt-Universität zu Berlin

Zur Klassifikation endogener Psychosen

Mit 4 Abbildungen und 51 Tabellen

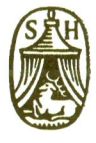

S. Hirzel Verlag Leipzig 1986

Distributed
by Springer Verlag Wien – New York

ISBN-13:978-3-211-95828-5   e-ISBN-13:978-3-7091-9519-2
DOI: 10.1007/978-3-7091-9519-2

Zur Klassifikation endogener Psychosen / Hrsg. von: Karl
Seidel; Klaus-Jürgen Neumärker; Heinz
A. F. Schulze. – 1. Aufl. – Leipzig :
Hirzel, 1986. 122 S. : 4 Abb., 51 Tab.
(Psychiatrie, Neurologie und medizinische
Psychologie : Beiheft ; 33)
NE: Seidel, Karl [Hrsg.]

Beiheft 33 zur Zeitschrift
Psychiatrie, Neurologie
und medizinische Psychologie
Chefredakteur: Prof. Dr. sc. med.
H. A. F. Schulze, Berlin

© S. Hirzel Verlag Leipzig 1986
VLN 267 · 245/12/85
1. Auflage
Lektor: Dr. Rüdiger Thiele

Gesamtherstellung:
INTERDRUCK Graphischer Großbetrieb Leipzig

Inhalt

Mitarbeiterverzeichnis 6
Vorwort 7
H. A. F. Schulze
Geleitwort 9
K.-J. Neumärker
Bemerkungen zur Situation der Klassifikation endogener Psychosen 11
K. Leonhard
Lassen sich die Schizophrenien klinisch und ätiologisch trennen? 26
H. Rennert
Gedanken zur pathogenetischen und phänomenologischen Trennung der endogenen Psychosyndrome ... 43
C. Perris und M. Eisemann
Über zykloide Psychosen und deren Stellung im Rahmen der Klassifikation endogener Psychosen ... 48
B. Armbruster und G. Huber
Die zykloiden und schizoaffektiven Psychosen der Bonner Schizophrenie-Studie 54
E. Gabriel
Leonhards affektvolle Paraphrenie aus der Sicht der Wiener Schule 63
B. Pethö
An intrinsic way of multiclassification of endogenous psychoses
A follow-through investigation (Budapest 2000) based upon Leonhard's classification 67
G. Ungvári
The genetical basis of the Leonhardian classification of endogenous psychoses 84
R. Uebelhack
Versuch einer neurobiochemischen Bestätigung der Psychosenaufteilung nach Leonhard 90
E. Albert
Über den Einfluß von neuroleptischer Langzeitmedikation auf den Verlauf von phasischen und remittierenden Unterformen endogener Psychosen 97
S. v. Trostorff
Rezessiver Erbgang bei affektvoller Paraphrenie (Das Vorkommen von Verwandtenehen) 108
Chr. Donalies
Zur Aufteilung der endogenen Psychosen vor Wernicke, Kleist und Leonhard 116

Mitarbeiterverzeichnis

E. Albert, Prof. Dr. med., Psychiatrisches Krankenhaus Eichberg, 6228 Eltville am Rhein (BRD)

B. Armbruster, Akad. Rätin Dr. med., Psychiatrische Klinik und Poliklinik der Universität Bonn, Sigmund-Freud-Straße 25, 5300 Bonn 1 (Venusberg) (BRD)

Chr. Donalies, MR Dr. med., Ärztlicher Direktor Krankenpflegeheim Wittstock/Dosse, Rosa-Luxemburg-Straße 36, 1930 Wittstock (DDR)

M. Eisemann, Dr. med., Psychiatrische Universitätsklinik der Universität Umeå, 90185 Umeå (Schweden)

E. Gabriel, Prof. Dr. med., Direktor des Psychiatrischen Krankenhauses der Stadt Wien – Baumgartner Höhe, Baumgartner Höhe 1, 1145 Wien (Österreich)

G. Huber, Prof. Dr. med., Direktor der Psychiatrischen Klinik und Poliklinik der Universität Bonn, Sigmund-Freud-Straße 25, 5300 Bonn 1 (Venusberg) (BRD)

K. Leonhard, Prof. emer. Dr. med., ehemaliger Direktor der Psychiatrischen- und Nervenklinik des Bereiches Medizin (Charité) der Humboldt-Universität zu Berlin, Schumannstraße 20/21, 1040 Berlin (DDR)

K.-J. Neumärker, Prof. sc. med., Leiter der Abteilung für Neurologie und Psychiatrie des Jugendalters der Psychiatrischen- und Nervenklinik des Bereiches Medizin (Charité) der Humboldt-Universität zu Berlin, Schumannstraße 20/21, 1040 Berlin (DDR)

C. Perris, Prof. Dr. med., Direktor der Psychiatrischen Universitätsklinik der Universität Umeå, 90185 Umeå (Schweden)

B. Pethö, Prof. Dr. med., Psychiatrische Klinik der Semmelweis-Universität; Präsident der Sektion Medizinische Psychologie und Psychopathologie der ungarischen psychiatrischen Gesellschaft, Balassa u. 6, 1083 Budapest (Ungarn)

H. Rennert, Prof. Dr. sc. med., ehemaliger Direktor der Klinik und Poliklinik für Psychiatrie und Neurologie der Martin-Luther-Universität Halle-Wittenberg, Julius-Kühn-Straße 7, 4020 Halle (DDR)

H. A. F. Schulze, OMR Prof. Dr. sc. med., Direktor der Psychiatrischen- und Nervenklinik des Bereiches Medizin (Charité) der Humboldt-Universität zu Berlin, Schumannstraße 20/21, 1040 Berlin (DDR)

K. Seidel, OMR Prof. Dr. sc. med., Psychiatrische- und Nervenklinik des Bereiches Medizin (Charité) der Humboldt-Universität zu Berlin, Schumannstr. 20/21, 1040 Berlin; ordentl. Mitglied der Akademie der Wissenschaften der DDR

S. v. Trostorff, Dr. med., Psychiatrische- und Nervenklinik des Bereiches Medizin (Charité) der Humboldt-Universität zu Berlin (Forschungsstelle Prof. Dr. Leonhard), Schumannstraße 20/21, 1040 Berlin (DDR)

R. Uebelhack, Doz. Dr. sc. med., Neurobiologische Abteilung der Psychiatrischen- und Nervenklinik des Bereiches Medizin (Charité) der Humboldt-Universität zu Berlin, Schumannstraße 20/21, 1040 Berlin (DDR)

G. Ungvari, Doz. Dr. sc. med., Leiter der Abteilung Gerontopsychiatrie der Psychiatrischen Klinik der Semmelweis-Universität, Balassa u. 6, 1083 Budapest (Ungarn)

Vorwort

Am 21. März 1984 beging Professor Dr. KARL LEONHARD, ehemaliger Direktor der Psychiatrischen- und Nervenklinik des Bereichs Medizin (Charité) der Humboldt-Universität zu Berlin, seinen 80. Geburtstag. Die zwischen seiner Emeritierung als Ordinarius für Psychiatrie und Neurologie liegenden anderthalb Jahrzehnte unterscheiden sich von seiner vorangegangenen Tätigkeit dadurch, daß er seitdem, frei von jeglicher Belastung den vollen Tag nutzend, seiner wissenschaftlichen Arbeit nachgeht. Auch den Jubiläumsgeburtstag verbrachte er an seiner alten Wirkungsstätte. Im Mittelpunkt dieses Tages stand nun ein Symposium, das seinem ureigenen Interessengebiet, der Klassifikation endogener Psychosen, gewidmet war, das er selbst aktiv mitgestaltete, indem er die Ergebnisse seiner Forschung der letzten Jahre vorlegte. Auf seinen ausdrücklichen Wunsch hin kamen neben Schülern und Anhängern LEONHARDS auch Fachkollegen zu Wort, die international durch abweichende eigene Auffassungen bekannt sind.

Es ist sicher nicht zu weit gegriffen, davon auszugehen, daß diese Zusammenkunft historisch bedeutsam war, da sie einer abgerundeten Wertung der Arbeit an der Klassifikation der endogenen Psychosen von WERNICKE über KLEIST bis zum aktuellen Schaffen von Karl LEONHARD unter Berücksichtigung wesentlicher anderer Auffassungen von KRAEPELIN bis heute entspricht.

Berlin, Juli 1984

K. Seidel
K.-J. Neumärker
H. A. F. Schulze

Geleitwort
Herrn Prof. emer. Karl Leonhard zum 80. Geburtstag

Das Rahmenthema dieses Sammelbandes entspricht der Arbeitsrichtung des Forschers KARL LEONHARD, die er von seiner Assistentenzeit bis zu seiner Emeritierung und darüber hinaus bis heute zielstrebig und kontinuierlich verfolgt hat. Der Hochschullehrer und der Klinikdirektor Karl LEONHARD hat in der Lehre und in der medizinischen Betreuung immer das gesamte Fachgebiet der Nervenheilkunde als Einheit von Psychiatrie und Neurologie vertreten. Auch in seiner wissenschaftlichen Arbeit hat er neben der Klassifikation endogener Psychosen andere umfassende Fragestellungen wie die Neurosenlehre und Psychotherapie oder die Erforschung der Aphasien und Apraxien einbezogen. Wenn das im Vorwort erwähnte Symposium und die Beiträge dieses Buches der Tatsache Rechnung tragen, daß sich LEONHARD nunmehr ganz auf die Psychosenforschung konzentrierte, und wir alle der notwendigen Differenzierung unseres Fachgebietes immer mehr Rechnung tragen, so sollte daraus kein einseitiges Bild seiner Persönlichkeit abgeleitet werden. Er ist noch ein Vertreter der klassischen Nervenheilkunde, und man muß sich die Frage vorlegen, ob die Verbindung von Psychiatrie und Neurologie in Lehre, Forschung und Praxis, die sein Lebenswerk kennzeichnet, nur als terminale Etappe einer Entwicklung zu sehen ist, in der es eben noch möglich war, das Gesamtfachgebiet einigermaßen zu überschauen oder ob gemeinsame Denkprinzipien zu finden sind, die sich aus grundsätzlichen Auffassungen LEONHARDS ableiten lassen, die sowohl sein Psychiatrie- als auch sein Neurologie-Verständnis bedingen. Meine Überlegungen schließen sogar die Frage ein, ob nicht das klassifikatorische Denken, das die Leonhardsche „Einteilung der endogenen Psychosen" bestimmt, ihr Äquivalent oder Analogon in der ihm eigenen Betrachtungsweise der neurologischen Krankheitslehre hat.

Um nicht von vornherein auf einen Irrweg zu geraten, sollten wir ihn am besten selbst zu Wort kommen lassen. Es entspricht seiner großen Bescheidenheit, daß er kaum einmal von sich selbst spricht oder über sich selbst geschrieben hat, es sei denn, Selbstbeobachtungen oder eigene Erlebnisse dienten der Beantwortung wissenschaftlicher Fragen seiner Interessengebiete. Die einzige zusammenhängende autobiographische Abhandlung findet sich in dem von PONGRATZ[1]) herausgegebenen Buch „Psychiatrie in Selbstdarstellungen". Diese erweist sich allerdings als recht ergiebig im Sinne meines Vorhabens. So dürfte seine – sicher zutreffende – Selbsteinschätzung als introvertiert und nicht frei von anankastischen Zügen als Erklärung für die Basis seiner Gedankenverarbeitung von Bedeutung sein. Seinen Weg zur Medizin leitet LEONHARD von der Zielsetzung ab, sich mit der menschlichen Psyche zu beschäftigen. Eine andere Möglichkeit dazu habe er nicht gesehen. Die „körperlichen Lebensvorgänge" hielt er zwar auch für interessant, aber erst an zweiter Stelle. Ist man aber mit der ganzen wissenschaftlichen Denkweise LEONHARDS vertraut, so tritt die Rangfolge zwischen Psychiatrie und Neurologie in den Hintergrund. Er hat jedenfalls nie eine dualistische Meinung vertreten und immer alle somatischen und psychischen Erscheinungen als Einheit und im Wechselspiel gesehen, wenn er sich dabei auch nicht explizite der Terminologie der marxistischen Dialektik bediente. Wer sich an seine Vorlesungen für Studenten erinnert, weiß, daß es bei ihm noch keine scharfe Trennung zwischen Neurologie und Psychiatrie gab. Es war durchaus nicht ungewöhnlich, daß in der gleichen Lehrveranstaltung ein Kranker mit einer peripheren Nervenkrankheit und ein Schizophrener vorgestellt wurden. Mögen hierbei auch noch äußere Gründe vorgelegen haben, in dem Sinne, daß besonders eindrucksvolle Krankheitsfälle gerade zur Verfügung standen, so war es doch geradezu charakteristisch für die Leonhardsche Lehrweise, daß er an der gleichen Krankheit, am gleichen

---

[1]) L. J. PONGRATZ (Hrsg.), Psychiatrie in Selbstdarstellungen. H. Huber-Verlag Bern–Stuttgart–Wien 1977, S. 258–282.

Patienten oder an der gleichen Krankheitsgruppe demonstrierte, wie neurologische und psychiatrische Symptome gleichzeitig auf denselben pathologischen Prozeß, auf ein gemeinsames Substrat, nämlich die jeweils vorliegende Schädigung und Störung des Nervensystems zu beziehen sind. Dabei trat dann auch ein Bekenntnis zur Einheit von Struktur und Funktion gleichermaßen in Erscheinung. Es war unverkennbar, daß er auf entsprechende Krankheitsmodelle wie die Epilepsien, die Neurolues oder symptomatische Psychosen aus diesen Gründen und zu diesem Zwecke besonders gern zurückgriff.

Mit alldem soll weder bezweifelt werden noch soll die Tatsache eingeschränkt werden, daß den Wissenschaftler und Forscher LEONHARD mehr als alles andere die wohl von keiner anderen psychiatrischen Schule in dieser Vollendung erreichte subtile Erfassung, phänomenologische Beschreibung, Differenzierung, Ordnung und Erklärung der vielfältigen Formen endogener Psychosen angezogen hat.

Die Hinwendung zu seinem eigentlichen Forschungsgebiet ist wohl darin begründet, daß hierfür ein primäres Bedürfnis gegeben war, um nicht den schwieriger zu definierenden Ausdruck „Berufung" zu benutzen. Dennoch bin ich mir nicht ganz sicher, ob dabei nicht eine gewisse Abneigung sich mit Körperlichem konkret und direkt zu beschäftigen, mit im Spiel war. Er schreibt immerhin über sich selbst: „Der Gedanke, daß ich gezwungen sein würde, Leichen zu sezieren und Frösche zu töten, schreckte mich." Von LEONHARD selbst stammt auch folgende Stellungnahme: „Wenn ich später nicht nur die Psychiatrie, sondern auch die Neurologie liebgewann, so liegt dies an der systematischen Ordnung, die man bei vielen Nervenkrankheiten vorfindet. Dies kam meiner Neigung zu einem ordnenden Denken entgegen." Es ist unverkennbar, daß die Systematik der neurologischen Krankheiten auch Impulse ausgelöst hat, sich mit den Formen der endogenen Psychosen erst recht ordnend zu befassen. Und spielt dabei nicht die Vorstellung eine Rolle, daß der unterschiedlichen Syndromgestaltung sowohl bei den neurologischen als auch bei den psychiatrischen Krankheitsformen die Beteiligung unterschiedlicher Hirnstrukturen bzw. Stoffwechselvorgänge zu Grunde liegt?

Schließlich war bereits die Denkweise seiner Lehrer von einer engen Verbindung von Hirnpathologie und Psychosenlehre bestimmt. LEONHARD bezeichnet KLEIST als seinen wissenschaftlichen „Vater" und WERNICKE als seinen wissenschaftlichen „Großvater". Von WERNICKE ist ja das Ausgehen von Modellvorstellungen in eklatanter Weise am Beispiel der von ihm beschriebenen sensorischen Aphasie bekannt, die er zunächst postulierte, nachdem BROCA seine motorische Aphasie beschrieben hatte, und die er dann auch klinisch fand. Bei KLEIST verdichtete sich das lokalisatorische Denken noch mehr. Er war selbst ein Meister der Hirnsektion, und es waren für mich eindrucksvolle Erlebnisse, wenn ich während meiner zweijährigen Tätigkeit am Hirnforschungsinstitut von Oskar VOGT Gelegenheit hatte, bei Besuchen in der Kleistschen Klinik an seinen Hirnsektionen und Korrelationsuntersuchungen teilzunehmen. Nicht alle Auffassungen WERNICKES sind von KLEIST, nicht alle Postulate KLEISTS sind von LEONHARD übernommen worden, manche Lehrmeinungen des Lehrers wurden vom Schüler modifiziert. Die mechanistische lokalisatorische Betrachtungsweise von KLEIST kann heute nicht mehr aufrechterhalten werden. Aber ohne seine Vorleistung wäre auch eine moderne dynamische Lokalisationslehre kaum denkbar. Im Grunde genommen ging KLEIST von den gleichen Grundvorstellungen in der Aphasielehre und in der Psychosenlehre aus.

Sein Schüler LEONHARD ist dieser gehirnbezogenen Denkweise ebenfalls verhaftet, nicht aber einer biologistischen Auffassung verfallen. Wenn er sich zur biologischen Psychiatrie bekennt, dann im Sinne der Wechselwirkung von Vorgängen im biologischen und sozialen Bereich. Er räumt dabei beide Möglichkeiten ein, Auswirkungen morphologisch-metabolischer pathologischer Veränderungen auf Funktion und Verhalten und Verursachung bzw. Auslösung organischen Geschehens durch Belastungen und Störungen im sozialen Bereich, genetische Faktoren und Umwelteinflüsse. Zum gleichen Denkprinzip möchten auch wir uns bekennen, ob wir nun die Psychiatrie mehr in ihren biologischen oder sozialen Bezügen, die klinische Gehirnpathologie oder die Neurologie als Teilgebiete der Nervenheilkunde vertreten.

Heinz A. F. Schulze

Bemerkungen zur Situation der Klassifikation endogener Psychosen

K.-J. Neumärker

1. Historisches und Gegenwärtiges

Seit der Inaugurierung des Begriffes „Psychose" durch Ernst v. FEUCHTERSLEBEN[1]) unterlagen die ätiologischen Vorstellungen, Beschreibungen und Klassifikationen durch verschiedenartige Bedingungen einem steten Wandel. Dieser Wandel kann nur von demjenigen verstanden und nachvollzogen werden, der die klassischen Werke der Psychosenlehre studiert, wobei als Ausgangspunkt jene von KAHLBAUM (35), KRAEPELIN (46), WERNICKE (102) und E. BLEULER (14) anzusehen sind.

Die unterschiedlichen Auffassungen, die im Laufe der Jahrzehnte das Thema beherrschten und gegenwärtig unvermittelt eingedenk auch neuer Erkenntnisse weithin beherrschen, geben Auskunft über das Spannungsfeld, in dem sich die Psychosenforschung und gleichsam mit ihr die Psychiatrie befand und befindet. Die Ursachen hierfür sind nicht ausschließlich in den immer noch bestehenden Ungewißheiten und daraus resultierenden Unsicherheiten gegenüber offenen Fragen bei den endogenen Psychosen zu suchen, sondern sind auch methodologischer Natur (94).

Eine Wissenschaftslehre von den endogenen Psychosen unterscheidet sich deswegen von jenen Disziplinen, die allgemein den exakten Wissenschaften zugeordnet werden. Wird jedoch in der klinischen Psychiatrie der Versuch unternommen, sich der Nosologie zu stellen, um in einem ersten Schritt alle vorhandenen oder annehmbaren Krankheitsformen im Sinne der Nosographie zu beschreiben, so wäre das eine Möglichkeit, sich diesem vermeintlichen Vorwurf entgegenzustellen. In einem zweiten Schritt könnte dann die nosologische Gliederung in einzelne oder vielfältige Unterformen, die eine Abgrenzung nach definierten Kriterien erfahren haben, als Klassifikation bzw. Subklassifikation folgen. Dabei sind nach JASPERS (34) Symptomatologie, Diagnostik, Verlauf, Dauer und Ausgänge zu berücksichtigen. Er verlangte nicht nur in diesem Zusammenhang „methodische Besinnung und Klarheit", für ihn blieben „einzelne Fälle die Erfahrungsgrundlage der Psychopathologie" und die Tatsache, daß sich klare Erkenntnis auch in klaren Termini niederschlägt.

Es soll an dieser Stelle nicht auf das Für und Wider der Jasperschen Methodik eingegangen werden, über die unlängst aus Anlaß seines 100. Geburtstages Berufenere berichtet haben (23; 31; 33). JASPERS selbst sah die existierenden Grenzen, wenn er formulierte: „Wie jeder wissenschaftliche Weg, so hat auch der methodologische seine Gefahren. Es gibt eine Entartung der Methodologie zu formallogischem, leerem Nachrechnen von Begriffen ... Quelle unserer Erkenntnis bleibt immer die lebendige Anschauung." Die Bedeutung Jasperscher Erkenntnisse und Darlegungen für die Psychiatrie der Gegenwart, die ebenso auf unsere Fragestellung der Klassifikation endogener Psychosen übernommen werden kann, wird von HUBER (31) durch die Formulierung: „Weil die Jaspersche Psychopathologie offen ist, er nur eine Methodenlehre und nicht eine geschlossene Theorie gibt, ist sie immer verfügbar und anwendbar, wie auch die

---
[1]) Nach STUTTE (95) hat E. v. FEUCHTERSLEBEN (1806 bis 1849), „Lyriker und Essayist", seit 1844 Dozent für ärztliche Seelenkunde in Wien, in seinem Hauptwerk „Diätetik der Seele" (1838) den Terminus „Psychose" gebraucht, worunter „psychische Störungen" bzw. „Psychopathien" subsumiert wurden. Ab 1872 findet sich der Begriff in der französischen und ab 1878 in der englischen Literatur. In STUTTES Beitrag ist eine diesbezügliche Literaturangabe nicht enthalten. JANZARIK (32) führt indessen hierzu aus: „Von Psychose scheint, wie bei MECHLER nachzulesen ist, als erster v. FEUCHTERSLEBEN 1845 gesprochen zu haben". Im Literaturverzeichnis erwähnt JANZARIK zwar „v. FEUCHTERSLEBEN, E.: Lehrbuch der ärztlichen Seelenkunde. Wien: Gerold 1845", auf MECHLER wird aber kein Bezug genommen.

Theorien sich wandeln mögen" treffend charakterisiert.

Es sollte Klarheit darüber existieren, daß mit Klassifikation als Methode bei weitem nicht Klassifikation endogener Psychosen gemeint ist. Etwas zu klassifizieren bedeutet zunächst nichts anderes als Ordnung in Vielfalt hineinzubringen; also jenes Prinzip, welches Goethe mit „Sammeln, Ordnen, Systematisieren" nutzte, um sich in der Vielfalt zurechtzufinden. Dadurch werden Dinge oder Phänomene untereinander und miteinander vergleichbar. Geschieht dies unter Nutzung eines oder mehrerer „definierter Kriterien", so erwächst aus der Vergleichbarkeit Generalisierbarkeit. Ein psychisches Phänomen bzw. psychopathologisches Symptom kann dadurch eine über das Individuum hinausreichende Bedeutung, vielleicht schon Gesetzmäßigkeit erlangen. Erweist sich auch das „definierte Kriterium" als konstant, so könnte Allgemeingültigkeit angenommen werden. Eine so gewonnene einheitliche Klassifikation psychischer Phänomene bzw. psychopathologischer Symptome, zusammengefaßt zu bestimmten Krankheiten, würde u. a. die Voraussetzung für wissenschaftlich begründete epidemiologische Studien, vergleichende Verlaufs- und vielmehr noch Ergebnisforschung – sei sie therapie- oder katamnesebezogen – abgeben.

Betrachtet man solcherart Klassifikation als nicht absolut, sondern weist in ihr zeitliche und strukturelle Relativität nach, orientiert man sie zielgerichtet und zweckbestimmend für die Praxis, d. h. psychiatrische Praxis, dann wäre eine dialektisch-materialistische Einstellung zur Klassifikation erreicht, die die theoretischen Positionen der Psychiatrie mit beeinflussen könnte (s. u. a. 96). Die Eigenheit, vor allem das komplexe Erscheinungsbild psychischer Störungen als auch das unterschiedliche Herangehen, bedingt durch die noch existierenden Unzulänglichkeiten unseres Wissens über die Entstehungsbedingungen psychischer Störungen, macht den Weg zu solcher Klassifikationsbestimmung, insbesondere bei den endogenen Psychosen, so schwierig und hebt sich als Grundproblem einer psychiatrischen Klassifikation ab.

Das stete Bemühen psychiatrisch Tätiger, klassifikatorische Anleihen aus Nachbardisziplinen aufzunehmen, charakterisierte CONRAD (21) mit der eigenwilligen Bemerkung: „Krankheiten sind keine Schmetterlinge, die man nach dem Vorgehen Linnés in Ordnungen, Klassen, Familien und Arten unterteilen könnte", und weiter: „Linnés Vorgehen beruht bekanntlich auf dem Prinzip der Genese; nach diesem Prinzip wäre zwar grundsätzlich auch eine Systematik der Krankheiten möglich, da wir aber vielfach die Genese nicht kennen ... werden wir immer mit einer Klassifizierung nach Symptomen eine solche nach der Ätiologie stören müssen." Es war O. VOGT (98), der in den 20er Jahren nachdrücklich darauf hinwies, daß Erkenntnisse der zoologisch-botanischen Systematik auch für die Psychiatrie, namentlich für die Psychosenlehre, ätiologische und klassifikatorische Bedeutung erlangen können. Ihm ging es um eine allmähliche Aussonderung ätiologischer Krankheitseinheiten aus großen phänotypisch verwandten Gruppen. Psychosen stellten für O. VOGT eine „besondere Gruppe von Variationen" dar mit dem Merkmal eines „subjektiven Pathos und einer objektiven Herabsetzung der Vitalität". Sicher nicht von ungefähr erschien eine zusammenfassende Darstellung seiner Anschauungen in einer Festschrift aus Anlaß des 70. Geburtstages von KRAEPELIN.

Gemangelt hat es in der Psychiatriegeschichte an Klassifikationsversuchen und Klassifikationsmodellen endogener Psychosen nicht. Die in letzter Zeit erschienenen Publikationen spiegeln das nie erlahmende Interesse wider. Sie werfen alte Fragestellungen aktuell und mit Neuheiten versehen im Sinne einer Bestandsaufnahme wieder auf (u. a. 97; 71; 105 – dort auch umfangreiche weiterführende Literatur). Selbst aus psychoanalytischer Sicht nimmt man sich der Problematik wieder oder überhaupt an, auch wenn konstatiert wird, daß im Grunde genommen ein klassifikatorisches Desinteresse bestand und besteht (84). Dieser Zustand erfährt durch die weitere Entwicklung psychoanalytischer Theorien, genannt sei das Narzismus-Konzept, eher noch Verstärkung.

Unverändert aber laufen die Diskussionen, die allenthalben geführt werden, auf die Fragestellung und Beweisführung hinaus, ob die endogenen Psychosen ätiopathogenetisch-phänomenologische Realitäten oder etwa Konstrukte, d. h. willkürliche Grenzziehungen oder gar Artefakte, wie es CIOMPI (20) im Zusammenhang mit der chronischen Schizophrenie unlängst diskutierte, darstellen. Des weiteren geht es um den erklärenden Zusatz, ob endogene Psychosen eher

– syndromal,
– kategorial bzw. typologisch,
– dimensional oder aber
– ätiopathogenetisch, d. h. nosologisch,

unter Einbeziehung aller Erfahrungen zu klassifizieren sind.

Je nach Erkenntnisstand, Autor- bzw. Schulmeinung werden bisherige oder gegenwärtig existierende Klassifikationen als einförmig bzw. vielfältig bezeichnet, gelobt oder heftig kritisiert. So betitelt KISKER (38) in einer Randbemerkung seines Aufsatzes „Die Heidelberger Psychopathologie in der Kritik" z. B. KRAEPELIN als einen ins Psychologisch-Medizinische verschlagenen botanisierenden Bestimmer und Klassifikator. Interessanterweise folgte seinerzeit E. BLEULER (14) „in allem wesentlichen der Einteilung KRAEPELINS", nicht nur, weil diese in der ganzen Welt verstanden, wenn auch nicht überall angenommen wurde, sondern weil nach BLEULER alle anderen Schemata „nur für bestimmte Schulen brauchbar" waren. Der Wert des Kraepelinschen Einteilungsprinzips bestand für ihn auch darin, daß gegenüber der „absoluten Hilflosigkeit früherer Jahre" ein Standpunkt gewonnen worden war, „von dem aus sich beständig neuer Boden erobern läßt". Eine Einteilung der Krankheitsbilder aber nur auf den Verlauf gründen zu wollen, wie dies von KRAEPELIN herausgestellt wurde, hielt er für unmöglich. BLEULER schickte sich an, hier neuen Boden zu erobern, indem er das Symptombild, in ein primäres und sekundäres klassifizierte, als die Grundlage der Diagnostik und den Verlauf von sekundärer Bedeutung ansah. Ein Urteil darüber aber, weshalb der Schizophrene schizophren geworden sei, wagte E. BLEULER, wie M. BLEULER in späteren Jahren zum Ausdruck brachte, nie (15).

Trotz Kontroversen und System-Streitereien war die Dynamik der Entwicklung in der Psychiatrie aber nie zu bremsen und hing zweifellos auch mit deren Forscherpersönlichkeiten zusammen. In jener Zeit, die durch den „System-Fanatiker" KRAEPELIN geprägt war, mußte, so KISKER, der Satz des jungen Tübinger Privatdozenten KRETSCHMER „Was wir an Systematik gewinnen, verlieren wir an Verständnis" eine geradezu „selbstmörderische Formulierung" darstellen. Dessen ungeachtet blieb Kretschmer nicht nur bei seiner Einstellung, sondern erweiterte zielstrebig und unbeirrt sein eigenes klassifikatorisches und psychiatrisches System. In einem von GAUPP geforderten Erwiderungsartikel zu KÖRTKES Beitrag „Ein Dilemma in der Dementiapraecox-Frage. Gedanken über die Fortentwicklung der psychiatrischen Systematik" (43) unterstrich KRETSCHMER (47) seine These von der Konstitutionslehre auf der einen und der Charakterlehre auf der anderen Seite und resümierte, daß nur das gegenseitige Verhältnis dieser beiden diagnostischen Systeme der entscheidende Punkt „für die ganze Zukunft unserer Diagnostik" sei.

Weiter heißt es:

„Auf der Linie, die wir hier gezeichnet haben, liegt wohl die Zukunft der Kraepelinschen Systematik. Sie ist nicht die Linie der negativen Kritik, sie entfernt sich diametral von der Straße, an der Hoche steht mit dem pessimistischen Kassandraruf: Zurück zum Symptomkomplex! Sie will nichts von getrockneten Symptomkomplexen, sondern die lebendigen Krankheitsbilder, zu denen Kraepelin den ersten Weg gewiesen hat, aber unter Überwindung der Kraepelinschen Idee der Krankheitseinheit: Nicht Symptomenkomplexe, aber auch nicht Krankheitseinheiten, sondern Krankheitszweiheiten und -vielheiten".

Eine solche Formulierung drückt bei weitem mehr aus, als es dem oben angeführten Satz ohnehin schon zu entnehmen ist. Sie offenbart allerdings auch eine heute kaum noch zu verzeichnende, manchmal bis an die Grenzen gehende sachlich orientierte Auseinandersetzung, die mit inhaltsträchtigen Argumenten geführt wurde. Im vorliegenden Fall bedeutete es die Überwindung der Kraepelinschen dichotomisch orientierten Betrachtungsweise der Psychosen. Und so ist es nicht verwunderlich, wenn DE BOOR (17) in seiner „Psychiatrischen Systematik" diesen Zeitabschnitt, der durch Strukturanalyse und mehrdimensionale Diagnostik unter Einbeziehung der Kretschmerschen Konstitutionspsychologie die theoretische Psychiatrie bis etwa 1950 kennzeichnete, abgrenzt. DE BOOR läßt seine nicht nur historisch orientierte „Psychiatrische Systematik" – immerhin hatte K. SCHNEIDER, „der so maßgeblich an der Ordnung in der klinischen Psychiatrie mitgewirkt hat", diese Aufgabe gestellt – mit dem Ausblick der „fruchtbaren Polarität ... die sich in der begrifflich-deskriptiven und genetischen Psychiatrie darstellt" und die die Problemstellungen der „heutigen Psychiatrie" beherrscht, enden.

Seit dem Erscheinen dieses Buches 1954 sind nunmehr 3 Jahrzehnte vergangen. Es drängt sich die Frage auf, ob die angesprochene „fruchtbare Polarität" Wesentliches zur Klassifikationsproblematik endogener Psychosen beitragen oder ob anderweitig Erkenntnistheoretisches Bereicherung und Weiterführung liefern konnte. Zunächst erscheint es naheliegend, bei der Beantwortung der Frage dort anzusetzen, wo mit „gleichem Titel" gearbeitet wurde. Gemeint ist die von BERNER erstmals 1977 vorgelegte „Psychiatrische Systematik" (11). BERNERs Basis sind moderne neuropsychologische und neurophysiologische Modellvorstellungen. Von derartigen Positionen ausgehend, schlußfolgert er für die psychiatrische

Systematik. Die Grundprinzipien dieses Systems sind:

1. Die „pathogenetische Ordnung", die die formalen Entstehungsweisen des „Andersseins" zum Einteilungsprinzip erhebt. Dabei wird zwischen „primär umweltbedingten" und „primär substratbedingten" Normabweichungen unterschieden. Mit Nachdruck und in Anbetracht unterschiedlicher Handhabungen sowie „Überlappung gewisser Beziehungen" wird auf eine „terminologische Synopsis" hingewiesen, die besonders beim Psychosebegriff hervortritt. Das Wort „Psychose" findet bei BERNER nur dort Verwendung, wo es „in Verbindung mit einem anderen Begriff zur allgemein gebräuchlichen Kennzeichnung klar umschriebener Krankheitsbilder gebraucht wird (z. B. Motilitätspsychose)".

2. Die „ätiologische Ordnung", die sich an der Ursache des Andersseins orientiert, und

3. die symptomatologische Ordnung, die das seelische Anderssein aufgrund seiner Merkmale versucht zu gruppieren.

Augenscheinlich wird von BERNER nur die symptomatologische Ordnung ohne Anführungsstriche versehen, zweifellos als Ausdruck für deren Unabhängigkeit und Beständigkeit, wenn auch unter Hintanstellung der Problematik von Symptomdifferenzen, die sich durch die Anwendung von Psychopharmaka mehr denn je auftuen. „Regelhafte Symptomkombinationen" ergeben Syndrome, die „ihrerseits unter Einbeziehung von Gemeinsamkeiten des Verlaufs zu typologischen Gruppierungen führen". Nun sind die rein deskriptiven Syndrome aber differentialdiagnostisch unspezifisch und erlauben „keine zuverlässigen Aussagen über Gewichtungen in den einzelnen pathogenetischen Dimensionen", als da angesehen werden Vorerfahrungen, aktuelle Umweltbelastungen, vorbestehende Substratmodifikationen, aktuelle Substratbeeinträchtigungen. Folgt man diesen Annahmen, dann verdichtet sich der Eindruck, daß das „Begrifflich-deskriptive" als Kriterium einer Klassifikation endogener Psychosen nicht den Stellenwert einnehmen konnte, wie es in den 50er Jahren noch den Anschein hatte.

2. Genetik und Klassifikation

Wie steht es um den Beitrag der Genetik? Greifen wir aus dem umfangreichen Frage- und Antwortspektrum einige Erkenntnisse heraus, die unlängst im Zusammenhang mit dem Stand der Zwillings- und Adoptionsstudien zur Schizophrenie von ZERBIN-RÜDIN (109) gegeben worden sind. Danach kann von seiten der Zwillingsforschung die Existenz einer erblichen Grundlage der Schizophrenien bestätigt und des weiteren von der Annahme ausgegangen werden, daß die Schizophrenien „somatisch zumindest mit verursacht sind".

Der Vergleich von Zwillingen und Einzelgeborenen zeigt indessen, daß Schizophrenie unter Zwillingen nicht häufiger vorkommt als unter Einzelgeborenen. Aufgrund der Untersuchungen an diskordanten EZ-Paaren sind Erbfaktoren nicht allein maßgeblich, das wiederum bedeutet, daß die Schizophrenien nicht „starr vorprogrammiert" sind. Die Autorin stellt das Vernünftige an dem Versuch heraus, einzelne Symptome oder Syndrome als genetische Einheiten zu extrahieren. Da aber die Erbverhältnisse dadurch nicht klarer werden, muß man wegen der Variabilität schizophrener Krankheitsbilder, schubweiser Verläufe u. ä. m. folgerichtig den genetischen Defekt in Regulationsmechanismen vermuten, die bezogen auf das Neurotransmittersystem in der prä- oder postsynaptischen Membran oder bei den Zielorganen, den Rezeptoren, zu suchen sind.

Diese an sich klaren Aussagen sind unseres Erachtens dennoch nicht ausreichend, um in der Klassifikation oder Subklassifikation endogener Psychosen wesentlich voranzukommen (108). Ein Tatbestand, der u. a. auch durch die Untersuchungsergebnisse von SCHARFETTER (93) unterstrichen wird. Er konnte bei 33 Hebephrenien, 38 Katatonien und 69 paranoiden Schizophrenien zumindest keine signifikante familiengenetische Separation von schizophrenen Subtypen nachweisen.

3. Biochemie und Klassifikation

Die schon angeklungene Berührung mit biochemischen Befunden gibt Anlaß, erweiternd der Frage nachzugehen, welchen Beitrag die biochemische Forschung auf dem Gebiet der endogenen Psychosen und deren Klassifikation zu leisten vermochte. Dabei wird von einigen Autoren auf die bemerkenswerte Tatsache hingewiesen, daß es ein Hemmnis war, sich die Erforschung der Schizophrenie zum Ziel zu setzen (1). Obwohl in den letzten Jahren die Erkenntnisse gerade in diesem Bereich sprunghaft angestiegen sind, hier aber nur wenige Fakten aufgezeigt werden können (u. a. 36; 19; 1; 37; 68; 44; 45; 50; 91), wird übereinstimmend die Meinung vertreten, daß das Ziel, Psychosen auf spezifische Stoffwechseldefekte, Stoffwechselveränderungen einschließlich neuroendokrinologischer Veränderungen (u.a. Regulation der Prolaktinsekretion) zurückzuführen, die gleichsam die Grundlage einer Klassifikation oder Subklassifikation abgeben könnten, nicht erreicht worden ist. Das gilt im Bereich der Schizophrenien:

1. Für die Transmethylierungs-Hypothese, wonach pathologische Methylierungsprozesse zur Entstehung psychotoxischer Substanzen führen, die „schizophrene Symptomatik" hervorrufen.

2. Für die Dopamin-Hypothese, wonach die Dopaminrezeptoren des Gehirns von ursächlicher Bedeutung für die schizophrene Symptomatik sein könnten, da diese Rezeptoren für alle antipsychotisch wirksamen Neuroleptika blockiert werden. Auf der anderen Seite schließt das die Annahme ein, daß die Erhöhung der Dopaminkonzentration an den Dopaminrezeptoren bestimmter Hirnstrukturen – Untersuchungen hierzu liegen am mesolimbischen, nigrostriären und tuberoinfundibulären System vor – das biochemische Korrelat schizophrener Symptomatik darstellt. Für die Mehrzahl der monoaminhaltigen Nervenendigungen, die über keine synaptischen Kontakte verfügen, wird für das Dopamin neuerdings eine übergreifende, nicht synaptische Rolle in Form der Modulation neuronaler Aktivität oder Vorgänge angenommen (u. a. 29; 90) und

3. Für weitere Hypothesen über Neurotransmittersystem-Veränderungen, so im Noradrenalin, Serotonin- und Gamma-Aminobuttersäuresystem und ihrer Beziehungen zu den Schizophrenien.

Die aktuell in den Mittelpunkt des Interesses gerückten körpereigenen morphiumähnlichen Substanzen („Endorphine") sind hier ebenfalls anzusprechen. Ein direkter Zusammenhang zwischen schizophrener Symptomatik und Endorphinkonzentration sowohl im Liquor wie im Serum ist aber nach dem gegenwärtigen Stand der Untersuchungen auch nicht abzuleiten (s. 77).

4. Psychopathologie und Klassifikation

Hier wie dort unterliegen die vielfältig gewonnenen Untersuchungsergebnisse, sobald sie mit schizophrener, depressiver oder allgemein psychopathologischer Symptomatik korreliert werden sollen, dem oft zitierten methodologischen Dilemma psychopathologischer Befundbeschreibung und Klassifikation. Dabei ist nicht zu verkennen, daß auf dem Gebiet der standardisierten Erfassung psychopathologischer Befunde national und international in den zurückliegenden Jahren intensiv gearbeitet wurde und wird.

Im Zusammenhang mit dieser Aufgabe ergibt sich noch ein weiteres psychiatrisches methodologisches übergreifendes Problem. Es besteht darin, den Nachweis anzutreten, ob die psychischen Eigenschaften bzw. psychopathologischen Symptome eines Menschen umfassend eher mit der nomothetischen oder mit der ideographischen Methode[1]) dargestellt werden können. Anhänger der einen wie der anderen Richtung griffen in die Diskussion ein (107; 71). Die Realität des psychiatrischen Alltags beweist indessen, daß ein dualistisches Herangehen in der Sache nicht weiterbringt. Die Fragestellung ist zu vielschichtig, als daß sie auf einer der angesprochenen Methodenebenen vollständig erfaßt werden kann. In diesem Sinne ist ein unlängst erschienener Beitrag von BLANKENBURG (13) zu verstehen, in dem Anliegen und Notwendigkeit bereits in der Überschrift „Nomothetische und ideographische Methodik" zum Ausdruck kommen.

Was die standardisierte psychopathologische Befunderhebung bei psychischen Erkrankungen anbelangt, zeichnete sich vorerst unter Ausklammerung ätiologischer, aber auch verlaufstypologischer Fragestellungen und frei von theoretischen Vorannahmen eine Reihe von Möglichkeiten ab. Dabei konnten allerdings Probleme der klinischen Datenerhebung ebenso wenig ausgeklammert bleiben wie die Frage, welche psychopathologischen Symptome überhaupt in ein Dokumentationssystem aufgenommen werden sollen. Nicht jedes Symptom ist z. B. gleichermaßen häufig vertreten oder zeigt eine ausreichende diagnostische

---

[1]) BLANKENBURG (13) führt hierzu aus: „Die Termini ‚nomothetisch' (Gesetze aufstellend) und ‚ideographisch' (das je Eigenartige erfassend und beschreibend) wurden von WINDELBAND (1896) ... dem Griechischen, speziell der Terminologie Platons, entlehnt."

Differenzierungsfähigkeit bzw. Definitionsschärfe. Bei Selbstbeurteilungsskalen ist u. a. darauf zu achten, ob ein „Item", hinter dem sich ein psychopathologisches Symptom verbirgt, für den Patienten auch ausreichend verständlich beschrieben ist. Des weiteren gilt es zu klären, welchen Beitrag ein Symptom zur Syndrombildung zu leisten vermag, wie überhaupt frei formulierte oder standardisiert dokumentierte psychopathologische Daten zu integrieren sind. Bei alledem setzte sich dann auch zunehmend die Erfahrung und Erkenntnis durch, daß die aus Fremd- und/oder Selbstbeurteilungsverfahren gewonnenen Ergebnisse nur dann sinnvoll erscheinen, wenn sie im Kontext mit ätiologischen, sozialen, psychopharmakologischen oder Verlaufsparametern betrachtet werden und wenn sie darüber hinaus auch Entscheidungshilfen bei Therapiekonzeptionen und Prognoseeinschätzungen abzugeben in der Lage sind.

An solchen Frage- und Problemstellungen sind entsprechende Untersuchungsverfahren und Systeme zu messen, die zu Aussagen über die Klassifikation endogener Psychosen herangezogen werden. Das trifft u. a. auf das von SCHARFETTER 1971 inaugurierte AMP-System (92), welches 1979 eine Weiterführung als AMDP-System erfuhr (2), ebenso zu wie auf das von WING und Mitarbeitern (103) 1974 vorgestellte Erfassungs- und Klassifikationssystem psychiatrischer Symptome, das nunmehr auch in deutscher Übersetzung vorliegt (104), auf die von KUNY und Mitarbeitern (49) 1982 erarbeitete deutschsprachige Version, der von ASBERG und Mitarbeitern (6) 1978 entwickelten „Comprehensive Psychopathological Rating Scale" (CPRS) oder das 1983 von KÜHNE und GRÜNES (48) vorgelegte „Strukturierte psychopathologische Erfassungssystem" (SPES).

So vielversprechend und fruchtbringend diese Systeme z. B. für notwendige Verlaufs- und Vergleichsstudien auf nationaler und internationaler Ebene oder zur Beurteilung einer psychopharmakologischen Wirkung bei psychopathologischen Symptomen auch sein mögen, gegenüber nosologisch diagnostischen Beurteilungen und Klassifikationen endogener Psychosen zeichnen sich die mit diesen Verfahren gewonnenen Ergebnisse selbst unter Nutzung von Faktoren- oder Clusteranalysen nicht immer durch Überlegenheit aus. Eine solche Interpretation wird u. a. durch Untersuchungen von PIETZCKER und Mitarbeitern (82) anhand AMP-dokumentierter psychopathologischer Befunde oder durch die von MAURER und Mitarbeitern (70) unter Anwendung der CPRS mittels Faktorenanalyse gewonnenen Subskalen belegt. Denn neben einem manischen, schizophrenen und depressiven Syndrom bzw. in Form „übergeordneter Skalen" als manisch-depressiv und schizophrenes Syndrom charakterisiert, lassen sich keine weiteren Untergruppierungen abgrenzen, so daß KUNY und Mitarbeiter (49) zu der Aussage gelangen: die CPRS, die auf 40 Items Selbstbeurteilung und 25 Items Fremdbeurteilung basiert, eignet sich „zur Erfassung der psychopathologischen Symptomatik bei depressiven und schizophrenen Zustandsbildern". Die Clusteranalyse als Methode psychopathologischer Forschung gezielt anzuwenden, um Symptomdifferenzen zwischen endogenen und neurotischen Depressionen aufzuspüren, wurde von P. MATUSSEK an 198 depressiven Patienten praktiziert (69). Wenngleich dieses Vorgehen für den endogen-depressiven bzw. endo-reaktiven Grenzbereich mit seiner Vielschichtigkeit am endogenen Pol (78) als gelungen angesehen werden darf, wird vom Autor aber auch kritisch herausgestellt, „daß clusteranalytisch gewonnene Ergebnisse erst sinnvoll werden, wenn sie mit klinischen Erfahrungen in bezug gebracht werden (10; 72; 73; 18). Trotz dieser eher als Ergänzung anzusehenden Einwände steht heutzutage außer Zweifel, daß eine standardisierte psychopathologische Befunderhebung und Dokumentation einen wesentlichen Fortschritt verkörpert, der sich ausnahmslos auf die Reliabilität psychiatrischer Diagnostik auswirkt. Dies wiederum findet seinen Niederschlag in der Zuverlässigkeit multiaxialer Klassifikation. Gerade deren Charakteristikum besteht in einer unabhängigen Ebenenbetrachtung, wobei der kategorialen Ebene zweifellos die Priorität zukommt (u. a. 28). Am Beispiel dreier multiaxialer Klassifikationsvorschläge soll das veranschaulicht werden:

1. **Einteilung nach Wing:**
    I. Psychiatrische Störung,
    II. Ursache oder Auslöser (fördernde Bedingung),
    III. Intellektuelles Niveau,
    IV. Zusätzliche körperliche Erkrankung oder Behinderung.

2. **Einteilung nach Helmchen:**
    I. Symptomatologie (Symptomart, Syndromatik),
    II. Zeit (Krankheitsbeginn, Akuität, Verlauf, Dauer),
    III. Ätiologie (z. B. Dispositionen, psychoreaktiv, somatogen usw.),

IV. Intensität (Schwere),
V. Sicherheitsgrad der Diagnose.
3. **Einteilung der DSM III:**
  I. Klinisches Syndrom,
  II. bei Erwachsenen: Persönlichkeitsstörungen,
  bei Kindern und Jugendlichen: Spezifische Störungen der Entwicklung,
  III. Körperliche Erkrankungen und Bedingungen,
  IV. Psychosoziale Belastungsfaktoren (ihre Art und Schwere),
  V. Höchstes Adaptationsniveau im letzten Jahr.

(aus: REMSCHMIDT, (83); dort auch weiterführende Literatur. Siehe auch: Diagnosekriterien für Schizophrene und Affektive Psychosen. Weltverband für Psychiatrie 1983).

BERNER und KATSCHNIG (12) gehen in ihren theoretischen und praktischen Vorstellungen noch weiter. Termini wie ,,multiaxial", ,,multidimensional" oder ,,multikategorial" sollten nach ihrer Meinung gänzlich aufgegeben werden. Statt dessen plädieren die Autoren für eine ,,Multi-Area-Classification" (MAC) mit der Unterteilung in

Area 1: "psychiatric syndrome",
Area 2: "aetiology",
Area 3: "IQ",
Area 4: "social adjustment" mit den Untergruppen "marital", "work" und "leisure".

Es wird sich zeigen, welche der Klassifikationen einschließlich der DSM III (3), die ohnehin mit der bisherigen Tradition bricht und eine völlig neue Nomenklatur einführt, in der es weder die Begriffe Depression, Manie oder Psychose gibt, Eingang finden wird in die 10. Revision der ICD. Man darf auch gespannt sein, ob die Erwartung WÖLLERS (105), bezogen auf die Schizophrenieforschung und Klassifikation, in Erfüllung gehen wird, wonach die ,,multiaxialen Klassifikationssysteme entscheidend zur Schaffung homogener Untergruppen" beitragen werden.

5. Neuropsychologie, kraniale Computertomographie, regionale Hirndurchblutung und Klassifikation

Auf den ersten Blick läßt sich bei so unterschiedlichen Methoden wenig Zusammenhängendes erkennen, wenn es um deren möglichen Beitrag zur Klassifikation endogener Psychosen geht. In den letzten Jahren ist vielfach der Versuch unternommen worden, neuropsychologische Beeinträchtigungen, vor allem im kognitiven Bereich bei Patienten mit chronischen Schizophrenien, nicht nur nachzuweisen, sondern diese Befunde mit computertomographischen Ergebnissen zu korrelieren. Das Anliegen bestand hier wie auch bei den Messungen der regionalen Hirndurchblutung (5; 27) darin, charakteristische Veränderungen herauszufiltern, die der pathogenetischen bzw. nosologischen Klassifikation von Psychosen dienen könnten. Besondere Aktivitäten auf der neuropsychologischen Ebene gingen von der Arbeitsgruppe um GOLDEN und MOSES (24; 25) aus, die mit Hilfe der Luria-Nebraska-Neuropsychologischen Batterie (LNNB) sowohl nach kognitiven Defiziten fahndeten, des weiteren mit Hilfe dieser Batterie unterschiedliche Ausfallskriterien bei Patienten mit chronischen Schizophrenien, schizoaffektiven Erkrankungen und Hirnschädigungen nachzuweisen suchten. Die LNNB für Erwachsene setzt sich aus 269 Items zusammen, mit denen motorische, haut- und kinästhetische, visuelle, rezeptive und expressive Sprachfunktionen, Lesen, Schreiben, Arithmetik, Gedächtnis und intellektuelle Funktionen sowie über einen Rechts-Links-Index die entsprechenden Hemisphärenfunktionen getestet werden können. Die mit der kranialen Computertomographie bei solchen Patienten nachgewiesenen strukturellen Hirndefizite wurden dann mit den neuropsychologischen Befunden korreliert. Insofern heben sich diese Untersuchungen von denen WEINBERGERS (99; 100; 101; 88) ab, der ausschließlich CT-Veränderungen bei schizophrenen Patienten beschrieb, wenngleich in der deutschsprachigen Literatur noch in der Ära der Pneumenzephalographie nunmehr auch mit der CT durch HUBER und Mitarbeiter (26) auf Korrelationen zwischen irreversiblem Psychosyndrom und Hirnatrophie hingewiesen wurde. Die dabei bei den endogenen Psychosen gefundenen Veränderungen im Hirnstammbereich wurden im Sinne einer Systemerkrankung gedeutet und für die energetische Potentialminderung verantwortlich gemacht.

MOSES und Mitarbeiter (74; 75) glauben nun, auf der Basis ihrer neuropsychologischen Untersuchungsergebnisse Patienten mit endogenen Psychosen und schizoaffektiven Erkrankungen, die im übrigen allesamt mit dem DSM III erfaßt wurden, als ,,schizophrene Untergruppen" klassifizieren zu können. Dabei spielen das frontotemporale System, charakterisiert durch Veränderungen der LNNB in den Subtesten Rhythmus, Gedächtnis und intellektuelle Funktionen, als auch sensomotorische und audiovisuelle Defizite eine wichtige Rolle. Diese Forschungsstrategie ist zweifellos unkonventionell und interessant. Aber auch hier werden weitere Untersuchungen durchzuführen sein, um den „neuropsychologischen Zwischenstatus" im Rahmen des substratnahen Basissymptomenkonzeptes nach HUBER (30) oder das Konzept der Aufteilung endogener Psychosen unterstützend nachzuweisen.

6. Leonhard und die Klassifikation

Das Anliegen der bisherigen Ausführungen sollte dahingehend verstanden werden, in groben Zügen die Bemühungen kenntlich zu machen, die unter klinisch-psychiatrischem, genetischem, biochemischem, psychopathologischem, neuropsychologischem und computertomographischem Blickwinkel unternommen wurden, um auf dem Gebiet der Klassifikation endogener Psychosen klärend zu wirken. Wenn nunmehr Leonhards Beitrag hierzu angesprochen werden soll, mag das auf den ersten Blick einer Herausforderung ähneln, denn es gibt wohl keinen psychiatrischen Forscher, der in so vielfacher Weise aufgeteilt, unterteilt und differenziert hat wie er. Es wird nachzuweisen sein, daß dieser Widerspruch nur ein scheinbarer ist.

Gegen LEONHARDS Methode der Datenerfassung wurde des öfteren der Vorwurf erhoben, daß sie ausschließlich auf empirischer Basis beruhe und dadurch einen hohen Grad an Subjektivität enthalte. Dieses Argument ist nicht von der Hand zu weisen. Leonhard selbst hat diese Handhabung nie bestritten und in den einleitenden Worten seiner Aufteilung der endogenen Psychosen durch die Formulierung, daß er „zunächst nur als empirischer Kliniker" spreche, eher noch bekräftigt. Er ist sich dessen auch bewußt, daß man bei empirischer Vorgehensweise einer Täuschung anheimfallen kann, auch behauptet er nicht, daß die vielen durch Untersuchung von Kranken empirisch gewonnenen Unterscheidungen „berechtigt sind", nimmt allerdings für sich in Anspruch, seine Untersuchungen mit Unvoreingenommenheit durchgeführt zu haben und nicht um Bestätigung dessen zu suchen, was er meinte (63). Die von LEONHARD an den Tag gelegte Aufrichtigkeit hat ihre Ursache in den bisher existierenden Erkenntnissen zur Genese, zur Differentialdiagnose oder zur Therapie endogener Psychosen und ist mit den als vorsichtig und zurückhaltend zu charakterisierenden Worten gekoppelt: „Ich mische mich in diesen Streit der Meinungen nicht unmittelbar ein." Wenn sich LEONHARD dennoch „einmischt", dann ausschließlich unter Beleg eigener Untersuchungsergebnisse. Nur in einem solchen Zusammenhang ist der Satz in dem hier von ihm verfaßten Beitrag zu verstehen, „daß man in der Psychiatrie zuviel theoretisiert und zu wenig untersucht".

Wie auch andere Autoren, die vom Unbehagen in der Psychiatrie, vom Skandal bei den endogenen Psychosen, vom delphischen Orakel oder wie CONRAD (22), der sogleich im ersten Satz seines Buches „Die beginnende Schizophrenie" von einer Krise spricht, in der sich die Psychiatrie als Wissenschaft befindet, liest man auch in LEONHARDS „Aufteilung der endogenen Psychosen" bereits einleitend: „Die Psychiatrie ringt seit Jahrzehnten um eine Neuorientierung und kann sie sichtlich nicht finden, denn die Meinungen gehen heute mehr denn je auseinander." Sein Versuch einer Neuorientierung und Klassifikation kann aber eben diesem Buch entnommen werden.

Es ist das Verdienst LEONHARDS, aus der Vielfalt der klinischen Beobachtungen ein empirisch begründetes System gegenüber vielfältigen und zum Teil divergierenden Strömungen in der Psychiatrie errichtet zu haben. Was die geistige und klinische Urheberschaft dieser Betrachtungsart und Handlungsweise anlangt, so reicht sie auf WERNICKE und KLEIST zurück, worauf LEONHARD stets hingewiesen hat. Heute wird vielerorts von einer „Wernicke-Kleist-Leonhard-Schule" gesprochen. LEONHARD ging es bei der Person WERNICKES nicht nur darum, dessen überragende Bedeutung als Hirnpathologe herauszustellen (58), sondern ebenso sehr seine Verdienste als Kliniker, als Psychiater darzulegen. Sinnentsprechend formulierte er dieses Anliegen im Gedenken an WERNICKES 60. Todestag in einer Arbeit mit dem Titel „Psychiatrie auf dem klinischen Boden Wernickes" (57). 1939 bereits hatte LEONHARD (53) am Beispiel der Angstpsychose WERNICKES Auffassung hierzu nicht nur dargestellt, sondern sie in Beziehung gesetzt zur Betrachtungsweise KRAEPELINS, und wiederholt konstatierte er seine Meinung, daß die Entwicklung auf dem Gebiet der endogenen Psychosen zweifellos anders verlaufen wäre, wenn WERNICKE (geb. 15. 5. 1848, gest. 15. 6. 1905) im Gegensatz zu KRAEPELIN (geb. 15. 2. 1856, gest. 7. 10. 1926) nicht so früh verstorben wäre. Denn Wernicke hatte „wie kein anderer die Gabe, bei psychotischen Zuständen das Wesentliche zu erkennen und hervorzukehren. Darin war er seinem Gegenspieler KRAEPELIN zweifellos überlegen" (57).

WERNICKES Ansichten über die Entstehung der endogenen Psychosen (102), die er in Erkrankungen des Assoziationsorgans sah, jenen Verbindungen zwischen den Projektionsfeldern, ähnlich den Gegebenheiten bei der transkortikalen Aphasie, bedeuteten zwar ein syndromorientiertes klassifikatorisches Element, versperrten ihm aber den Weg zu einer weiterreichenden ätiologischen Analyse. LEONHARD kommentiert diese Einstellung WERNICKES mit dem Hinweis „ohne Blick auf die Ätiologie konnte er nur Syndrome aufzeigen, keine Krankheiten" (57). Es war späterhin KLEIST, der, wie LEONHARD herausstellte, „den Mangel in der Psychiatrie WERNICKES beseitigte und zum symptomatologischen Prinzip das ätiologische im Sinne KRAEPELINS hinzunahm". In einer auch heute als notwendig lesenswert zu bezeichnenden Arbeit hatte KLEIST 1923 (39) auf einer knappen Druckseite der klinischen Wochenschrift als vorläufige Mitteilung seine „Auffassungen der Schizophrenien als psychische Systemerkrankungen (Heredodegenerationen)" dargelegt. Sie war das Ergebnis eines 12jährigen Ringens und Forschens um das „Wesen der als Dementia praecox, endogene Verblödungen oder Schizophrenien bezeichneten Erkrankungen". Die Basis dieser Kleistschen Anschauung setzt sich aus zwei Kernstücken zusammen:

1. In der Abgrenzung verschiedener Krankheitsformen auf klinischem Wege. Dazu ist das Ausgehen von elementaren und „scharf umgrenzten Symptomen bzw. Symptomgruppen" Voraussetzung.

2. In der Auffassung, daß die Erkrankungen psychische Systemerkrankungen darstellen, die in Analogie mit den „systematischen Neuropathien (Heredodegenerationen)" zu setzen sind. Als Beispiele werden die verschiedenen Formen von Muskelatrophie, der Friedreichschen Krankheit, die hereditären Kleinhirnatrophien u. a. m. angeführt, wobei hier wie dort Kombinationen bzw. Mischformen anzutreffen sind.

30 Jahre später (40) findet die nunmehr weiter ausgebaute Klassifikation KLEISTS ihren Niederschlag in einer umfassenden Gliederung der „neuropsychischen Erkrankungen". Auf dem Gebiet der Schizophrenien sind dies:

„a) Systematische Formen:
Hebephrenien (läppische, depressive, apathische, autistische)
Katatonien (sprachträge, sprachbereite, akinetische, parakinetische, negativistische, proskinetische, stereotype)
Paranoide Schizophrenien (Phantasiophrenie, progr. Konfabulose, progr. Halluzinose, progr. Somatopsychose, progr. Autopsychose, progr. Beeinflussungspsychose, progr. Eingebungspsychose)
Verworrene Schizophrenien (inkohärente Schizophrenie, paralogische Schizophrenie, Schizophasie)
Kombinierte Formen

b) Unsystematische Formen
Iterativ-stuporöse Katatonie in Schüben
Verworrene Schizophrenie in Schüben
Paraphrenien (eigenbeziehende, bedeutungsvolle, umschriebene)
Anhang: schizoide Psychopathien."

Kommentierend fügt KLEIST hinzu: „Klinisch kann man systematische Formen nach Art von neurologischen Systementartungen und unsystematische sich meistens erst im Krankheitsverlauf über verschiedene seelische Bereiche erstreckende Zerfallsformen unterscheiden ... Die Schizophreniegruppe ist daher wahrscheinlich uneinheitlich, auch in ihren Entstehungsbedingungen ...".

Es blieb nicht aus, daß solcherart Klassifikation mit dem Attribut „starr" oder „absolut" versehen wurde. Daß aber KLEIST selbst gegenüber seinen eigenen Anschauungen eine realistische Position bezog, läßt sich u. a. aus einem Satz der vorgenannten Arbeit entnehmen: „Jede Ordnung gilt nur für eine begrenzte Zeit und wird mehr oder weniger rasch durch neue Einsichten überholt. Sie sollte daher beweglich und anpassungsfähig sein und Änderungen zulassen, ohne ihre Grundzüge einzubüßen."

LEONHARDS nunmehr jahrzehntelanges Bemühen zeichnet sich dadurch aus, von diesem Grundstock aufbauend weiter vorzudringen, um den Erkenntniszuwachs sowohl in der Nosologie, Diagnostik, Prognose als auch Therapie bei den endogenen Psychosen zu erweitern. Dieses Bemühen kann als einzigartiger Beitrag zur Klassifikation gelten, wenngleich er die Psychiatrie „durch Aufdeckung vieler Einzelformen endogener Psychosen zu einer schwierigen medizinischen Disziplin" werden ließ (66). Der Vorteil, der für ihn darin sichtbar wird, besteht in der Tatsache, daß der Psychiater gezwungen wird,

„sich in die so verschiedenen Einzelbilder" und damit in sein Fach zu vertiefen.

Schon frühzeitig war LEONHARD von der Idee der psychischen Systemerkrankungen überzeugt. So beschrieb er 1935 die von ihm gesehenen Beziehungen zwischen den striären Erkrankungen und katatonen Endzuständen (51). Auch in der Folgezeit richtete sich sein Blick stets auf die neurologische Schwesterdisziplin. Es konnte ihm nicht einleuchten, daß dort eine Vielzahl von eng umschriebenen Krankheitsbildern existiert, während die Erkrankungen der Psyche mit der sie ausmachenden Vielfältigkeit sich nur in zwei oder drei Krankheitsformen dokumentieren sollen. Eine, wenn auch späte Bestätigung seiner Ansichten fand er durch den unabhängig von ihm geführten Nachweis der nosologischen Verschiedenheit der monopolaren und bipolaren phasischen Psychosen durch ANGST (4) und PERRIS (79) und des weiteren durch die von PERRIS (80) bestätigte Unabhängigkeit der zykloiden Psychosen von den Schizophrenien.

Es kann LEONHARD nicht unterstellt werden, solche Fragestellungen und Beweisführungen als mechanistische Vorstellung im Sinne der Gleichsetzung von Erkrankungen neurologischer Systeme mit Erkrankungen psychischer Systeme vorangetrieben zu haben. Es ging ihm hierbei um das Prinzipielle, um die Organisationsformen. Von diesen Positionen ausgehend, bewegt er sich vielmehr in den Theorienbildungen einer dynamischen Lokalisation von Funktionen und geht von daher weit über jene von Kleist gedachten Parallelen schizophrener Syndrome mit organischen Syndromen und deren Ähnlichkeiten in der Lokalisation hinaus. LEONHARD legte sich nicht zuletzt aufgrund seiner Erfahrungen über die defektschizophrenen Krankheitsbilder, die bereits von ihm 1936 zusammenfassend beschrieben worden waren (52), in der Annahme fest, „daß die Systeme, die bei Schizophrenie erkrankt sind, an keine bestimmte Hirnstelle gebunden, sondern jeweils überall im Gehirn gegenwärtig sind, denn sie haben insgesamt die Aufgabe, die Integration des Psychischen herauszustellen. Jedes dieser Systeme muß in die verschiedensten Teilgebiete eingreifen und sich daher in die verschiedensten Gebiete des Gehirns erstrecken" (59). Seine Auffassungen rühren also im wesentlichen vom Studium der Schizophrenien von den Endzuständen her, denn „gerade in den Syndromen des Endzustandes entpuppt sich ... das Wesen der Schizophrenie. Es scheinen nicht nur funktionell umschriebene Systeme zu sein, die ausfallen, sondern zugleich umschriebene Hirnsysteme, die bestimmte Aufgaben im psychischen Leben erfüllen" (59). Daß diese Anschauungen nicht nur ausnahmslos eine grundlegende Bedeutung für die Lehre von den endogenen Psychosen und deren Klassifikation haben, sondern auch von geistesgeschichtlicher Bedeutung sind, wenn LEONHARD bei den Krankheiten bedeutender Persönlichkeiten (67), Dichter oder Maler von den „Endzuständen" her der Frage nachgeht, ob eine Schizophrenie vorgelegen hat oder nicht, sollte gesondert hervorgehoben werden. Bei der Klärung dieser Frage bediente er sich ihrer Briefe oder dichterischen Werke. Über diesen Weg tritt LEONHARD z. B. den Nachweis an, daß HÖLDERLIN an einer schizophrenen Sonderform der Kataphasie (Schizophasie) litt (56) oder daß VAN GOGH eben nicht an einer Schizophrenie erkrankt war (60).

Zusammenfassend bleibt festzustellen, daß zu einer so beschriebenen nosologisch orientierten Aussage bei den Psychosen nur der gelangen kann, der vordem eine „differenzierte Diagnostik der endogenen Psychosen" (55; 66) betrieben hat, die u. a. durch das Herausstellen von Einzelsymptomen charakterisiert ist. LEONHARDS klassifikatorische Einteilung der endogenen Psychosen richtet sich von daher:

a) nach dem Zustandsbild und Endzustand,
b) nach der präpsychotischen Konstitution,
c) nach dem Familienbild,
d) nach der Katamnese (vor allem bei den zykloiden Psychosen)

und in den letzten Jahren zunehmend

e) nach genetischen Gesichtspunkten und psychosozialen Einflüssen (61; 62; 64; 65).

Von einer so gestellten Diagnose können folgerichtig Aussagen zur Nosologie und Prognose abgeleitet werden, so daß es sich im wahrsten Sinne des Wortes um eine „prognostische Diagnostik" und Klassifikation handelt (54). Interessant ist zu verfolgen, wie LEONHARD dieses Prinzip ständig im Auge habend, gegenüber modernen psychiatrischen Forschungsbemühungen, die sich, wie er zum Ausdruck bringt, eher durch eine Vermengung von Krankheitsformen als durch deren exakte Trennung und Klassifikation auszeichnen, seine Stimme erhebt. Aktuell am Beispiel des „Borderline-Syndroms" und gegenüber Verfechtern der „Einheitspsychose" wird das offenkundig (85; 86; 87; 89). Für ihn kann es bei differenzierter nosologischer Betrachtung und unter klinisch exakter Begriffsbestimmung keine psychische Störung geben, „die zugleich Neurose und Schizophrenie ist" (63). In dieser Frage steht er nicht allein. Wie anders könnte die unlängst von M. BLEULER vorgetragene Bemerkung auszulegen sein, in der vor der drohenden Verwirrung in der Abgrenzung der Begriffe „Neurose" und „Schizophrenie" gewarnt wird, weil eine solche Begriffsverwirrung „für unser ärztliches Handeln wie für die wissenschaftliche Verständigung und Forschung gefährlich ist" (16).

Gegenwärtige, vor allem aber auch zukünftige Untersuchungen und Forschungen werden, was die Aufteilung der endogenen Psychosen, die schizoaffektiven Erkrankungen oder spezieller Krankheitsformen, wie der Katatonie, die geradezu als Forschungsobjekt angesehen wird, anbelangt, den Beweis der Richtigkeit von Postulaten und Ergebnissen antreten müssen. Im Zusammenhang damit werden klassifikatorische Systeme ebenso gefordert wie der klinische Nachweis, wonach z. B. im Borderline-Konzept ein Umschwung von einer „subschizophrenen Erkrankung zu einer subaffektiven Störung" zu verzeichnen ist (89). Daß dabei LEONHARDS Ansichten und Untersuchungsergebnisse zur Aufteilung der endogenen Psychosen mehr denn je aufgegriffen und diskutiert werden, bezeugen eine Vielzahl in diese Richtung zielenden Publikationen gerade in jüngster Zeit. Diesen Arbeiten ist zu entnehmen

– daß LEONHARDS Psychoseeinteilung eine „gewaltige Renaissance" erfährt (76),
– daß den Leonhardschen Syndromtypen ein „immenser heuristischer Wert" zugeschrieben wird (41),
– daß man bemüht ist, eine symptomatologische Gewichtung mit nachfolgender Bestimmung syndromaler Positionen vorzunehmen, um aus dem vermeintlich und oft kritisierten „Zufälligen" herauszukommen, weil über diesen Weg die Reliabilität der psychiatrischen Diagnosen verbessert wird (42; 106),
– daß auf der Basis Leonhardscher Aufteilung ein Instrumentarium zur diagnostischen Klassifikation von „functional psychoses", d. h. endogene und psychogene (reaktive) Psychosen, aufgebaut wird, bei denen durch Schaffung operationaler Ein- und Ausschlußkriterien über Psychopathologie, Verlaufs- und Endzustand der Erkrankung ein entsprechender Validitätsanspruch erbracht werden kann. Dieses von der Arbeitsgruppe um PETHÖ, BAN und Mitarbeitern (81) geschaffene Instrumentarium beruht nicht auf unterschiedlichen Konzepten, sondern auf klinischen Fakten und ist von daher für epidemiologische, biologische (d. h. biochemische und neurophysiologische), genetische und psychopharmakologische Forschungen anwendbar (7),
– daß die Auflistung Leonhardscher Symptome endogener Psychosen und deren psychopharmakologische Differenzierung den Weg für eine psychopharmakologische Klassifikation endogener Psychosen (7; 8; 9) ebnet.

Die nachfolgenden Arbeiten reihen sich unter diesem Blickwinkel gleichsam nahtlos in diese Aufzählung mit ein und mögen der differenzierten Klassifikation endogener Psychosen dienen.

Literatur

1. *Ackenheil, M.; H. Hippius; N. Matussek:* Ergebnisse der biochemischen Forschung auf dem Schizophrenie-Gebiet. Nervenarzt **49** (1978) 634–649.
2. *AMDP:* Das AMDP-System – Manual zur Dokumentation psychiatrischer Befunde. (Arbeitsgemeinschaft für Methodik und Dokumentation in der Psychiatrie), 4. Aufl. Berlin–Heidelberg–New York–Tokyo: Springer 1981.
3. *American Psychiatric Association, Committee on Nomenclature and Statistics:* Diagnostic and statistical manual of mental disorders, 3. Aufl. Washington, D. C.: American Psychiatric Association 1980.
4. *Angst, J.:* Zur Ätiologie und Nosologie endogener depressiver Psychosen. Berlin–Heidelberg–New York: Springer 1966.
5. *Ariel, R. N.; Ch. J. Golden; R. A. Berg; M. A. Quaife; J. W. Dirksen; T. Forsell; J. Wilson; B. Graber:* Regional cerebral blood flow in schizophrenics. Arch. Gen. Psychiat. **40** (1983) 258–263.
6. *Asberg, M.; S. Montgomery; C. Perris; D. Schalling; C. Sedvall:* A comprehensive psychopathological rating scale. Acta psychiat. Scand. Suppl. **271** (1978).
7. *Ban, Th. A.:* Chronic schizophrenias: A guide to Leonhard's classification. Comprehens. Psychiat. **23** (1982) 155–169.

8. *Ban, Th. A.; W. Guy; W. H. Wilson; S. Kelwala:* Psychopharmacology and Leonhard's classification of chronic schizophrenias. Int. Pharmacopsychiat. **17** (1982) 153–162.
9. *Ban, Th. A.; W. Guy; W. H. Wilson:* Description and distribution of the subtypes of chronic schizophrenia based on Leonhard's classification. Psychiat. Develop. (im Druck).
10. *Bente, D.; M.-P. Engelmeier; K. Heinrich; H. Hippius; W. Schmitt:* Methodenkritische Untersuchungen zur Anwendung multivariater Verfahren bei psychiatrischen Alternativmerkmalen. Arzneim.-Forsch. **19** (1969) 405–408.
11. *Berner, P.:* Psychiatrische Systematik. Bern: Huber 1977.
12. *Berner, P.; H. Katschnig:* Principles of "multiaxial" classification in psychiatry as a basis of modern methodology. In: *T. Helgason* (Eds.): Methodology in evaluation of psychiatric treatment. London: Cambridge University Press 1983.
13. *Blankenburg, W.:* Nomothetische und idiographische Methodik in der Psychiatrie. Schweiz. Arch. Neurol. Neurochir. Psychiat. **128** (1981) 13–20.
14. *Bleuler, E.:* Lehrbuch der Psychiatrie. Berlin: Springer 1916.
15. *Bleuler, M.* (Hrsg.): Beiträge zur Schizophrenielehre der Zürcher Psychiatrischen Universitätsklinik Burghölzli (1902–1971). Darmstadt: Wissenschaftliche Buchgesellschaft 1979.
16. *Bleuler, M.:* Schizophrenie – Neurose. Dtsch. med. Wschr. **105** (1980) 209–212.
17. *Boor, W. de:* Psychiatrische Systematik. Ihre Entwicklung in Deutschland seit Kahlbaum. Berlin–Göttingen–Heidelberg: Springer 1954.
18. *Brauchli, B.:* Zur Nosologie in der Psychiatrie – methodische Ansätze empirischer Forschung: Theorie- und Methodenstudium zur Clusteranalyse. Stuttgart: Enke 1981.
19. *Carlsson, A.:* Does dopamine play a role in schizophrenia? Psychol. Med. **7** (1977) 583–597.
20. *Ciompi, L.:* Ist die chronische Schizophrenie ein Artefakt? Argumente und Gegenargumente. Fortschr. Neurol. Psychiat. **48** (1980) 237–248.
21. *Conrad, K.:* Beitrag zur Diagnosenstatistik. Die Aufnahmen der Homburger Klinik in den Jahren 1949 bis 1955. Fortschr. Neurol. Psychiat. **24** (1956) 231–244.
22. *Conrad, K.:* Die beginnende Schizophrenie. Versuch einer Gestaltsanalyse des Wahns. Stuttgart: Thieme 1958.
23. *Glatzel, J.:* Die Psychopathologie Karl Jaspers' in der Kritik. Nervenarzt **55** (1984) 10–17.
24. *Golden, Ch. J.; B. Graber; J. A. Moses; L. M. Zatz:* Differentiation of chronic schizophrenics with and without ventricular enlargement by the Luria-Nebraska-Neuropsychological Battery. Intern. J. Neurosci. **11** (1980) 131–138.
25. *Golden, Ch. J.; J. A. Moses; R. Zelazowski; B. Graber; L. M. Zatz; T. B. Horvath; Ph. A. Berger:* Cerebral ventricular size and neuropsychological impairment in young chronic schizophrenics. Arch. Gen. Psychiat. **37** (1980) 619–623.
26. *Gross, G.; G. Huber; R. Schüttler; J. Wappenschmidt:* Psychiatrische Krankheiten. Computertomographische und psychopathologische Befunde. Med. Welt **31** (1980) 834–840.
27. *Gur, R. E.; B. E. Skolnick; R. C. Gur; S. Caroff; W. Rieger; W. D. Obrist; D. Younkin; M. Reivich:* Brain function in psychiatric disorders. I. Regional cerebral blood flow in medicated schizophrenics. Arch. Gen. Psychiat. **40** (1983) 1250–1254.
28. *Helmchen, H.:* Multiaxial systems of classification. Types of axes. Acta psychiatr. scand. **61** (1980) 43–55.
29. *Hornykiewicz, O.:* Gehirndopamin und Gehirnerkrankungen – und was man daraus lernen kann. Wien. klin. Wschr. **92** (1980) 740–743.
30. *Huber, G.:* Das Konzept substratnaher Basissymptome und seine Bedeutung für Theorie und Therapie schizophrener Erkrankungen. Nervenarzt **54** (1983) 23–32.
31. *Huber, G.:* Die Bedeutung von Karl Jaspers für die Psychiatrie der Gegenwart. Nervenarzt **55** (1984) 1–9.
32. *Janzarik, W.:* Wandlungen des Schizophreniebegriffes. Nervenarzt **49** (1978) 133–139.
33. *Janzarik, W.:* Jaspers, Kurt Schneider und die Heidelberger Psychopathologie. Nervenarzt **55** (1984) 18–24.
34. *Jaspers, K.:* Allgemeine Psychopathologie, 9. Aufl. Berlin–Heidelberg–New York: Springer 1973.
35. *Kahlbaum, K. L.:* Die Gruppierung der psychischen Krankheiten und die Einteilung der Seelenstörungen. Danzig 1863.
36. *Kanig, K.:* Stützen biochemische Befunde die klassischen nosologischen Einteilungen der endogenen Psychosen. In: *K. Heinrich* (Hrsg.) Zur Kritik der psychiatrischen Nosologie. Stuttgart–New York: Schattauer 1975.
37. *Kim, J. S.; H. H. Kornhuber; W. Schmid-Burgk; B. Holzmüller:* Low cerebrospinal fluid glutamate in schizophrenic patients and a new hypothesis on schizophrenia. Neurosci. Letters **20** (1980) 379–382.
38. *Kisker, K. P.:* Die Heidelberger Psychopathologie in der Kritik. In: *W. Janzarik* (Hrsg.) Psychopathologie als Grundlagenwissenschaft. Stuttgart: Enke 1979.
39. *Kleist, K.:* Die Auffassungen der Schizophrenien als psychische Systemerkrankungen (Heredodegenerationen). Vorläufige Mitteilung. Klin. Wschr. **2** (1923) 962–963.

40. *Kleist, K.:* Die Gliederung der neuropsychischen Erkrankungen. Mschr. Psychiat. Neurol. **125** (1953) 526–554.
41. *Koehler, K.:* Psychiatrisch-nosologische Entwicklungstendenzen in den USA. In: *K. Heinrich* (Hrsg.) Zur Kritik der psychiatrischen Nosologie. Stuttgart–New York: Schattauer 1975.
42. *Koehler, K.; H. Saß:* Der Maniebegriff seit Kraepelin. Nervenarzt **52** (1981) 19–25.
43. *Körtke, H.:* Ein Dilemma in der Dementia-praecox-Frage. Gedanken über die Fortentwicklung der psychiatrischen Systematik. Z. Neurol. **48** (1919) 354–369.
44. *Kornhuber, J.; E. G. Fischer:* Glutamic acid diethyl ester induces catalepsy in rats. A new model for schizophrenia? Neurosci. Letters **34** (1982) 325–329.
45. *Kornhuber, H. H.:* Chemistry, physiology and neuropsychology of schizophrenia: Towards an earlier diagnosis of schizophrenia I. Arch. Psychiatr. Nervenkr. **233** (1983) 415–422.
46. *Kraepelin, E.:* Psychiatrie. Ein Lehrbuch für Studierende und Ärzte, 6. Aufl. Leipzig: Barth 1899.
47. *Kretschmer, E.:* Gedanken über die Fortentwicklung der psychiatrischen Systematik. Bemerkungen zu vorstehender Abhandlung. Z. Neurol. **48** (1919) 370–377.
48. *Kühne, G.-E.; J. U. Grünes:* Das strukturierte psychopathologische Erfassungssystem (SPES). Ein Beitrag zur standardisierten und dokumentationsgerechten psychopathologischen Befunderhebung. Leipzig: Thieme 1983.
49. *Kuny, S.; M. Maurer; N. v. Luckner; B. Woggon:* Deutschsprachige Version der Comprehensive Psychopathological Rating Scale (CPRS). Int. Pharmacopsychiat. **17** (1982) 314–337.
50. *Lechin, F.; B. v. d. Dijs; F. Gomez; E. Lechin; O. Oramas; S. Villa:* Positive symptoms of acute psychosis: Dopaminergic or noradrenergic overactivity? Res. Commun. Psychol. Psychiat. & Behav. **8** (1983) 23–54.
51. *Leonhard, K.:* Die den striären Erkrankungen am meisten verwandten zwei Formen katatoner Endzustände und die Frage der Systemerkrankung bei Schizophrenie. Arch. Psychiat. **103** (1935) 101–121.
52. *Leonhard, K.:* Die defektschizophrenen Krankheitsbilder. Leipzig: Thieme 1936.
53. *Leonhard, K.:* Die Angstpsychose in Wernickes und Kraepelins Betrachtungsweise. Z. Neurol. **165** (1939) 75–78.
54. *Leonhard, K.; S. v. Trostorff:* Prognostische Diagnose der endogenen Psychosen. Jena: Fischer 1964.
55. *Leonhard, K.:* Differenzierte Diagnostik der endogenen Psychosen, abnormen Persönlichkeitsstrukturen und neurotischen Entwicklungen. Berlin: Volk und Gesundheit 1964.
56. *Leonhard, K.:* Die genauere Form der Schizophrenie bei Hölderlin in Beziehung zu seinem Sprachgenie. Psychiat. Neurol. med. Psychol. **16** (1964) 41–44.
57. *Leonhard, K.:* Psychiatrie auf dem klinischen Boden Wernickes. Psychiat. Neurol. med. Psychol. **18** (1966) 165–171.
58. *Leonhard, K.:* Hatte Wernicke mit seiner Lokalisationslehre unrecht? J. neurol. Sci. **3** (1966) 434–438.
59. *Leonhard, K.:* Zur Pathogenese der Schizophrenien von den Endzuständen her gesehen. Psychiat. Neurol. med. Psychol. **19** (1967) 321–326.
60. *Leonhard, K.:* Schizophrene mit typischen Defektzuständen nach ihren eigenen Schriftstücken. (Mit Bemerkungen über die Briefe und die Psychose van Goghs.) Arch. Psychiatr. Nervenkr. **211** (1968) 7–22.
61. *Leonhard, K.:* Bedeutung von Geschwisterkonstellationen für die Entstehung systematischer Schizophrenien. Arch. Psychiatr. Nervenkr. **222** (1976) 27–45.
62. *Leonhard, K.:* Zwillingsuntersuchungen mit einer differenzierten Diagnose der endogenen Psychosen – Psychisch-soziale Einflüsse bei gewissen schizophrenen Formen. Psychiat. Neurol. med. Psychol. **28** (1976) 78–88.
63. *Leonhard, K.:* Zur nosologischen Differenzierung der endogenen Psychosen und der Neurosen. Nervenarzt **49** (1978) 461–467.
64. *Leonhard, K.:* Bedeutung der Zwillingsgeburt für die Entstehung zykloider Psychosen. Psychiat. Neurol. med. Psychol. **28** (1976) 89–98.
65. *Leonhard, K.:* Über erblich bedingte und psychosozial bedingte Schizophrenien. Psychiat. Neurol. med. Psychol. **31** (1979) 606–626.
66. *Leonhard, K.:* Aufteilung der endogenen Psychosen, 5. Aufl. Berlin: Akademie-Verlag 1980.
67. *Leonhard, K.:* Bedeutende Männer in ihren psychischen Krankheiten nach ihren eigenen Schriften und Briefen. Berlin: Akademie-Verlag (im Druck).
68. *Matussek, N.:* Stoffwechselpathologie der Zyklothymie und Schizophrenie. In: *K. P. Kisker; J.-E. Meyer; C. Müller; E. Strömgren* (Hrsg.) Psychiatrie der Gegenwart, Bd. I/2, 2. Aufl. Berlin–Heidelberg–New York: Springer 1980.
69. *Matussek, P.:* Clusteranalyse als Methode psychopathologischer Forschung. Nervenarzt **54** (1983) 363–371.
70. *Maurer, M.; S. Kuny; A. Dittrich; B. Woggon:* Skalenkonstruktion der deutschsprachigen Version der Comprehensive Psychopathological Rating Scale (CPRS). Int. Pharmakopsychiat. **17** (1982) 338–353.
71. *Möller, H.-J.; S. Pirée; D. v. Zerssen:* Psychiatrische Klassifikation. Nervenarzt **49** (1978) 445–455.
72. *Mombour, W.; G. Gammel; D. v. Zerssen; H. Heyse:* Die Objektivierung psychiatrischer Syndrome durch multifaktorielle Analyse des psychopathologischen Befundes. Nervenarzt **44** (1973) 352–358.

73. *Mombour, W.:* Syndrome bei psychiatrischen Erkrankungen. Eine vergleichende Untersuchung mit Hilfe von zwei Schätzskalen für den psychopathologischen Befund (IMPS und AMP-Skala). Arch. Psychiatr. Nervenkr. **219** (1974) 331–350.
74. *Moses, J. A.; L. L. Thompson; J. P. Cardellino; G. L. Johnson:* Empirical evaluation of diagnostic rules for evaluation of Luria-Nebraska-Neuropsychological Battery profiles of chronic schizophrenic, schizoaffective, and brain-damaged patients. Int. J. Neurosci. **21** (1983) 119–128.
75. *Moses, J. A.:* Schizophrenic subgroups with normal and abnormal cognitive functioning on the Luria-Nebraska-Neuropsychological Battery. Int. J. Neurosci. **21** (1983) 129–136.
76. *Mundt, Ch.:* Das residuale Apathiesyndrom der Schizophrenen. Nervenarzt **54** (1983) 131–138.
77. *Naber, D.:* Zur ätiologischen und therapeutischen Bedeutung von Endorphinen bei endogenen Psychosen. Nervenarzt **54** (1983) 573–577.
78. *Neumärker, K.-J.:* Über das Endogene in der endo-reaktiven Depression. Arch. Psychiatr. Nervenkr. **210** (1968) 407–419.
79. *Perris, C.:* A study of bipolar (manic-depressive) and unipolar recurrent depressive psychoses. Acta psychiat. scand. Suppl. **194** (1966).
80. *Perris, C.:* A study of cycloid psychoses. Acta psychiat. scand. Suppl. **253** (1974).
81. *Pethö, B.; Th. A. Ban; A. Kelemen; G. Ungvári; St. Karczag; St. Bitter; J. Tolna:* Diagnostic criteria for research functional psychoses. (im Druck)
82. *Pietzcker, A.; R. Gebhardt; K. Freudenthal:* Ein Vergleich nosologisch-diagnostischer mit cluster-analytisch gefundenen Gruppen anhand AMP-dokumentierter psychopathologischer Befunde. Nervenarzt **48** (1977) 276–282.
83. *Remschmidt, H.:* Multiaxiale Klassifikation in der Kinder- und Jugendpsychiatrie. In: *H. Remschmidt; M. Schmidt* (Hrsg.) Multiaxiale Diagnostik in der Kinder- und Jugendpsychiatrie. Bern–Stuttgart–Wien: Huber 1983.
84. *Reimer, Ch.; G. Burzig:* Klassifikation psychischer Störungen aus psychoanalytischer Sicht. Nervenarzt **49** (1978) 261–267.
85. *Rennert, H.:* Aufteilung der Psychosen und Einheitspsychose – zwei entgegengesetzte Wege der klassischen Psychiatrie? Nervenarzt **35** (1964) 263–265.
86. *Rennert, H.:* Die Universalgenese der endogenen Psychosen. Ein Beitrag zum Problem „Einheitspsychose". Fortschr. Neurol. Psychiat. **33** (1965) 251–272.
87. *Rennert, H.:* Zum Modell „Universalgenese der Psychosen" – Aspekte einer unkonventionellen Auffassung der psychischen Krankheiten. Fortschr. Neurol. Psychiat. **50** (1982) 1–29.
88. *Rieder, R. O.; L. S. Mann; D. R. Weinberger:* Computed tomographic scans in patients with schizophrenia, schizoaffective, and bipolar affectiv disorder. Arch. Gen. Psychiatry **40** (1983) 735–739.
89. *Saß, H.; K. Koehler:* Borderline-Syndrome: Grenzgebiet oder Niemannsland? Zur klinisch-psychiatrischen Relevanz von Borderline-Diagnosen. Nervenarzt **54** (1983) 221–230.
90. *Seeman, Ph.:* Brain dopamine receptors. Pharmacological Rev. **32** (1981) 229–313.
91. *Smythies, J. R.:* The transmethylation and one-carbon cycle hypotheses of schizophrenia. Psychol. Med. **13** (1983) 711–714.
92. *Scharfetter, Ch.:* Das AMP-System. Manual zur Dokumentation psychiatrischer Befunde. Berlin–Heidelberg–New York: Springer 1971.
93. *Scharfetter, Ch.:* Schizophrenia's classical subtypes. A family heredity study. Arch. Psychiatr. Nervenkr. **231** (1982) 443–447.
94. *Schumacher, W.:* Zur Methodologie der psychiatrischen Diagnostik und Forschung. Basel-New York: Karger 1963.
95. *Stutte, H.:* Historische Aspekte zum Psychosebegriff in der kinderpsychiatrischen Nosographie. Z. Kinder-Jugendpsychiat. **3** (1975) 102–111.
96. *Thom, A.:* Auf dem Wege zu einer Psychiatrie der sozialistischen Gesellschaft. Psychiat. Neurol. med. Psychol. **26** (1974) 578–587.
97. *Vliegen, J.; Th. Vogel; E. Lungershausen:* Modelle endogener Psychosen. Fortschr. Neurol. Psychiat. **43** (1975) 223–253.
98. *Vogt, O.:* Psychiatrisch wichtige Tatsachen der zoologisch-botanischen Systematik. Z. Neurol. **101** (1926) 805–832.
99. *Weinberger, D. R.; E. F. Torrey; A. N. Neophytides; R. J. Wyatt:* Lateral cerebral ventricular enlargement in chronic schizophrenia. Arch. Gen. Psychiat. **36** (1979) 735–739.
100. *Weinberger, D. R.; E. F. Torrey; A. N. Neophytides; R. J. Wyatt:* Structural abnormalities in the cerebral cortex of chronic schizophrenie patients. Arch. Gen. Psychiat. **36** (1979) 935–939.
101. *Weinberger, D. R.; L. E. De Lisi; G. P. Perman; St. Targum; R. J. Wyatt:* Computed tomography in schizophreniform disorder and other acute psychiatric disorders. Arch. Gen. Psychiat. **39** (1982) 778–783.
102. *Wernicke, C.:* Grundriß der Psychiatrie in klinischen Vorlesungen. Leipzig: Thieme 1900.

103. *Wing, J. K.; J. E. Cooper; N. Sartorius:* The measurement and classification of psychiatric symptoms. London: Cambridge University Press 1974.
104. *Wing, J. K.; J. E. Cooper; N. Sartorius:* Die Erfassung und Klassifikation psychiatrischer Symptome. Deutsche Bearbeitung: *M. v. Cranach.* Weinheim, Basel: Beltz 1982.
105. *Wöller, W.:* Klassifikationen schizophrener Psychosen. Fortschr. Neurol. Psychiat. **51** (1983) 295–312.
106. *Zaudig, M.; G. Vogl:* Zur Frage der operationalisierten Diagnostik schizoaffektiver und zykloider Psychosen. Arch. Psychiatr. Nervenkr. **233** (1983) 385–396.
107. *Zeh, W.:* Die Psychiatrie und die Methodenfrage. Studium Generale **24** (1971) 440–461.
108. *Zerbin-Rüdin, E.:* Die gegenwärtige psychiatrische Nosologie in erbbiologischer Sicht. In: *K. Heinrich* (Hrsg.) Zur Kritik der psychiatrischen Nosologie. Stuttgart–New York: Schattauer 1975.
109. *Zerbin-Rüdin, E.:* Gegenwärtiger Stand der Zwillings- und Adoptionsstudien zur Schizophrenie. Nervenarzt **51** (1980) 379–391.

Lassen sich die Schizophrenien klinisch und ätiologisch trennen?

K. Leonhard

Meine Ausführungen sollen mit der Aussage beginnen, daß sich die Schizophrenieforschung meines Erachtens seit Jahrzehnten in einem Leerlauf bewegt. Zu RÜDINS Zeiten dachte man durch Erbbedingtheit sei bei den endogenen Psychosen alles Wesentliche geklärt. Man glaubte durch Zusammenwirkung verschiedener Gene könne man die Belastungszahlen erklären und einen Erbgang der Schizophrenie davon ableiten. Nach langen Bemühungen mußte man schließlich einsehen, daß man nicht weiter kam. Es dauerte nunmehr nicht sehr lange, da verfiel man in das andere Extrem und glaubte, psychosoziale Ursachen seien allein maßgebend. Vor allem von amerikanischer Seite kamen manche Theorien zu uns. Unzählige Male wurden die Arbeiten von LIDZ, BATESON, WYNNE, SINGER zitiert. Keine von den Theorien hat sich schließlich bestätigen lassen. Um hier nicht den Eindruck von Voreingenommenheit zu erwecken, zitiere ich, was HÄFNER (1971) unter Nennung dieser und vieler anderer Namen über sein eigenes Fachgebiet schreibt: „Wir müssen uns am Ende eingestehen, daß die Theorie unseres Faches mehr aus Erfahrungen und Meinungen, denn aus verifizierten Hypothesen aufgebaut ist." Seit dieser Bemerkung von HÄFNER hat sich nichts geändert. Man kam auch sozialpsychiatrisch trotz der vielen Bemühungen nicht zu einer Klärung der Schizophrenie und weiß heute kaum mehr über die Krankheit, als schon KRAEPELIN wußte, nämlich: Die Erblichkeit spielt eine Rolle; was dazu kommen muß, damit die Krankheit wirklich entsteht, weiß man nicht. Da die sozialpsychiatrischen Auffassungen auch nicht zum Ziel führten, beginnt man seit einigen Jahren wieder mehr von Erblichkeit zu sprechen. In der anglo-amerikanischen Literatur tauchen sogar schon wieder Arbeiten auf, die nach einem bestimmten Erbgang der Schizophrenie (Singular!) fragen, obwohl man damit doch schon vor mehreren Jahrzehnten auf einem toten Punkt angelangt war.

Der wissenschaftliche Übelstand, der sich hier zeigt, hat meines Erachtens darin seine Grundlage, daß man die Schizophrenie immer wieder als Einheit nimmt, während sie sich tatsächlich aus mehreren, vielleicht sogar vielen selbständigen Formen zusammensetzt. Man kann kein brauchbares Ergebnis erzielen, wenn man 5 oder 10 oder vielleicht noch mehr Krankheiten zusammenmischt und für diese Mischung eine einheitliche Erblichkeit oder eine einheitliche äußere Ursache sucht. Dagegen erhält man verwertbare Ergebnisse, die z. T. sehr konkret sind, wenn man Trennungen in verschiedene Formen vornimmt und für jede einzelne Form nach der Ätiologie fragt. Man kommt dann auch sozialpsychiatrisch zu konkreten Feststellungen.

Ich gehe zunächst der Frage der *Erblichkeit* nach und zeige die erste Tabelle. Es sind hier 1465 Patienten mit endogener Psychose verzeichnet, die ich im Laufe der letzten 15 Jahre klinisch untersucht habe. Frau v. TROSTORFF fügte die erbbiologischen Feststellungen bei. Man findet die 5 wichtigen Gruppen endogener Psychose verzeichnet, die systematischen Schizophrenien, die unsystematischen Schizophrenien, die zykloiden Psychosen, die manisch-depressive Krankheit und die monopolaren Depressionen und Euphorien. Aus den Zahlen, die beigefügt sind, ersieht man, daß wir von den einzelnen Gruppen recht verschieden viele Patienten untersuchten. Das rührt daher, daß wir auf Abteilungen tätig waren, auf denen vorwiegend chronische Patienten behandelt werden. Es kam uns darauf an, lange Verläufe zu überblicken. An sich sind die 5 Formen ähnlich häufig. Wir haben das kürzlich bei 200 Fällen endogener Psychose, die in der Berliner Klinik, als ich sie leitete, behandelt wurden, nachgeprüft. Es fanden sich 21,5% systematische, 18,5% unsystematische, 22,0% zykloide, 19,0% manisch-depressive und ebenfalls 19,0% monopolare Formen. Das völlig andere Zahlenverhältnis auf Abteilungen mit vorwiegend chronischen Fällen weist demnach zugleich auf eine *verschiedene Prognose* der einzelnen Formen hin.

Tab. 1: Zahl der Psychosen unter den Eltern und Geschwistern bei den verschiedenen Formen endogener Psychose

	Diagnosen	Zahl der Probanden	„Korrigierte" Zahl der Eltern	Kranke Eltern	In Prozent	„Korrigierte" Zahl der Geschwister	Kranke Geschwister	In Prozent
684 Systematische Schizophrenien	Paraphrenie	♂ 96 ♀ 170	266	511,5	7	1,4	678,0	8	1,2
	Hebephrenie	♂ 83 ♀ 103	186	353,5	8	2,3	357,5	8	2,2
	Katatonie	♂ 150 ♀ 82	232	437,0	12	2,7	367,5	13	3,5
429 Unsystematische Schizophrenien	Affektvolle Paraphrenie	♂ 25 ♀ 95	120	231,0	5	2,2	270,5	36	13,3
	Kataphasie	♂ 120 ♀ 53	173	327,5	50	15,3	304,0	45	14,8
	Periodische Katatonie	♂ 67 ♀ 69	136	249,5	55	22,0	170,0	36	21,2
221 Zykloide Psychosen	Angst-Glücks-Psychose	♂ 38 ♀ 27	65	126,0	8	6,3	143,5	6	4,2
	Verwirrtheits-Psychose	♂ 41 ♀ 32	73	141,0	9	6,4	79,5	3	3,8
	Motilitäts-Psychose	♂ 25 ♀ 58	83	156,0	8	5,1	170,0	7	4,1
131 Phasische Psychosen	Manisch-depressive Krankheit	♂ 20 ♀ 40	60	114,5	21	18,3	90,0	18	20,0
	Monopolare Depressionen u. Euphorien	♂ 26 ♀ 45	71	138,0	8	5,8	159,5	5	3,1
Zusammen 1465		♂ 691 ♀ 774	1465	2785,5	191	6,9	2790,0	185	6,6

Wenn man auf der Tabelle ferner nachsieht, mit welcher Häufigkeit in der Verwandtschaft der Kranken Psychosen vorkommen, zeigen sich ganz enorme Unterschiede. Durch hohe Belastungszahlen treten neben der manisch-depressiven Krankheit die unsystematischen Schizophrenien hervor.

Am meisten fällt auf, wie sehr die *periodische Katatonie* durch kranke Eltern und kranke Geschwister belastet ist. Wir finden bei den Eltern

22,0 und bei den Geschwistern 21,2 Kranke. Ich konnte hier einen *dominanten Erbgang* annehmen. Zwar werden die Zahlen noch bei weitem nicht erreicht, die in diesem Fall theoretisch zu erwarten sind, nämlich 50,0, aber die Lücke füllt sich aus, wenn man sich die ,,gesunden" Eltern und ,,gesunden" Geschwister genauer ansieht (LEONHARD 1975). Ich habe eine große Zahl von gesunden Eltern persönlich gesehen und konnte auch aus den Krankengeschichten ihrer kranken Kinder viel über sie erfahren. Es ergab sich, daß ein großer Teil von ihnen schwere Abnormitäten aufweist, nicht nur Abnormitäten allgemeiner Art, sondern mit Zügen, die im Bild der manifesten periodischen Katatonie eine wesentliche Rolle spielen. In manchen Fällen konnte man direkt vermuten, daß eine leichte periodische Katatonie vorlag. Es fand sich z. B. die Angabe über eine Mutter, sie habe viel geschimpft, zugeschlagen, oft starr vor sich hingeblickt und einmal den Versuch gemacht, ihr 8jähriges Kind zu erwürgen. Eine andere Mutter war, wie es heißt, ,,nervenkrank" und jahrelang in nervenärztlicher Behandlung. Sie hatte von 6 verschiedenen Männern 6 uneheliche Kinder. Angaben ähnlicher Art häuften sich bei meinen Feststellungen. Frau v. TROSTORFF (1981) begründete das Vorliegen eines dominanten Erbgangs noch genauer. Sie fand 17 Fälle, in denen die periodische Katatonie in direkter Linie in 3 Generationen erschien, und 5 Fälle, in denen sie in direkter Linie sogar in 4 Generationen nachweisbar war.

Bei der *affektvollen Paraphrenie* andererseits ergaben sich Hinweise dafür, daß sich die Krankheit *rezessiv* vererbt. Nach der Tab. 1 spricht vor allem die Tatsache dafür, daß recht viele Geschwister krank waren (13,3), dagegen sehr wenige Eltern (2,2). Ich konnte ferner vor vielen Jahren (LEONHARD 1950) eine Familie beschreiben, in der von 18 affektvollen Paraphrenien nicht weniger als 13 aus Verwandtenehen hervorgegangen waren. Die Häufung kam durch Inzucht zustande. Die Familienmitglieder hatten, um ihr Ansehen und ihren Reichtum nicht zu gefährden, ständig ineinander geheiratet. Ohne Inzucht kann man eine gröbere Häufung von Verwandtenehen nur bei seltenen rezessiven Krankheiten erwarten, bei denen zwei gleiche krankhafte Gene kaum Aussicht haben, außerhalb einer Blutsverwandtschaft zusammenzutreten. Die affektvolle Paraphrenie gehört nicht zu diesen seltenen Krankheiten, doch konnte die hier zu erwartende geringe Vermehrung von Verwandtenehen von Frau v. TROSTORFF bei unseren Probanden festgestellt werden (s. diesen Band).

Bei der *Kataphasie*, der dritten unsystematischen Schizophrenie, findet man eine starke Belastung, die aber hier keine genauere Deutung erlaubt.

In einem groben Gegensatz zu den unsystematischen Schizophrenien sind die Belastungszahlen bei den *systematischen Formen* sehr gering. Am allermeisten fällt auf, daß bei der systematischen Paraphrenie nur 1,4 kranke Eltern und 1,2 kranke Geschwister gefunden wurden. Es wird hier kaum der Prozentsatz überschritten, den man in einer Normalbevölkerung annimmt (etwa 0,8). Bei den systematischen Schizophrenien, also den *schwersten Formen von Schizophrenie*, findet sich diese geringe Belastung. An die in der Literatur diskutierten sozialpsychiatrischen Erklärungen, die viel eher neurotischen Entwicklungen als schizophrenen Defektkrankheiten angepaßt sind, konnte man bei diesen Formen am allerwenigsten denken. Die systematischen Schizophrenien führen fast immer in einem schleichend-progressiven Verlauf zu schweren Ausfällen und großenteils zu einer Dauerhospitalisierung. Arbeitstherapie oder moderne Formen der Rehabilitation führen zu einer besseren Anpassung der Patienten an die Umwelt, ändern aber an der Krankheit selbst nichts. Gerade hier müssen in Anbetracht der geringen Erbbedingtheit äußere Ursachen maßgebend sein. Ich kann sagen, daß mich mein Leben lang die Frage beschäftigt hat, wodurch wohl diese schweren Krankheiten entstehen, wenn die Erblichkeit dabei eine so geringe Rolle spielt. Den Befund selbst hatte ich schon bei meiner ersten Schizophrenieforschung erhoben. Manche Autoren fanden Ähnliches; dies gilt bis zu einem gewissen Grad auch für MANFRED BLEULER (1972), der schreibt (S. 378): ,,Die alte Annahme, die schwersten Schizophrenien wären die am meisten erbbedingten, ist falsch." Und weiter (S. 544): ,,Vererbte Dispositionen spielen bei gutartig-phasischen Schizophrenien eine Rolle, und zwar eine bedeutendere als bei allen anders verlaufenden Schizophrenien." Die Unterscheidung nach Verlauf ist allerdings nicht ausreichend. Einerseits können die unsystematischen Schizophrenien nach einem remittierenden Verlauf auch schwere Bilder bieten und durch ihre starke Erbbedingtheit die Belastungszahlen bei den ungünstigen Verläufen erhöhen. Andererseits verringern die zykloiden Psychosen, die meist einbezogen werden, durch ihre geringe Erbbedingtheit die Belastungszahlen bei den günstig verlaufenden Fällen. Eindeutige Ergebnisse erhält man nur, wenn man nach verschiedenen Zustandsbildern, durch die sich die einzelnen Formen auszeichnen, trennt.

Bei den *zykloiden Psychosen* findet man, wie die Tab. 1 zeigt, auch nur eine geringe Belastung. Ein deutlicher Unterschied zwischen den drei Sonderformen besteht nicht. Im Hinblick auf Befunde, die wir bei Zwillingen erheben konnten, ist dies von besonderer Bedeutung; denn dort traten grobe Unterschiede hervor. Bei einem Vergleich der Angst-Glücks-Psychose mit der Motilitätspsychose ergab sich, daß die berühmte Regel, die einst GALTON aufstellte, die der Erbforschung seither als eine besonders wichtige Richtschnur galt, *keine allgemeine Gültigkeit* besitzt, nämlich die Regel, daß Konkordanz bei eineiigen Zwillingen für Erbbedingtheit, Diskordanz für exogene Entstehung spricht. Angstpsychose und Motilitätspsychose sind nach Tab. 1 im gleichen Maße erblich bzw. nicht erblich, aber bei den Zwillingsuntersuchungen verhielten sie sich extrem verschieden. Von 6 eineiigen Zwillingen mit Angst-Glücks-Psychose war nur ein Partner ebenfalls krank, von 11 eineiigen Zwillingen mit Motilitätspsychose waren dagegen nicht weniger als 9 ebenfalls krank. 11 zweieiige Zwillinge mit Motilitätspsychose und 4 zweieiige Zwillinge mit Angst-Glücks-Psychose waren alle diskordant. Nach der Regel von GALTON wäre die Motilitätspsychose in einem ungewöhnlich hohen Maße eine erbliche Krankheit, wovon nach Tab. 1 gar keine Rede sein kann. Selbst wenn man die Angst-Glücks-Psychose und die Motilitätspsychose nicht trennte, sondern als einheitliche zykloide Psychose sähe, fänden sich unter 17 eineiigen Zwillingen noch 10 konkordante Fälle, es würde auch jetzt noch eine hohe Erbbedingtheit vorgetäuscht.

Die Erklärung, die ich dem eigenartigen Befund gebe, kann ich hier nur andeuten. Es handelt sich nicht darum, daß gleiche äußere Umstände, vielleicht durch das Verhalten von Eltern und Erziehern, auf die eineiigen Zwillinge einwirken, dagegen verschiedene auf zweieiige, vielmehr ist ein Einfluß maßgebend, den die Zwillinge selbst aufeinander ausüben. Bei eineiigen Zwillingen geht von jedem der gleiche Einfluß aus, er trifft auch auf die gleiche Empfänglichkeit bei dem Partner; bei zweieiigen Zwillingen ist der Einfluß verschieden und ebenfalls die Empfänglichkeit des Partners. Ich deute damit schon die Bedeutung des Einflusses an, den Geschwister in der Entwicklung aufeinander ausüben, der in meiner weiteren Darstellung eine große Rolle spielen wird.

Bemerkenswerterweise widersprechen unsere Zwillingsbefunde auch bei den *monopolaren phasischen Psychosen* der Galtonschen Regel. Obwohl die Belastungszahlen hier nach Tab. 1 noch geringer sind als bei den zykloiden Psychosen, verhalten sich die 6 eineiigen Zwillinge, die wir mit diesen Krankheitsformen beobachten konnten, erstaunlicherweise sogar ausnahmslos konkordant. Das ist gewiß hochbedeutsam.

Ich möchte schließlich noch auf die unterschiedlichen Belastungszahlen bei den affektiven Psychosen hinweisen. Die manisch-depressive-Krankheit ist nach Tab. 1 ganz ungleich mehr mit Psychosen belastet, als es bei den monopolaren Formen der Fall ist. Bei den Geschwistern findet man im einen Fall 20,0, im anderen 3,1 Kranke. Wenn andere Autoren zwar auch einen Unterschied fanden, aber doch nicht im gleichen Ausmaß, so ist das darauf zurückzuführen, daß sie monopolare und bipolare Formen nur nach dem Verlauf trennten, während genauer nach dem Zustandsbild die „reinen" Formen von der manisch-depressiven Krankheit zu unterscheiden sind. Viele manisch-depressive Patienten machen nur depressive Phasen durch. Es gibt in dieser Beziehung regional große Unterschiede. Meine Berliner Fälle verliefen viel häufiger ohne manische Phasen als meine Frankfurter Fälle. Ich bin der Meinung, daß man im allgemeinen schon bei der ersten Phase auf Grund des Zustandsbildes feststellen kann, ob eine Depression „rein" ist oder der manisch-depressiven Krankheit zugezählt werden muß.

Weiterhin habe ich nun von *exogenen Ursachen* der endogen genannten Psychosen zu sprechen. Sie wirken nicht in der Zeit vor Beginn der Krankheit, sondern liegen weiter zurück und haben damals eine Bereitschaft, die dann doch endogen vorhanden ist, geschaffen. Die Befunde sind auch hier sehr eindrucksvoll, wenn man die nötigen Trennungen nach Einzelformen der Psychosen vornimmt. Da *psychosoziale Ursachen*, wenn auch anderer Art, als man bisher meinte, in Frage kommen, könnte bei meinen weiteren Ausführungen mancher meinen, ich sei von meiner Grundauffassung einer organischen Natur der Schizophrenien abgekommen. Dies trifft nicht zu. Richtig ist, daß in meiner Darstellung manche Begriffe auftauchen werden, die in der Sozialpsychiatrie geläufig sind, aber sie gewinnen eine *andere* Bedeutung. An meiner Grundauffassung, daß die systematischen Schizophrenien, wie der Name sagt, Systemkrankheiten des Gehirns sind, hat sich nichts geändert. Man kann sie in ihren Defektzuständen mit einer progressiven Paralyse vergleichen, aber nicht im entferntesten mit einer Neurose. Trotzdem sind bei ihrer Entstehung psychosoziale Ursachen beteiligt. Die Gehirnsysteme, die für das psychische Geschehen maßgebend sind, entwickeln sich nicht aus sich selbst heraus, sondern in einer ständigen Wechselwirkung mit den Vorgängen der Umgebung. Fehlt diese Verbindung mit der Umwelt, dann bleibt die Ausreifung der Systeme aus. Bei manchen ist diese erst gegen das 20. Lebensjahr hin abgeschlossen. Um diese Feststellung zu belegen zitiere ich SEITELBERGER (1980), den bekannten Hirnpathologen:

„Nicht nur die Ausreifung der Sinnessysteme und des nervösen Bewegungsapparates, sondern die aller Hirnteile, die notwendigerweise miteinander als Einheit funktionieren, steht in Abhängigkeit von äußeren Anforderungen. Es ist erwiesen, daß Systeme, die durch Isolierung ruhiggestellt werden, nicht ihre morphologische Reifung gewinnen und daher funktionsuntüchtig bleiben. Durch spätere nachgeholte Exposition nach der kritischen Reifungsperiode kann dieses Versäumnis nicht behoben werden ... Die Vorgänge der morphologischen Feindifferenzierung lassen sich an den Nervenzellen und ihren Verbindungen in langsam abnehmendem Ausmaß bis ans Ende des zweiten Lebensjahrzehnts nachweisen. Sie begleiten also die geistigen Reifungsvorgänge des Individuums."

Auf Grund der Möglichkeiten, die hier SEITELBERGER bestätigt, glaube ich endlich etwas darüber aussagen zu können, wie systematische Schizophrenien entstehen. Meine Erkenntnisse begannen mit *Zwillingsuntersuchungen*. Ich wollte sehen, ob sich systematische Schizophrenien im Falle der Eineiigkeit konkordant oder diskordant verhalten. Das Ergebnis war sehr überraschend. Ich konnte die Feststellung, die ich im Auge hatte, schon grundsätzlich nicht treffen, da, wie Sie aus meinen früheren Veröffentlichungen wohl schon wissen, *bei den eineiigen Zwillingen keine systematische Schizophrenie zu finden war*. Im Laufe der Jahre habe ich 45 eineiige Zwillinge, dazu 25 kranke Zwillingspartner untersucht. Weder bei den 45 Probanden noch bei den 25 kranken Partnern fand sich eine systematische Schizophrenie. Bei 46 zweieiigen Probanden war diese Form mit 12 Fällen dagegen annähernd in der Häufigkeit zu finden, die im Vergleich mit dem Vorkommen unsystematischer Schizophrenien und zykloider Psychosen zu erwarten war. Ich deutete den Befund dahin, daß die enge seelische Verbindung, die zwischen eineiigen Zwillingen besteht, bei keinem von ihnen eine Isolierung von der Umwelt, d. h. hier von dem anderen Zwilling zuläßt. Ich erinnere daran, daß Isolierung von Umwelteinflüssen zu einer mangelnden Ausreifung zerebraler Systeme führen kann. Eineiige Zwillinge vermögen sich bei ihrer Wesensgleichheit, in der sie sich völlig verstehen, niemals gegen den Zwillingspartner, der die Umwelt verkörpert, zu isolieren; Autismus, die wichtigste präpsychotische Eigenart der Schizophrenen, kann sich nicht entwickeln.

Diesen Gedanken verfolgte ich weiter, indem ich nun davon ausging, *daß umgekehrt ein Mangel an Kommunikation zum Ausbruch der systematischen Form von Schizophrenie führen kann*. Die Tatsache, daß man bisher Widersprüchliches fand, wenn man nach der Bedeutung einer Isolierung für die Entstehung endogener Psychosen fragte (s. Literatur bei GREGORY 1979), besagt nichts, da man keine genügenden Differenzierungen vornahm. Unsere Annahme von der Bedeutung einer mangelnden Kommunikation bestätigte sich erstmals, als wir *Schizophrenien der frühen Kindheit* untersuchten, denn sie begannen häufig, als die Kinder in einem Krankenhaus oder einem Heim einem Mangel an Kontakt ausgesetzt waren. Wir wurden an die Beobachtungen von SPITZ erinnert, der bei seinen Heimkindern nicht nur die schwere Retardierung, sondern auch katatone Zustände beschrieb. Ich gehe jetzt auf diese Fälle nicht ein, da ich darüber kürzlich an einer anderen Stelle berichtet habe. Auf einen Mangel der Kommunikation stieß ich auch, als ich Schizophrenien untersuchte, die im Laufe der späteren Kindheit aufgetreten waren.

In der sozialpsychiatrischen Literatur ist wenig von einem Mangel an Kommunikation, dagegen sehr viel von einer Störung derselben die Rede. Seit SULLIVAN versucht man immer wieder diese Störung nachzuweisen, ich selbst fand sie nicht. Konflikte und Disharmonien in den Familien führen zweifellos zu Störungen in der psychologischen Entwicklung, greifen aber nicht in das *biologische Geschehen* ein, um das es sich bei den endogenen Psychosen handelt. Man darf nicht Denkansätze, die man bei Neurosen gewonnen hat, auf endogene Psychosen übertragen.

Der Mangel an Kommunikation, den ich jetzt meine, ergab sich dadurch, daß *Einzelkinder vermehrt an Schizophrenie erkranken*. Es trat damit die *Verbindung von Kindern untereinander* und der Mangel, der hier bestehen kann, in den Blickpunkt der Betrachtung. Unter 38 systematischen Schizophrenen, die in der Kindheit erkrankt waren, fanden sich 47,4% Einzelkinder, während man für unsere Normalbevölkerung in den Geburtsjahren unserer Probanden etwa 20% annehmen darf. Dem entspricht unser Befund bei unsystematischen Schizophrenien und zykloiden Psychosen der Kindheit, denn hier fanden sich bei 30 Patienten 23,3 % Einzelkinder. Diese waren also nur bei den systematischen Formen vermehrt.

Da ich nun weiterhin ganz allgemein den Einfluß ins Auge fasse, den Kinder im Laufe der Entwicklung aufeinander ausüben, möchte ich einige Vorbemerkungen machen. Man wird wahrscheinlich zunächst nicht bereit sein, den Geschwisterschaften eine große Bedeutung nicht nur für die psychologische, sondern auch für die biologische Entwicklung zuzuerkennen. Da es um letztere geht, darf ich auf das Tierreich zurückgreifen. Hier kann eine Mutter das Kind bis zur vollen Reifung betreuen; es ist nach einem Jahr meist erwachsen und kann seine eigenen Wege gehen. Eine andere Betreuung als die durch die Eltern ist beim Tier nicht nötig. Beim Menschen ist das anders. Ich muß bei meinen Überlegungen von den natürlicheren Zuständen unserer Vorfahren ausgehen, bei denen sich die Mutter meist nach 1 bis 2 Jahren dem nächsten Kind widmen und so ihre Fürsorge teilen mußte. In den weiteren Jahren war noch oft eine Teilung nötig, da meist weitere Kinder kamen, ehe ein Kind seine psychische Entwicklung vollendet hatte und ganz auf sich selbst gestellt sein konnte. Auf diese Weise drohte ihm ein Mangel, da die Reifung, wie wir sahen, nicht aus sich selbst heraus abläuft. Neben den Eltern stellen die Geschwister die engste menschliche Umwelt des Kindes dar. Es wäre fast verwunderlich, wenn sich die Natur diese lange Verbundenheit nicht zunutze gemacht und die Geschwister nicht an der für die Entwicklung nötigen Wechselwirkung zwischen Individuum und Umwelt beteiligt hätte. In unserer Zeit der Geburtenkontrolle wäre die Betreuung durch die Eltern wohl ausreichend, aber was sich biologisch ausgebildet hat, bleibt bei sozialen Veränderungen noch lange bestehen. Mit diesen Gedankengängen finde ich eine Brücke zu den Befunden, die ich bei endogenen Psychosen erheben konnte. Wenn man bei Untersuchung von Geschwisterschaften bisher nichts Sicheres fand, wie man aus dem Werk von CÉCILE ERNST und JULES ANGST (1983) entnehmen kann, so liegt das wieder daran, daß man keine genaueren Trennungen vornahm.

Ich werde weiterhin nur noch wenig von den *Deutungen*, die ich den Befunden gebe, sprechen. Es ist mir viel stärker darum zu tun, die Befunde selbst bekanntzugeben, die auf jeden Fall wichtige Hinweise für die Entstehung der endogenen Psychosen geben, gleichgültig, wie man sie im einzelnen deuten will. Die Befunde sind, soweit ich ihnen Beachtung schenken werde, alle signifikant.[1]

Auf Tab. 2 findet man die Zahl der Einzelkinder bei unseren systematischen Schizophrenien

---

[1] Ich danke Herrn Dipl.-Psychologen E. LITTMANN herzlich für die Mittelwert- und Signifikanzbestimmung.

Tab. 2: Einzelkinder bei den systematischen Schizophrenien

		Zahl der Probanden		Einzelkinder		Auf 100 Probanden	
Paraphrenie	♂	96		19		19,8	
			266		38		14,3
	♀	170		19		11,2	
Hebephrenie	♂	83		20		24,1	
			186		34		18,3
	♀	103		14		13,6	
Katatonie	♂	150		46		30,7	
			232		64		**27,6**
	♀	82		18		22,0	
Alle Männer zusammen		329		85		25,8	
Alle Frauen zusammen		355		51		14,4	
Alle Probanden zusammen		684		136		19,9	

des *Erwachsenenalters*. Die Kranken, die hier verzeichnet sind, wurden eine Generation früher geboren als die schizophrenen Kinder; dementsprechend sind Einzelkinder seltener. Es weist daher auf keine Verminderung hin, wenn bei der Paraphrenie und der Hebephrenie nur 14,3 bzw. 18,5 Einzelkinder gefunden wurden. Dagegen zeigen die 27,6 Einzelkinder bei der Katatonie eindeutig eine Vermehrung an. Der Befund entspricht der Tatsache, daß die Einzelkinder bei den Kindheitsschizophrenien vermehrt sind, denn in der Kindheit kommen von den systematischen Formen nur Katatonien vor. Die Vermehrung ist auch bei den katatonen Probanden des Erwachsenenalters groß, besonders gegenüber den Paraphrenien (27,6 : 14,3).

Entsprechend der Vermehrung von Einzelkindern findet man bei der Katatonie eine *Verminderung der Geschwisterzahl*, wie Tab. 3 zeigt. Die katatonen Kranken haben nur zwei Drittel soviel Geschwister wie die Paraphrenen (207,3 : 302,3). Es zeigt sich also, daß die systematischen Katatonien aus kleineren Geschwisterschaften stammen als die Paraphrenen und Hebephrenen. Man darf nicht zu der Vermutung kommen, die verminderte Geschwisterzahl rühre davon, daß Katatone früher zu erkranken pflegen als Paraphrene, also weniger Möglichkeit haben, Kinder zu bekommen. Die Eltern unserer systematischen Schizophrenen waren ja fast alle gesund, in der Fortpflanzung also durch keine Krankheit behindert.

Weitere Befunde zeigen, daß nicht nur die Gesamtzahl der Geschwister vermindert sein kann, sondern auch bestimmte *Geschwistergruppen* gesondert getroffen werden können. Auf der gleichen Tab. 3 ist vermerkt, wieviele ältere und jüngere Geschwister von jedem Geschlecht bei den drei Formen systematischer Schizophrenie festzustellen waren. Auch hier treten grobe Unterschiede hervor, die statistisch signifikant sind.

Bei den *männlichen Probanden der Paraphrenie* ist die Zahl der jüngeren Brüder nicht einmal halb so groß wie die Zahl der älteren Brüder (43,8 : 90,6). Die Zahl der jüngeren Schwestern ist gegenüber der Zahl der älteren Schwestern zwar weniger, aber doch auch signifikant vermindert (55,2 : 84,4). Bei den *weiblichen Probanden* findet man dagegen keine statistisch verwertbaren Unterschiede. Wieder anders liegen die Verhältnisse bei den *Hebephrenen*. Bei den männlichen Probanden sind umgekehrt wie bei den Paraphrenen die älteren Geschwister, Brüder (38,6 : 65,1) wie Schwestern (47,0 : 63,9) erheblich vermindert. Und auch wieder verhalten sich die weiblichen Patienten anders, indem hier die jüngeren Geschwister mit signifikanter Deutlichkeit vermindert sind (52,4 : 84,5 bzw. 52,4 : 88,3). Es ist von besonderem Interesse, daß Unterschiede zwischen den Geschlechtern bestehen, sie weisen auf die biologischen Grundlagen der Befunde hin. Bei den Katatonien fehlen die Unterschiede allerdings; hier treten überhaupt keine signifikanten Befunde hervor, nur die Gesamtzahl der Geschwister ist hier vermindert.

Bei den Paraphrenien und den Hebephrenien verstärken sich die Unterschiede nach Tab. 4 noch erheblich, wenn man nur die Geschwister zählt, die mehr als 3 Jahre älter oder mehr als 3 Jahre jünger als der Proband waren. Ich mache vor allem darauf aufmerksam, daß die jüngeren Brüder bei den männlichen Paraphrenen zahlenmäßig fast nur noch ein Drittel der älteren Brüder ausmachen (26,0 : 72,9). Ähnlich verstärken sich auch sonst die Unterschiede. Es weist darauf hin, daß es im wesentlichen auf die Geschwister an-

Tab. 3: Zahl der Geschwister bei den systematischen Schizophrenien (in Klammern auf 100 Probanden gerechnet)

	Zahl der Probanden		Ältere Brüder	Jüngere Brüder	Ältere Schwestern	Jüngere Schwestern	Zusammen
Paraphrenie	♂ 96	266	87 **(90,6)**	42 **(43,8)**	81 **(84,4)**	53 **(55,2)**	263 (274,0)
							804 **(302,3)**
	♀ 170		159 (93,5)	119 (70,0)	138 (81,2)	125 (73,5)	541 (318,2)
Hebephrenie	♂ 83	186	32 **(38,6)**	54 **(65,1)**	39 **(47,0)**	53 **(63,9)**	178 (214,5)
							464 **(249,5)**
	♀ 103		87 **(84,5)**	54 **(52,4)**	91 **(88,3)**	54 **(52,4)**	286 (277,7)
Katatonie	♂ 150	232	79 (52,7)	72 (48,0)	76 (50,7)	67 (44,7)	294 (196,0)
							481 **(207,3)**
	♀ 82		50 (61,0)	42 (51,2)	47 (57,3)	48 (58,5)	187 (228,0)

Tab. 4: Ältere und jüngere Geschwister bei systematischen Schizophrenien (In der zweiten Reihe sind diejenigen weggelassen, die weniger als 3 Jahre älter oder jünger sind.)

			Ältere Brüder	Jüngere Brüder	Ältere Schwestern	Jüngere Schwestern
Paraphrenie	Männliche Probanden	mit	87 (90,6)	42 (43,8)	81 (84,4)	53 (55,2)
		ohne	70 (**72,9**)	25 (**26,0**)	55 (57,3)	37 (38,5)
	Weibliche Probanden	mit	159 (93,5)	119 (70,0)	138 (81,2)	125 (73,5)
		ohne	107 (62,9)	91 (53,5)	111 (65,3)	90 (52,9)
Hebephrenie	Männliche Probanden	mit	32 (38,6)	54 (65,1)	39 (47,0)	53 (63,9)
		ohne	20 (24,1)	37 (44,6)	22 (26,5)	38 (45,8)
	Weibliche Probanden	mit	87 (84,5)	54 (52,4)	91 (88,3)	54 (52,4)
		ohne	67 (65,0)	37 (35,9)	66 (64,1)	30 (29,1)
Katatonie	Männliche Probanden	mit	79 (52,7)	72 (48,0)	76 (50,7)	67 (44,7)
		ohne	58 (38,7)	46 (30,7)	63 (42,0)	39 (26,0)
	Weibliche Probanden	mit	50 (61,0)	42 (51,2)	47 (57,3)	48 (58,5)
		ohne	38 (46,3)	26 (31,7)	36 (43,9)	33 (40,2)

kommt, *die im Alter einen etwas größeren Abstand vom Patienten haben.*

All diese Befunde fordern natürlich zu einer Erklärung heraus. Ich halte mich damit zurück und bemerke nur folgendes: Es scheint, daß *ein Mangel an Kommunikation des Kindes mit anderen Kindern* das Auftreten einer systematischen Schizophrenie fördert, daß jedoch verschiedene Formen der Krankheit verschiedenen Formen des Mangels zugeordnet sind. Ich füge an, daß die Schäden bei der Paraphrenie, der Hebephrenie und der Katatonie in verschiedenen Altersstufen der Kindheit und Adoleszenz entstehen, d. h. in verschiedenen Stadien der psychischen Entwicklung. Auf jeden Fall aber beweisen die Zahlen, *daß die Geschwisterschaften in der Entstehung der systematischen Schizophrenien eine große Rolle spielen.* – Die Befunde werden bekräftigt, wenn ich nun die Geschwisterschaften bei anderen Formen von Schizophrenie prüfe. Für die *unsystematischen Schizophrenien* sind die Zahlen auf Tab. 5 wiedergegeben.

Die *affektvolle Paraphrenie* findet sich nach der Tabelle bei Frauen viel häufiger als bei Männern (95 : 25). Die Manifestation der Krankheit wird wahrscheinlich durch die stärkere affektive Labilität der Frau erhöht, da es sich doch um die affektive Form der Paraphrenie handelt. Was die Geschwisterschaften anlangt, zeigt sich, daß sowohl bei den männlichen wie den weiblichen Probanden *die jüngeren Geschwister stark in der Minderzahl sind.* Die Probanden gehören selbst also relativ häufig zu den jüngeren in der Reihe.

Von unseren Probanden waren 36 die jüngsten und nur 17 die ältesten Kinder. Der Befund ähnelt dem, den wir bei der systematischen Form von Paraphrenie erhoben, doch waren dort die jüngeren Geschwister nur bei den männlichen Probanden deutlich vermindert. Ich glaube daher, daß verschiedene Gründe für den Befund vorliegen. Daß die Kommunikation bei der affektvollen Paraphrenie eine Rolle spielt, ist unwahrscheinlich, denn bei den Zwillingsuntersuchungen sprach nichts dafür. Vielleicht läßt sich eine Beziehung zu der Tatsache herstellen, daß die affektvolle Paraphrenie beim weiblichen Geschlecht viel häufiger ist als beim männlichen, indem eine affektive Labilität auch hier bedeutsam sein könnte. Ich denke an den folgenden Zusammenhang. Jüngste Kinder werden von ihren Eltern und ihren älteren Geschwistern häufig gegängelt. Sie gelangen aus diesem Grund erschwert zu einer selbständigen Haltung, die kindliche Beeinflußbarkeit gegenüber äußeren Eindrücken bleibt länger. Wenn ich dies auf eine affektive Labilität gegenüber den äußeren Eindrücken beziehe, wird ein Zusammenhang erkennbar. Jüngere Kinder in der Reihe bleiben in ihrer Affektivität labiler und neigen daher mehr zu einer affektiven Paraphrenie.

Bei der zweiten unsystematischen Schizophrenie, der *periodischen Katatonie*, stellt man zunächst fest, daß die Geschwisterzahl insgesamt ähnlich vermindert ist wie bei der systematischen Form von Katatonie. Aber im einzelnen findet man wieder andere Verhältnisse. Man sieht nach

Tab. 5: Zahl der Geschwister bei der unsystematischen Schizophrenie (in Klammern 100 auf Probanden)

Diagnose	Zahl der Probanden		Ältere Brüder	Jüngere Brüder	Ältere Schwestern	Jüngere Schwestern	Zusammen
Affektvolle Paraphrenie	♂	25	21 (**84,0**)	8 (**32,0**)	21 (**84,0**)	15 (**60,0**)	65 (260,0)
		120	97 (80,8)	63 (52,5)	109 (90,8)	72 (60,0)	341 (**284,2**)
	♀	**95**	76 (**80,0**)	55 (**57,9**)	88 (**92,6**)	57 (**60,0**)	276 (290,5)
Kataphasie	♂	120	81 (67,5)	62 (51,7)	76 (63,3)	57 (47,5)	276 (230,0)
		172	112 (65,1)	91 (52,9)	115 (66,9)	85 (49,4)	403 (**234,3**)
	♀	52	31 (59,6)	29 (55,8)	39 (75,0)	28 (53,8)	127 (244,2)
Periodische Katatonie	♂	67	33 (49,3)	25 (37,3)	18 (**26,9**)	27 (40,3)	103 (153,7)
		136	67 (49,3)	63 (46,3)	47 (34,6)	67 (49,3)	244 (**179,4**)
	♀	69	34 (49,3)	38 (55,1)	29 (42,0)	40 (58,0)	141 (204,3)

Tab. 6: Geschwister der periodischen Katatonen mit gesunden und kranken Eltern

		Zahl der Probanden		Ältere Brüder	Jüngere Brüder	Ältere Schwestern	Jüngere Schwestern	Zusammen
Beide Eltern gesund	♂	37	81	18 (48,6) 37 (45,7)	14 (37,8) 40 (49,4)	14 (37,8) 34 (42,0)	16 (43,2) 42 (51,9)	62 (167,6) 153 (188,9)
	♀	44		19 (43,2)	26 (59,1)	20 (45,5)	26 (59,1)	91 (206,8)
Ein Elter krank	♂	30	55	12 (40,0) 26 (47,3)	13 (43,4) 27 (49,1)	4 **(13,4)** 15 (27,3)	11 (36,7) 23 (41,8)	40 (133,4) 91 (165,5)
	♀	25		14 (56,0)	14 (56,0)	11 (44,0)	12 (48,0)	51 (204,0)
Mutter krank	♂	23	39	8 (34,8) 18 (46,2)	8 (34,8) 16 (41,0)	4 (17,4) 11 (28,2)	9 (39,1) 17 (43,6)	29 (126,1) 62 (159,0)
	♀	16		10 (62,5)	8 (50,0)	7 (43,8)	8 (50,0)	33 (206,3)
Vater krank	♂	7	16	4 (57,1) 8 (50,0)	5 (71,4) 11 (68,8)	— 4 (25,0)	2 (28,6) 6 (37,5)	11 (157,1) 29 (181,3)
	♀	9		4 (44,4)	6 (66,7)	4 (44,4)	4 (44,4)	18 (200,0)

Tab. 5, daß bei den *männlichen Probanden* die älteren Schwestern vermindert sind (26,9). Signifikant ist dieser Unterschied allerdings wegen der kleinen absoluten Zahlen nur gegenüber den älteren Brüdern (49,3), nicht gegenüber den jüngeren Geschwistern. Tab. 6 zeigt jedoch, daß die Verminderung verstärkt hervortritt, wenn ein Elternteil krank ist. Bei gesunden Eltern zeigt sich jetzt gar kein signifikanter Unterschied mehr, bei einem kranken Elter ist die Zahl der älteren Schwestern dagegen in ganz erheblichem Maße noch weiter abgesunken (13,4). Man findet nun einen signifikanten Unterschied, der auch gegenüber der Zahl der älteren Schwestern bei gesunden Eltern (37,8) gilt. Dies ist sehr wichtig und bedeutet: Patienten mit einem kranken Elter haben signifikant weniger ältere Schwestern als Probanden mit gesunden Eltern. Der Mangel an älteren Schwestern ist demnach bei den männlichen Probanden dann nachteilig, wenn zugleich ein Elternteil krank ist. Ich möchte hier zur Erklärung nur den Gedanken anfügen, daß ältere Schwestern die Befähigung und auch die innere Bereitschaft haben, für eine kranke Mutter einzutreten. Ein Sonderproblem ist, daß die älteren Schwestern bei den weiblichen Probanden sichtlich keine wesentliche Rolle spielen. Ihre Zahl zeigt nur eine kleine, nicht eine signifikante Verminderung.

Die periodische Katatonie liefert uns noch weitere interessante Befunde. Da die Geschwisterzahl insgesamt relativ vermindert ist, fragte ich mich, ob dies dahin gedeutet werden kann, daß die Manifestationswahrscheinlichkeit der periodischen Katatonie von der Größe der Geschwisterschaft abhängt oder ob die Gründe außerhalb des Bereichs der Familienzusammensetzung liegen. Ich konnte die Entscheidung dadurch treffen, daß ich prüfte, ob sich in kleinen Geschwisterschaften relativ mehr Kranke fanden als in größeren. Ich ermittelte die mittlere Geschwisterzahl der periodischen Katatonen und trennte dann die Geschwisterschaften, die in der Zahl ihrer Glieder darunter lagen, von denen darüber. Man sieht nach Tab. 7, daß in den größeren Geschwisterschaften tatsächlich relativ viel weniger Kranke zu finden sind als in den kleineren (17,6 : 29,4). Die Zahl der Kranken ist immer zu der Zahl der Gesunden in Beziehung gesetzt.

Tab. 7: Probanden aus größeren und kleineren Geschwisterschaften bei der periodischen Katatonie

	Zahl der Probanden	„Korrigierte" Zahl der Geschwister	Zahl der kranken Geschwister	%
Probanden aus größeren Geschwisterschaften	42	119,0	21	**17,6**
Probanden aus kleineren Geschwisterschaften	94	51,0	15	**29,4**
Zusammenfassung	136	170,0	36	21,2

Dieses wichtige Ergebnis konnte noch einmal erhärtet werden, als wir die *Geschwisterschaften bei den Eltern der Probanden* ins Auge faßten; denn es stellte sich nach Tab. 8 heraus, daß die Eltern, die gesund waren, aber bei einem dominanten Erbgang als volle Anlageträger anzusehen waren, mehr Geschwister aufwiesen als die kranken Eltern. Mit anderen Worten: Auch in der Generation der Eltern stammen relativ mehr Kranke aus kleineren Geschwisterschaften. Besonders groß ist der Unterschied, wie man sieht, bei den Eltern der weiblichen Probanden (396,2 : 300,0). Welches Elter als Anlageträger anzusehen war, konnte man in den meisten Fällen nach dem Gesamtbild des Stammbaumes feststellen. Eltern, bei denen dies nicht möglich war, wurden beiseite gelassen.

Tab. 8: Geschwister der gesunden und kranken Eltern bei periodischer Katatonie (in Klammern Prozent)

		Zahl der Eltern	Zahl der Geschwister
Gesunde Eltern	Eltern der männlichen Probanden	22	77 (350,0)
		48	180 **(375,0)**
	Eltern der weiblichen Probanden	26	103 **(396,2)**
Kranke Eltern	Eltern der männlichen Probanden	27	84 (311,1)
		50	153 **(306,0)**
	Eltern der weiblichen Probanden	23	69 **(300,0)**

In meinen Untersuchungen fortfahrend stieß ich auf einen *merkwürdigen Befund*. Sozialpsychiatrisch erwartet man, daß kranke Eltern mehr kranke Kinder haben als gesunde, die nur als Anlageträger aufzufassen sind. Bei anderen Formen endogener Psychose werden wir dies tatsächlich finden, aber bei der periodischen Katatonie trifft mit signifikanter Deutlichkeit das Gegenteil zu, wie Tab. 9 zeigt. *Bei gesunden Eltern waren mehr kranke Kinder vorhanden als bei kranken* (23,7 : 17,1). Die Klärung dieses Ergebnisses kostete mich viel Nachdenken. Aber die Tatsache, daß das Fehlen der älteren Schwester zum Auftreten der Katatonie beiträgt, brachte mir die Lösung. Ich deute sie hier an: Wenn die ältere Schwester zusätzlich zur Krankheit der Mutter fehlt, ist dadurch der Proband selbst gefährdet, viel weniger seine Geschwister, die ja meist ältere Schwestern haben. Wenn die Eltern nur Erbträger, aber gesund sind, spielt die ältere Schwester, wie wir sahen, keine Rolle; es kommt jetzt nur auf die Erbfolge an, so sind alle Kinder in gleicher Weise gefährdet. Ob diese meine Deutung zu Recht besteht, läßt sich nachprüfen, da sich das Fehlen der älteren Schwester nur oder fast nur bei den männlichen Probanden auswirkt. Nur bei ihnen ist also die Gefährdung der Geschwister geringer; man kann demnach erwarten, daß unsere männlichen Probanden weniger kranke Geschwister haben als unsere weiblichen. Nach Tab. 10 trifft das zu (18,9 : 22,7).

Bei der Tabelle fällt außerdem auf, wie sehr viel weniger Geschwister die männlichen Probanden haben als die weiblichen. Einerseits hängt dies damit zusammen, daß die weiblichen Probanden bei allen Formen endogener Psychose mehr Geschwister haben als die männlichen; aber so groß ist der Unterschied sonst nicht. Er erhöht sich bei der periodischen Katatonie, weil hier bei den männlichen, aber nicht bei den weiblichen

Tab. 9: Kranke Geschwister der periodisch Katatonen mit gesunden und kranken Eltern

	Zahl der Probanden	„Korrigierte" Zahl der Geschwister	Kranke Geschwister	%
Beide Eltern gesund	81	105,5	25	**23,7**
Vater oder Mutter krank	55	64,5	11	**17,1**
Mutter krank	39	41,5	7	16,9
Vater krank	16	23,0	4	17,4

Tab. 10: Zahl der kranken Geschwister bei männlichen und weiblichen Probanden periodischer Katatonie

	Zahl der Probanden	„Korrigierte" Zahl der Geschwister	Kranke Geschwister	%
♂	67	68,5	13	**18,9**
♀	69	101,5	23	**22,7**
Zusammen	136	170,0	36	21,2

Probanden die älteren Schwestern vermindert sind.

Die Verringerung der Geschwister insgesamt bei den männlichen Probanden hat eine weitere Konsequenz, welche die Zahlen auf der Tabelle beeinflußt. Es ergibt sich, daß zwei Tendenzen in entgegengesetzter Richtung wirksam werden. Die Verminderung der Geschwister führt zu einer Vermehrung kleiner Geschwisterschaften und damit nach Tab. 7 zu einer relativen Vermehrung kranker Geschwister, die Verringerung der älteren Schwestern dagegen zu einer Verminderung. So erklärt sich sicher die Tatsache, daß die Zahlen 18,9 und 22,7 nicht so sehr voneinander abweichen, wie man es sonst hätte erwarten können.

Die Tatsache, daß die periodische Katatonie Verhältnisse aufweist, wie sie sonst bei keiner endogenen Psychose zu finden sind, zeigt wieder eindrucksvoll, wie wichtig es ist, Trennungen vorzunehmen, wenn man gültige Ergebnisse erzielen will.

Bei der dritten unsystematischen Schizophrenie, *der Kataphasie*, ergab sich auch wieder ein Befund, der sonst bei keiner Form vorkam. Dies traf zu, als wir die *Geburtsorte* unserer Kranken feststellten und zwischen ländlichen und städtischen Orten unterschieden. Es wurden schon viele Untersuchungen dieser Art vorgenommen, ohne daß ein sicheres Ergebnis zu erzielen war (Literatur s. bei DOHRENWEND 1973). Bei uns machte auch nur die Kataphasie eine Ausnahme. Die Kranken dieser Form stammten seltener vom Land, häufiger aus der Großstadt. In der obersten und der vorletzten Zeile der Tab. 11 findet man die Zahlen im Vergleich zu den Zahlen bei der affektvollen Paraphrenie und der periodischen Katatonie; oben erkennt man die Verminderung, unten die Erhöhung. Die Unterschiede sind signifikant. Die Tatsache, daß gerade die Kataphasie betroffen wird, ist sehr zu beachten; hier ist ganz vorwiegend das Denken gestört. Es wäre möglich, daß es durch die vielen Eindrücke in der Großstadt zur Zeit der Entwicklung des Kindes ungünstig beeinflußt wird.

Sollte dies tatsächlich zutreffen, dann *müßte die Krankheit in der modernen Zeit zugenommen haben;* denn die sprunghafte Entwicklung der Technik beansprucht das Denken des Menschen heute unvergleichbar mehr als es früher beansprucht wurde. Ich kann leider die Zahl meiner Frankfurter Kataphasien, die aus einer früheren Zeit stammen, nicht mit der Zahl der Berliner Fälle vergleichen, da ich in Frankfurt die gehemmte Form der Kataphasie noch nicht kannte. Da dieser gehemmte Pol bei der Krankheit aber viel seltener ergriffen ist als der erregte Pol, ist es doch bedeutsam, daß ich in Frankfurt relativ wenige Kataphasien fand. Auf 26 affektvolle Paraphrene und 23 periodisch Katatone trafen nur 17 Kataphasiker. Bei der Berliner Reihe waren es dagegen 120 affektvolle Paraphrene, 136 periodisch Katatone und 173 Kataphasiker. Ich kann noch einen besseren Vergleich anstellen. Wir werteten die Berliner Fälle schon nach Abschluß einer ersten Untersuchungsreihe aus und können die Zahlen, die sich damals fanden, mit

Tab. 11: Geburtsorte bei den drei unsystematischen Schizophrenien

Geburtsorte	Affektvolle Paraphrenie ♂ ♀	Kataphasie ♂ ♀	Periodische Katatonie ♂ ♀	Zusammen ♂ ♀
Bis zu 2000 Einwohnern	11 (47,8) 44 (50,0) 55 (49,5)	39 (32,7) 16 (32,0) 55 **(32,5)**	26 (40,0) 33 (47,1) 59 (43,7)	76 (36,7) 93 (44,7) 169 (40,7)
Bis zu 20000 Einwohnern	4 (17,4) 15 (17,0) 19 (17,1)	25 (21,0) 13 (26,0) 38 (22,5)	16 (24,6) 8 (11,4) 24 (17,8)	45 (21,7) 36 (17,3) 81 (19,5)
Bis zu 100000 Einwohnern	1 (4,3) 8 (9,1) 9 (8,1)	10 (8,4) 2 (4,0) 12 (7,1)	7 (10,8) 8 (11,4) 15 (11,1)	18 (8,7) 18 (8,7) 36 (8,7)
Über 100000 Einwohner	7 (30,4) 21 (23,9) 28 (25,2)	45 (37,8) 19 (38,0) 64 **(37,9)**	16 (24,6) 21 (30,0) 37 (27,4)	68 (32,9) 61 (29,3) 129 (31,1)
Zusammen	23 88 111	119 50 169	65 70 135	207 208 415

den genannten Zahlen, die sich endgültig fanden, vergleichen. Es war festzustellen, daß die Kataphasiker durch die Fälle, die nun hinzu kamen, prozentual stärker vermehrt waren als die Kranken der beiden anderen Formen. Bei den letzteren betrug die Zunahme 27,7 % bzw. 29,5 %, bei den Kataphasikern dagegen 37,3 %. Bei den später geborenen Personen war die Kataphasie also relativ häufiger als bei früher geborenen. Das durchschnittliche Geburtsjahr bei den zuerst Untersuchten war 1923, das durchschnittliche Geburtsjahr der später Untersuchten war 1934. Auch diese Beobachtung spricht also dafür, daß die Kataphasie in der neueren Zeit häufiger geworden ist.

Bei der Kataphasie bestätigt sich – anders als bei der periodischen Katatonie – die Erwartung, daß die Probanden mit kranken Eltern mehr kranke Geschwister haben als die Probanden mit gesunden Eltern. Der Unterschied ist nach Tab. 12 recht groß (11,3 : 26,8). Ich sehe keine Möglichkeit, diesen Unterschied erbbiologisch zu erklären. Bei einem *dominanten Erbgang* ist eines der Eltern voller Erbträger, hat also erwartungsgemäß ebenso viele kranke Kinder wie ein krankes Elter. Bei einem *rezessiven Erbgang* haben zwar gesunde Eltern nur halb so viele kranke Kinder (25 %) wie ein gesundes Elter zusammen mit einem kranken Elter (50 %), aber es müßten bei diesem Erbgang kranke Geschwister häufiger sein als kranke Eltern, was nach Tab. 1 nicht zutrifft. Man könnte auch versuchen mit der Annahme zum Ziel zu kommen, daß ein Gen dann zur Krankheit führt, wenn eine bestimmte Konstitution hinzukommt. Die Verhältnisse wären dann aber ähnlich wie bei einem rezessiven Erbgang; es müßten wieder mehr kranke Geschwister als kranke Eltern vorhanden sein. Tatsächlich findet man aber bei der Kataphasie nach Tab. 1 sogar spurweise mehr kranke Eltern als kranke Geschwister (15,3 : 14,8). So möchte man der sozialpsychiatrischen Auffassung zustimmen, daß kranke Eltern auf ihre Kinder in deren Entwicklungsjahren einen ungünstigen Einfluß ausüben können. Andererseits scheint diese Auffassung aber durch die bekannten Untersuchungen von HESTON (1966) widerlegt zu sein. Unsere Untersuchungen bei der periodischen Katatonie bestätigen tatsächlich sehr eindeutig, daß jedenfalls hier das Verhalten der Eltern keine wesentliche Rolle spielt, denn die gesunden Anlageträger hatten doch sogar mehr kranke Kinder als die manifest kranken Eltern. Das beweist jedoch nichts bezüglich anderer Formen von Schizophrenie, bei der Kataphasie können die Verhältnisse durchaus anders liegen, bei den systematischen Schizophrenien vielleicht wieder anders. Bei ihnen gewannen wir zwar auch keinen Anhaltspunkt dafür, daß das krankhafte Verhalten der Mutter eine Rolle spielt, recht deutlich jedoch dafür, daß das Fehlen einer Mutter sehr nachteilig ist, indem Heimkinder vermehrt frühkindlich schizophren werden. So bin ich der Meinung, daß die sozialpsychiatrische Auffassung bei manchen Formen von Schizophrenie nicht aufrechterhalten werden kann, bei anderen aber zutrifft, schließlich wieder bei anderen modifiziert werden muß, indem es nicht auf ein krankhaftes Verhalten der Mutter, sondern auf ihr Fehlen ankommt. Unsere Beobachtung bei Heimkindern, die frühkindlich schizophren wurden, können den Befunden von HESTON entgegengehalten werden, da seine Kinder, die im Heim aufwuchsen, auch keine Mutter hatten.

Ein Unterschied in der Zahl der kranken Geschwister der Kataphasiker bei gesunden und bei kranken Eltern sagt nichts über die Art des nachteiligen äußeren Einflusses aus, aber bei Bestimmung der Geburtsorte ergaben sich dafür ja Hinweise. Da es auf eine ungünstige Beeinflussung des Denkens ankommt, wird man annehmen dürfen, daß kataphasische Eltern nicht nur auf erblicher Grundlage, sondern auch durch ihr krankhaftes Denken ungünstig auf die Kinder einwirken. Ähnliche Vorstellungen findet man in der sozialpsychiatrischen Literatur; in bezug auf die Kataphasie mögen sie berechtigt sein, aber nur für diese Form.

Daß kranke Eltern mehr kranke Kinder haben als gesunde, bei denen man eine erbliche Anlage annehmen könnte, zeigt sich auch bei den *zykloiden Psychosen* mit großer Deutlichkeit. Nach der Tab. 13 haben Probanden mit gesunden Eltern 3,1 kranke Geschwister, Probanden mit kranken Eltern dagegen 15,4. Bei solch einem großen Unterschied möchte man von einer erblichen

Tab. 12: Kranke Geschwister der kataphasischen Probanden mit gesunden und kranken Eltern

	Zahl	„Korrigierte" Zahl	Kranke Geschwister	%
Probanden mit gesunden Eltern	123	231,0	26	**11,3**
Probanden mit kranken Eltern	45	74,5	20	**26,8**

Tab. 13: Psychotische Geschwister bei den zykloiden Psychosen mit gesunden und kranken Eltern

	Zahl	„Korrigierte" Zahl der Geschwister	Kranke Geschwister	%
Probanden mit gesunden Eltern	197	360,5	11	3,1
Probanden mit kranken Eltern	24	32,5	5	15,4
Zusammen	221	393,0	16	4,1

Übertragung fast ganz absehen, gesunde Eltern also kaum noch als Anlageträger auffassen. Tatsächlich waren ja die Belastungszahlen bei den zykloiden Psychosen nach Tab. 1 recht gering.

Der Aufbau der Geschwisterschaften erwies sich auch bei den zykloiden Psychosen als bedeutsam. Die *Angst-Glücks-Psychose* und die *Motilitätspsychose* weisen nach Tab. 14 eine ungleich höhere Geschwisterzahl auf als die *Verwirrtheitspsychose* (286,2 bzw. 300,0 gegenüber 186,3). Ein Vergleich der Verwirrtheitspsychose mit der Motilitätspsychose bringt einen weiteren besonders interessanten Befund. Es zeigt sich nämlich, wenn man die Tab. 14 genauer betrachtet, daß im wesentlichen nur die *älteren Geschwister* bei der Motilitätspsychose viel zahlreicher sind als bei der Verwirrtheitspsychose. Der Unterschied ist hier ungewöhnlich groß (172,3 : 78,1). Bei den jüngeren Geschwistern ist er dagegen unbedeutend und nicht signifikant (127,7 : 108,2). Es war zu fragen, wodurch es zu diesem eigenartigen Befund kommen mag. Ich glaube auch hier die richtige Deutung geben zu können. Wenn nur von den älteren Geschwistern ein Einfluß ausgeht, so läßt sich das verstehen, sofern die Einwirkung in der *frühen Kindheit* erfolgt, d. h. zu einer Zeit, in welcher jüngere Geschwister teils noch gar nicht vorhanden, teils noch so hilflos sind, daß sie keinen Einfluß ausüben können. In diesem Fall, also wieder bei einer besonderen Form endogener Psychose, möchte ich die psychoanalytische Auffassung von der Bedeutung der frühen Kindheit bestätigen. Bei anderen Formen erschien dagegen die ganze Kindheit bis zur Adoleszenz beteiligt.

Die Tatsache, daß die Geschwister bei der Motilitätspsychose vermehrt, bei der Verwirrtheitspsychose vermindert sind, hat eine Parallele darin, daß wir die Motilitätspsychose bei Zwillingen auffällig häufig, die Verwirrtheitspsychose dagegen sehr selten fanden. Die enge Beziehung zwischen Zwillingen scheint der vielfältigen Beziehung zu entsprechen, wenn viele Kinder vorhanden sind. Da von der Seltenheit des Vorkommens bei der Verwirrtheitspsychose auch die zweieiigen Zwillinge betroffen sind – bei den systematischen Schizophrenien fanden wir es anders – bestätigt sich die Annahme, daß der gegenseitige Einfluß in der frühen Kindheit erfolgt, d. h. in einer Zeit, in der die seelische Übereinstimmung der Zwillinge noch keine wesentliche Rolle spielt.

Da die zykloiden Psychosen meist zu den Schizophrenien gerechnet werden, kamen sie hier mit Recht zur Sprache. Ich möchte aber doch auch über die *manisch-depressive Krankheit* und über die *monopolaren phasischen Psychosen* einiges sagen. Bei der manisch-depressiven Krankheit haben ebenfalls die Probanden, die von kranken Eltern stammen, mehr kranke Geschwister als die Probanden mit gesunden Eltern, die bei dieser erblichen Krankheit als Anlageträger anzusehen sind. Der Unterschied ist nach Tab. 15 wieder recht deutlich (28,1 : 15,5).

Bei den monopolaren phasischen Psychosen ergab sich nach Tab. 16, daß die Probanden mit reinen *euphorischen Formen* weniger Kranke in der Familie haben als die Probanden mit *reinen depressiven Formen*. Bei den Geschwistern ist der Unterschied (1,4 : 3,4) sehr deutlich, bei den kranken Eltern (2,1 : 7,8) sogar sehr groß. Der Befund ist besonders deshalb wichtig, weil man in der Literatur heute seit den Untersuchungen von ANGST, PERRIS, WINOKUR und anderen zwar meine Abtrennung der reinen Depressionen anerkennt, aber nicht die der reinen Euphorien. Da diese, wie man sieht, noch weniger belastet sind als die reinen Depressionen, unterscheiden sie sich in noch höherem Maße von der manisch-depressiven Krankheit. Die Manien der bipolaren Krankheit haben ebenso wie Depressionen dieser Art eine viel höhere Belastung als die reinen Formen. *Die Sonderform der reinen Manie und der reinen Euphorien darf ich damit als bestätigt ansehen.*

Ein ungewöhnlicher Befund ergab sich bei den monopolaren Psychosen ferner insoweit, als, wie Tab. 1 zeigte, fast doppelt so viele Eltern wie Geschwister krank waren (5,8 : 3,1). Man möchte vielleicht kurzschlüssig daraus ableiten, daß hier die Eltern ganz betont durch ihr krankhaftes Verhalten einen ungünstigen Einfluß ausüben. In

Tab. 14: Geschwister bei den zykloiden Psychosen (in Klammern auf 100 Probanden)

Diagnosen	Zahl der Probanden		Ältere Brüder	Jüngere Brüder	Ältere Schwestern	Jüngere Schwestern	Ältere Geschwister zusammen	Jüngere Geschwister zusammen	Alle zusammen
Angst-Glücks-Psychose	♂	38	22 (57,9)	28 (73,7)	34 (89,5)	18 (47,4)	56 (147,4)	46 (121,1)	102 (268,4)
		65					89 (136,9)	97 (149,2)	186 (**286,2**)
	♀	27	15 (55,6)	19 (70,4)	18 (66,7)	32 (118,5)	33 (122,2)	51 (188,9)	84 (311,1)
Verwirrtheits-Psychose	♂	41	13 (31,7)	22 (53,7)	22 (53,7)	23 (56,1)	35 (85,4)	45 (109,8)	80 (195,1)
		73					57 (**78,1**)	79 (**108,2**)	136 (**186,3**)
	♀	32	15 (46,9)	16 (50,0)	7 (21,9)	18 (56,3)	22 (68,8)	34 (106,3)	56 (175,0)
Motilitäts-Psychose	♂	25	19 (76,0)	17 (68,0)	9 (36,0)	13 (52,0)	28 (112,0)	30 (120,0)	58 (232,0)
		83					143 (**172,3**)	106 (**127,7**)	249 (**300,0**)
	♀	58	65 (112,1)	38 (65,5)	50 (86,2)	38 (65,5)	115 (198,3)	76 (131,0)	191 (329,3)
Zusammen	♂	104	149 (67,4)	140 (63,3)	140 (63,3)	142 (64,3)	289 (130,8)	282 (127,6)	571 (258,4)
	♀	117							

Tab. 15: Kranke Geschwister der manisch-depressiven Probanden mit gesunden und kranken Eltern

	Zahl der Probanden	„Korrigierte" Zahl der Geschwister	Kranke Geschwister	%
Eltern gesund	35	58,0	9	**15,5**
Mutter oder Vater krank	21	32,0	9	**28,1**
Zusammen	60	90,0	18	20,0

diesem Sinne ist aber das Übergewicht der kranken Eltern über die kranken Geschwister nicht zu werten. Die manisch-depressiven Probanden stammen viel häufiger von kranken Eltern als von gesunden Eltern, die man als Anlageträger ansehen kann; und doch sind etwa gleich viele Geschwister als Eltern krank. Man muß bedenken, daß der Einfluß, der von dem krankhaften Verhalten der Eltern ausgeht, meist zugleich auch die Geschwister trifft und damit auch hier die Zahl der Kranken erhöht. Nur wenn der Einfluß ganz vorwiegend auf den Probanden gerichtet ist, nicht zugleich auf seine Geschwister, müssen die kranken Geschwister relativ vermindert sein. Dies könnte zutreffen, wenn die Mutter aus äußeren oder inneren Gründen gerade in einem kritischen Alter des Probanden krank wäre. Es fehlen mir die Daten, um darüber etwas aussagen zu können.

Trotzdem darf man sicher annehmen, daß die Eltern bei den monopolar psychotischen Probanden durch ihr Kranksein einen ungünstigen Einfluß ausüben; denn unter den 8 kranken Eltern ist nur einmal der Vater, siebenmal die Mutter vertreten. Wenn ich, wie es bei der manisch-depressiven Krankheit geschah, vergleiche, wie häufig die Probanden von kranken, wie häufig von gesunden Eltern abstammen, dann werden die Zahlen sehr klein, aber es ist doch sehr bemerkenswert, daß die 63 Probanden mit gesunden Eltern kaum mehr kranke Geschwister haben als die 8 Probanden mit kranken Eltern, nämlich 3 gegenüber 2.

Ich komme zum Schluß und möchte rückblickend die Aufmerksamkeit noch einmal auf die Tatsache lenken, daß die *Geschwister* allem Anschein nach in der Entwicklung des Kindes und in der Entstehung der endogenen Psychosen große Bedeutung haben. In unserer kinderarmen Zeit könnte man daran die Befürchtung knüpfen, daß die Schizophrenien in Zunahme begriffen seien. Aber einerseits können auch zu viele Geschwister von Nachteil sein, wie man bei der Motilitätspsychose sieht, zum anderen müssen es nicht gerade Geschwister sein, die den wichtigen Einfluß ausüben; die gleiche Rolle können andere Kinder spielen, zu denen ein enger Kontakt besteht. Hier bieten sich den Kindern in der modernen Zeit sogar manche bessere Möglichkeiten, da die Menschen enger zusammenleben, so daß auch Kinder mehr zusammenkommen. Kindergarten, Schule, Kinder- und Jugendgemeinschaften sorgen auch mehr als früher für einen engen Kontakt der Kinder untereinander.

Abschließend möchte ich die in der Überschrift gestellte Frage beantworten: Nach den vielen Befunden, die ich mitteilen konnte, durch die sich immer wieder verschiedene Formen endogener Psychose, insbesondere verschiedene Formen von Schizophrenie unterschieden, hat sich, wie ich glaube, bestätigt, daß man nicht nur klinisch, sondern auch ätiologisch sichere Trennungen vornehmen kann. – Vielleicht war es etwas mühsam, die vielen Untersuchungsbefunde zur Kenntnis zu nehmen, aber, wie Sie wissen, bin ich der Meinung, daß man in der Psychiatrie zuviel theoretisiert und zu wenig untersucht.

Tab. 16: Kranke Eltern und Geschwister der monopolaren phasischen Psychosen

	Zahl der Probanden	„Korrigierte" Zahl der Eltern	Kranke Eltern	%	„Korrigierte" Zahl der Geschwister	Kranke Geschwister	%
Euphorische Formen	25	48,0	1	**2,1**	71,5	1	**1,4**
Depressive Formen	46	90,0	7	**7,8**	88,0	3	**3,4**
Zusammen	71	138,0	8	5,8	159,5	4	2,5

Literatur

1. *Angst, J.:* Zur Ätiologie und Nosologie endogener depressiver Psychosen. Berlin–Heidelberg–New York: Springer 1966.
2. *Bleuler, M.:* Die schizophrenen Geistesstörungen. Stuttgart: Thieme 1972.
3. *Dohrenwend, P.; B. S. Dohrenwend:* The prevalence of psychiatric disorders in urban versus rural settings. In: Psychiatry, Proceedings of the V. World Congress of Psychiatry, Mexico, 1971, Part 2. Excerta Medica, Elsevier Publ. Comp. Inc.: New York 1973.
4. *Ernst, C.; J. Angst:* Birth order. Berlin–Heidelberg–New York: Springer 1983.
5. *Galton, Fr.:* Inquiries into human faculty and its development. New York: J. M. Dent & Sons, London, and E. P. Dutton & Co. 1907, 1911, 1919.
6. *Gregory, L. J.:* Mental hospitalization of the foreign-born and the role of cultural isolation. Internat. J. Soc. Psychiat. **25** (1979) 258–266.
7. *Häfner, H.:* Der Einfluß der Umweltfaktoren auf das Krankheitsrisiko für Schizophrenie. Nervenarzt **42** (1971) 557–569.
8. *Heston, L. L.:* Psychiatric disorders in foster home reared children of schizophrenic mothers. British Journal of Psychiatry **112** (1966) 819–825.
9. *Perris, C.:* A study of bipolar (manic-depressive) and unipolar reccurent depressive psychoses. Acta psychiat. scand. Suppl. 194 (1966).
10. *Perris, C.:* A study of cycloid psychoses. Acta psychiat. scand. Suppl. 253 (1974).
11. *Seitelberger, F.:* Das Gehirn und das Nervensystem im psychotischen Geschehen. Universitas **35** (1980) 33–40.
12. *Trostorff, v. S.:* Zur Frage eines dominanten Erbganges bei der Periodischen Katatonie. Psychiat. Neurol. med. Psychol. **33** (1981) 158–166.
13. *Winokur, G.; P. J. Clayton; T. Reich:* Manic depressive illness, Saint Louis: C. V. Mosby Comp. 1969.

Manche Befunde, die mitgeteilt wurden, sind genauer besprochen in folgenden Arbeiten des Verfassers:

14. *Leonhard, K.:* Zwillingsuntersuchungen mit einer differenzierten Diagnose der endogenen Psychosen – Psychisch-soziale Einflüsse bei gewissen schizophrenen Formen. Psychiat. Neurol. med. Psychol. **28** (1976) 78–88.
15. *Leonhard, K.:* Bedeutung von Geschwisterkonstellationen für die Entstehung systematischer Schizophrenien. Arch. Psychiatr. Nervenkr. **222** (1976) 27–45.
16. *Leonhard, K.:* Only children among childhood schizophrenics. Acta paedopsychiat. **44** (1979) 69–76.
17. *Leonhard, K.:* Über erblich bedingte und psychosozial bedingte Schizophrenien. Psychiat. Neurol. med. Psychol. **31** (1979) 606–626.
18. *Leonhard, K.:* Twin investigations on the basis of a differentiated nosology of the endogenous psychoses (Biological and environmental influences). Elsevier/North-Holland: Biomedical Press Biological Psychiatry 36–42 (1981).
19. *Leonhard, K.:* Genese der zykloiden Psychosen. Psychiat. Neurol. med. Psychol. **33** (1981) 145–157.
20. *Leonhard, K.:* Wodurch wird die Manifestationswahrscheinlichkeit bei den erblichen Formen von Schizophrenie erhöht? Psychiat. Neurol. med. Psychol. **33** (1981) 129–144.

Gedanken zur pathogenetischen und phänomenologischen Trennung der endogenen Psychosyndrome

H. Rennert

Mein heutiger Beitrag, zu dem ich auf Anregung unseres Jubilars selbst, dem ich von dieser Stelle aus noch einmal sehr herzliche Glückwünsche darbringe, aufgefordert worden bin, kommt keineswegs aus rein antipodischer Sicht. Je länger man LEONHARDS Publikationen studiert, desto mehr bewundert man nicht nur die Vielseitigkeit, Intensität und Exaktheit seines Schaffens, sondern auch dessen hohe praktische Bedeutung und klinische Anwendbarkeit.

LEONHARD verschließt nicht die Augen vor dem wieder verstärkt eingesetzten Ringen um Neuorientierung auf dem Gebiet der Psychosenlehre, ist doch sein Werk selbst noch ein schwergewichtiger, nicht wegdenkbarer Angelpunkt dieses Ringens. Es entspricht indessen seiner Wesensart, daß er sich dabei nur selten direkt in das Hin und Her der Meinungen einschaltet und auch kaum unter Nennung von Namen. Er argumentiert stets vom empirischen Standpunkt eines Klinikers mit hoher deskriptiver Potenz. Allerdings ist auch sonst in unserer Fachwelt nur wenig vom früher bisweilen heftigen Meinungsstreit übriggeblieben, wenn man von antipsychiatrischen Tiraden absieht; es herrscht eine kollegiale Toleranz und Friedfertigkeit, die man sich in anderen Bereichen des internationalen Lebens nur wünschen möchte.

Die von LEONHARD gewonnenen Daten stellen einen schier unerschöpflichen Fundus dar, den wir zwar alle bewundern, aber nie voll ausgeschöpft haben. Vielleicht liegt das – was die Psychosenlehre anbelangt, und nur von dieser will ich ja hier sprechen –, nicht zuletzt an dem Anspruch, daß seine Aufteilungsformen weitgehend selbständige Psychosen darstellen. Wenn es sich auch bei den meisten der aufgrund minutiöser psychopathologischer und verlaufsmäßiger Beobachtung herausgelösten Bilder um mathematisch-statistisch zu bestätigende Cluster handeln dürfte, überzeugt das weiterhin nicht alle Psychiater hinsichtlich deren *nosologischen* Selbständigkeit.

Vielleicht kann hier schon erwähnt werden, daß eine wachsende Zahl von Fachkollegen davon überzeugt ist – und auch die Ergebnisse der Psychopharmakotherapie würden dafür sprechen –, daß biochemisch interpretierbare neuronale Transmissionsstörungen durch *alle* Psychosengruppen hindurch von wesentlicher Bedeutung sind, wie es auch SEIDEL und NEUMANN hierzulande dargelegt haben. Unterschiedliche topische Schwerpunkte der Störung, genetischer wie anderweitiger Determination, könnten die verschiedenartigen klinischen Bilder hervorbringen, vielleicht schon über Ungleichgewichte oder Unverträglichkeiten zwischen an sich ausreichend intakten Neuronensystemen. Derartige sowie andere Labilitäten – worauf ich noch einmal zurückkommen werde – könnten bei einem unbestritten multifaktoriellen Bedingungsgefüge sogar verbleibende Diskordanzen bei Homozygoten erklären.

Wenn LEONHARD das Auftreten von Teil- und Mischzuständen seiner Psychosetypen ausdrücklich konzediert, erleichtert dies wesentlich ein gemeinsames Nachdenken, erschwert aber auch die Einordnung realer Krankheitsbilder in seine Aufteilung. Man muß diese sehr genau studiert haben und über sie immer wieder nachlesen, um nicht nur zwischen den einzelnen Unterformen, sondern selbst zwischen den verschiedenen Gruppierungen Entscheidungen zu treffen. Wenn es von den manisch-depressiven Psychosen zu den zykloiden Psychosen und unsystematischen Schizophrenien und von diesen vielleicht sogar zu den systematischen und kombiniert-systematischen Schizophrenien Übergangsformen oder zeitweilige Auslenkungen gibt, hätten wir es eigentlich bereits mit einer einigermaßen kontinuierlichen Syndromskala zu tun, in die ein klassifikatorisch beispiellos versierter Forscher Zäsuren gesetzt hat; z. B. derart: bis hierhin Angst-Glücks-Psychose und darüber hinaus Erregt-gehemmte Verwirrtheitspsychose, und dies natürlich mit einer jeweils charakteristischen Kerntypologie. Es erscheint mir auch verständlich, daß man im statistischen Mittel mehr oder weniger unterschiedliche Daten bei den einzelnen Aufteilungstypen erhält, doch kann man geteilter Meinung sein, ob deren pragmatische Relevanz letztlich auch von heuristischer Bedeutung ist. In einer Arbeit von LEONHARD (1978) findet sich der Satz: „Natürlich kann ich nicht behaupten, daß die vielen Unterscheidungen, die ich vorgenommen habe, berechtigt sind, aber jedenfalls wurden alle empirisch gewonnen, durch Untersuchung von Kranken." Hinzu kommt die stets offen gehaltene Möglichkeit, daß psychoreaktive Faktoren, die nach LEONHARD sehr unterschiedlicher, vielleicht fast willkürlicher Art sein könnten, mehr oder weniger an der Entstehung der Psychosenformen beteiligt sind; und das macht die Dinge für ihn und für uns nicht leichter.

Mit einer „universalgenetischen" Konzeption, auf die ich hier nicht näher eingehen will, ist man schon deshalb im Hintertreffen, weil es sich bei ihr lediglich um ein induktives Modell handelt, während LEONHARD bereits eine von konkreten Angaben abgeleitete praktische Gebrauchsanweisung liefert. Die Verfechter unserer Meinung werden es auch nicht zuletzt deshalb schwer haben, weil die generelle Ermittlung und individuelle Einschätzung von Basissymptomen und -syndromen ebenfalls sehr mühevoll ist bzw. werden wird. Das bequeme duale Ja-Nein-System bei der Exploration, etwa nach der Art: Stimmenhören oder nicht – Schizophrenie oder keine Schizophrenie, wird seine Anziehungskraft noch lange behaupten und soll es ja auch als indikatorisches System in der klinischen Praxis. Die liebevoll kultivierten Symptomkataloge der endogenen Psychosen, besonders in den deutschsprachigen Lehrbüchern, das eigene nicht ausgenommen, werden ihre Bedeutung für das psychopathologische Verständnis und Selbstverständnis ohnehin nicht verlieren. Zu kurz gekommen sind dabei übrigens niemals die als besonders interessant geltenden schizophrenen Symptome und Syndrome, eher schon die affektiven. Wie wenige haben sich z. B. mit den emotionalen und antriebsmäßigen, vegetativen und – wie ich fordere – auch kognitiven Residuen bei Manisch-depressiven beschäftigt, die es jenseits aller Lehrbuchweisheit sicher gibt.

LEONHARD meint selbst in der Einleitung zur letzten Auflage seines Psychosenbuches, daß die Psychiatrie bei dieser Aufteilung zu einer schwierigen Wissenschaft wird, wenn man eben nicht nur zwei, sondern viele endogene Psychosen zu unterscheiden hat. Das psychopathologische Erfassen und verlaufsmäßige Durchdringen bei diesen Einzeltypen erfordere viel Umdenken und Fleiß, was er indessen nicht beklagt, weil es die Psychiater zur Vertiefung und genaueren Untersuchung zwingt. Allerdings dürfte die künftige Psychiatrie ohnehin immer komplizierter werden. Auch die sogenannten einheitspsychotischen Richtungen werden mit der Herauslösung und jeweiligen ausprägungsmäßigen Einschätzung von Basisstörungen viel Mühe haben, dabei jedoch von der Leonhardschen Typologie nur lernen können. Nosologisch aufgelockerte Konzepte werden das klinische Handeln nicht so schnell umwälzen, sollen aber in der derzeitigen Phase Denkanstöße liefern. Natürlich geht es den auch heute meist noch als „einheitspsychotisch" recht unglücklich bezeichneten Konzeptionen nicht darum, die affektiven, zykloiden und schizophrenen Psychosen *klinisch* als einen einzigen einheitlichen Morbus anzusehen, sondern um die Annahme, daß prinzipiell universale pathogenetische Störungen und psychopathologische Befindlichkeiten für die Grundlagenforschung und interdisziplinäre Zusammenarbeit von entscheidender Bedeutung sind. Etwa Neurobiochemikern für ihre Untersuchungen schlechthin „Schizophrenien" oder „Zyklothymien" anzubieten, dürfte wenig Sinn haben. Entweder sollte man sich bei der Auswahl der Leonhardschen Aufteilung bedienen, denn exaktere, nach herkömmlichen Methoden gewonnene Ergebnisse gibt es nirgendwo, oder sich an Störungen halten, die bei allen Psychosen in unterschiedlicher Konstellation und Ausprägung zu finden sind, allerdings im klinischen Verlauf wechseln und deshalb unbedingt in wiederholten Querschnitten bestimmt werden müssen. Am aussichtsreichsten von psychopathologischer Seite dürfte dabei der Ansatz am Affekt- und Antriebsverhalten sein, das wir ja auch therapeutisch primär angehen, weniger aber z. B. an den Halluzinationen oder Wahngedanken, die wahrscheinlich mehr sekundären Charakter tragen, wenn sie auch der klinischen Verlaufskontrolle dienlich sind.

KRAEPELIN hatte 1920 die verschiedenen psychotischen „Erscheinungsformen" mit den Registern einer Orgel verglichen, „die je nach der Stärke oder Ausdehnung der krankhaften Veränderungen in Betrieb gesetzt werden und nun den Äußerungen des Leidens ihre eigenartige Färbung geben, ganz unabhängig davon, durch welche Auswirkungen ihr Spiel ausgelöst wurde". KURT SCHNEIDER hatte seit 1924 die Meinung vertreten, daß es sich bei den psychotischen Syndromen nur um unterschiedliche psychopathologische Tatbestände handele, daß es keine Diagnosen im strengen Sinne geben könne, sondern allenfalls eine Differentialtypologie. PETRILOWITSCH schloß 1970 sein Übersichtsreferat über die Zyklothymie mit dem bemerkenswerten Satz: „Die Aufstellung festgefügter Krankheitseinheiten und (gesperrt von H.R.) deren Verunsicherung durch das Konzept der Einheitspsychose sind wahrscheinlich unerläßliche Vorbedingungen auf dem Wege zu einer multikonditionalen Betrachtungsweise endogener Psychosen." Nun, beide Richtungen der Psychosenlehre haben erfahren können, daß sich gerade in der Psychiatrie neue Ideen nur schwer durchsetzen. JANZARIK, HUBER und eine nicht mehr geringe Anzahl weiterer Fachvertreter, in der DDR in besonderem Maße KÜHNE, haben sich in Richtung des zweiten Weges orientiert und stehen, zunächst für Forschungszwecke, den gebräuchlichen psychopathologischen Einteilungssystemen kritisch gegenüber. Gerade in der psychiatrischen Grundlagenforschung scheint es aber schwerzufallen, liebgewordene Positionen zu verlassen, obwohl viele namhafte Fachvertreter schon seit langem immer wieder Zweifel und Relativierungen geäußert, wenn auch nicht letzte Konsequenzen gezogen haben.

Ich möchte nun auf einige spezielle Aspekte zu sprechen kommen.

In der Einleitung zur letzten Auflage seiner „Aufteilung der endogenen Psychosen" (1980) hat LEONHARD mit Blick auf die sogenannten einheitspsychotischen Konzeptionen betont, daß er als empirischer Kliniker „bei den endogenen Psychosen immer wieder Unterschiede, teilweise sehr große Unterschiede (sieht), die gar nicht überbrückbar zu sein scheinen". Er stellt naheliegenderweise die Frage: „Was soll eine Melancholie mit einer Hebephrenie gemeinsam haben?" Man könnte zwar antworten: unter anderem Störungen des Affektes und Antriebes; aber tatsächlich sind es natürlich gerade diese beiden Psychoseformen, die in einer denkbaren Reihung weit auseinanderliegen und dies ja gewissermaßen auch in der Aufstellung von LEONHARD. Wenn von ihm weiter gefragt wird: „Wie kann man eine phantastische Paraphrenie mit einer negativistischen Katatonie zu einer Einheit zusammenschließen?", so wäre das aus meiner Sicht vielleicht sogar etwas leichter zu beantworten. Ich möchte aber heute nur wiederholen, daß es mir in erster Linie um eine sehr nahe pathogenetische Verwandtschaft mit universell gültigen Prämissen geht. LEONHARD lehnt im übrigen wie wir die vereinfachende Dichotomie KRAEPELINS ab, die seinerzeit ein Fortschritt gewesen sein mag, aber allzu lange weiterführende Vorstellungen inhibiert hat.

Ein wichtiger Teil des Lebenswerkes unseres Jubilars war der Verlaufsforschung, der Einbeziehung der Prognostik in die Nosologie gewidmet. Hier konnten die meisten von uns kaum mitreden, auch hätten wir zu einer so aufwendigen Erkundung nicht die Kraft aufgebracht. Inzwischen liegen uns aber größere Untersuchungen über den Langzeitverlauf von Schizophrenien vor, so von JANZARIK (1968), MANFRED BLEULER (1972), CIOMPI und MÜLLER (1976) sowie HUBER und Mitarbeitern (1979), bei affektiven Psychosen etwa von ANGST und seinem Arbeitskreis sowie PERRIS. Hier interessiert uns nicht zuletzt die Frage des Auftretens und der Art von Residualzuständen, was nicht nur ein klinisch und sozialpsychiatrisch, sondern auch für die weitere Forschung wichtiges Kapitel darstellt und dies ebenso bei affektiven und zykloiden bzw. schizoaffektiven Psychosen, wenngleich die Residuen hier nicht von der Ausprägung und Leichterkennbarkeit sind wie nach schizophrenen Verläufen.

Man kann unterschiedlicher Meinung sein, ob alle datenmäßigen Unterschiede, etwa solche der familiären Belastung oder der Relation der Geschlechter, die Berechtigung zur Herausstellung getrennter Entitäten begründen, ist es doch möglich, daß sich eine nach derartigen Merkmalen heraussortierte Gruppierung von anderen mit einem gewissen statistischen Signifikanzniveau abhebt, auch dann, wenn man den Leonhardschen Psychoseformen weitere hinzufügt oder einige zusammenlegt. – Hierzu etwas ausführlicher ein wichtiges Beispiel, nämlich die Problematik der nosologischen Abgrenzbarkeit der monopolaren Depressionen von den bipolaren manisch-depressiven Psychosen. Die letzteren wären ohnehin häufiger als gemeinhin angenommen, wenn man zu ihnen auch die Verläufe zählte, die nur kurze oder leichte hypomanische Nachschwankungen aufweisen. Falls man beharrlich nachfragt, sind außerdem vielen Depressionen Zeiten vorangegangen, in denen sich die Patienten über das übliche Maß hinaus besonders leistungsfähig und auch sonst sehr wohl und glücklich gefühlt haben. Wegen des Kontrastes dazu sind sie nun unglücklich und bedrückt, aber objektiv eigentlich nicht als stärker depressiv einzuschätzen, obwohl sie unsere ambulante oder stationäre Behandlung wünschen. Sie leiden tatsächlich sehr unter ihrer jetzigen quasi „noch normalen Miesepetrigkeit" gegenüber ihrem bisherigen hyperthymen Wesen.

Die Problematik der nosologischen Trennung hängt aber vor allem an der bekannten und auch von LEONHARD keineswegs ausgelassenen Frage, ob bei den restlichen Patienten mit scheinbar reinen Depressionen überhaupt die Beobachtungszeit ausgereicht hat, ein Pendeln zum Gegenpol hin zur Beobachtung zu bringen. Auch ANGST und seine Mitarbeiter (z. B. 1976) mußten zugeben, daß sich unter den vermeintlich monopolar depressiven Verläufen über lange Zeit bipolar manisch-depressive verbergen können, ja selbst bis zum Lebensende sich nicht als solche zu erkennen geben brauchen. Um aber auf die unterschiedlichen Daten zurückzukommen: Es ist nicht zu bestreiten, daß über die soeben geäußerten grundsätzlichen Einschränkungen hinaus zwei im Trend überwiegende Verlaufsarten herauszuschälen sind, die sich in ihren epidemiologischen Merkmalen statistisch unterscheiden, weil sie etwas unterschiedliche multikonditionale Konstellationen besitzen. Das könnte beispielsweise die prämorbide Persönlichkeit, etwa vom Typus melancholicus nach TELLENBACH, betreffen, bei bipolaren Auslenkungen eine stärkere Neigung zur gegenregulatorischen Kippschwingung nach SELBACH sowie eine Abhängigkeit von geschlechtsmäßig oder anderweitig differierenden Abwehr-, Kompensations- und Überkompensationsmöglichkeiten psychologischer, neurophysiologischer oder biochemischer Art.

Ein großer Fortschritt war die klinische Sonderstellung der zykloiden Psychosen durch LEONHARD, die die heutige weitgehende Anerkennung von diesen – international allerdings meist als schizoaffektiv bezeichneten – Krankheitsbildern wesentlich gefördert hat, wenn sich die schizoaffektiven auch nicht gänzlich mit den zykloiden Psychosen decken, was u. a. an der oft recht laxen Begriffsfassung „schizoaffektiv" liegt. So ähnelt die Rubrizierung als schizoaffektive Psychose leider häufig einem Abfallkübel, in dem alle jene Mischbilder und -verläufe landen, die nicht in die „klassische" Einteilung passen. Eine solche Einstellung zementiert – bei Licht betrachtet – die alte Dichotomie erst recht, weil sie ja ermöglicht, die Kraepelinschen Psychosesäulen unangefochten „rein" zu belassen. Am Rande sei erwähnt, daß in *meiner* Betrachtungsweise konsequenterweise *alle* Psychoseformen mehr oder weniger als „Mischpsychosen", allerdings nach einem anderen Verständnis, anzusehen sind.

Von großer Bedeutung für die Durchsetzung der Ideen von LEONHARD in letzter Zeit dürften die amerikanische Ausgabe des Psychosenbuches (1980) sowie die Resonanz auf dem Internationalen Symposium für Klinische Psychopathologie 1982 in Wien gewesen sein.

Zu erwähnen unter seinen Pioniertaten ist vor allem auch die Feststellung, daß die früher als besonders typisch gegoltenen systematischen Schizophrenien – also nach der alten Lehre die sogenannten Kernpsychosen der Fachkrankenhäuser – merkwürdigerweise die geringste familiäre Belastung unter allen endogenen Psychosen aufweisen. Was ist hier nun „systematisch", was „unsystematisch", was „typisch" oder „atypisch" gewesen? Die Untersuchungen und Publikationen von LEONHARD, besonders zu den zykloiden Psychosen und unsystematischen Schizophrenien, haben mit der alten Meinung aufgeräumt, daß es Kern- und Randpsychosen gibt. Hierbei sind seine Untersuchungen (z. B. 1979) über die Erblichkeit der verschiedenen Formen von großem allgemeinem Interesse. Seine intensive Beschäftigung mit den Bedingungen bei jedem einzelnen Kranken und seinen Verwandten hat Ergebnisse erbracht, die mir bei meinen Interpretationen Schwierigkeiten bereiten können. Hierher gehört auch die Feststellung, daß die sonst als „atypisch" aufgefaßten Psychosen, in Sonderheit die zykloiden, die stärkste familiäre Belastung, also genetisch wirksamste Penetranz, und den geringsten exogenen Entstehungsanteil besitzen.

Was nun die systematischen Schizophrenien anbelangt, hatten GOTTESMAN und SHIELDS (1972) bei besonders ausgeprägten und charakeristischen schizophrenen Verläufen, allerdings nicht nach den Auswahlkriterien von LEONHARD herausgesucht, mit 14 bis 20% die niedrigste Konkordanzrate eineiiger Zwillinge gefunden. MANFRED BLEULER (1972) sah bei typischen, rasch progredient defektuös werdenden Schizophrenen praktisch keine familiäre Belastung. Es heißt in seinem Werk „Die schizophrenen Geistesstörungen": „Die alte Annahme, die schwersten Schizophrenien wären die am meisten erbbedingten, ist falsch." Ferner: „Vererbte Dispositionen spielen bei gutartig-phasischen Schizophrenien eine Rolle, und zwar eine bedeutendere als bei allen anders verlaufenden Schizophrenien." LEONHARD hat besonders überzeugend auf diese höchst interessante Tatsache aufmerksam gemacht, die sich bei seinen Untersuchungen immer wieder eindeutig bestätigt hat. Ich halte es nun aber für wenig wahrscheinlich, daß dies für eine überwiegend exogene, psychosoziale Entstehung spricht, ausgerechnet bei den schwersten und am ehesten mit Residuen verlaufenden Krankheitsprozessen. Ich verstehe wenig von moderner

Genetik, aber es könnten ja auch Mutationsvorgänge oder – bei heterogenetischer Entstehung – Unverträglichkeiten zwischen unterschiedlichen Genen, vielleicht sogar „jumping genes", also Wanderungen von Genen innerhalb eines Chromosoms oder zwischen verschiedenen Chromosomen, oder überhaupt extrachromosomale Vorgänge in Frage kommen. Ohnehin scheint es um die Stabilität des Genoms schlechter bestellt zu sein, als man früher gemeint hat. Vielleicht gibt es auch singuläre Entartungen im Chemismus an den Synapsen, die gar nicht genetisch bedingt sind und sich erst im Laufe des Lebens entwickeln. Alles derartige ist für viel wahrscheinlicher zu halten als exogene Entstehungsursachen. Die Ergebnisse von LEONHARD sollten die angesprochenen Grundlagenwissenschaftler nötigen, sich hiermit genauer zu beschäftigen. Ich möchte hier auch noch einmal an das von MANFRED BLEULER (z. B. 1968) favorisierte disharmonische Zusammentreffen von an sich nicht pathogenen genetischen Faktoren erinnern, obwohl das von Frau ZERBIN-RÜDIN (1971) abgelehnt worden ist. Und endlich wäre es nicht undenkbar, daß die Entwicklung systematischer Schizophrenien durch diskrete frühkindliche Hirnschädigungen begünstigt wird, wenn bestimmte Hirnareale betroffen sind.

Das bedeutet nun aber, daß sogar eine Psychosediskordanz eineiiger Zwillinge nicht oder nicht allein psychosozial bedingt sein muß. Das Beispiel der – je nach zugrunde gelegten Formen – 30 bis 85% hinsichtlich schizoformer Psychosen *diskordanten* eineiigen Zwillinge ist ja eigentlich selbst schon das eindrucksvollste Beispiel dafür, daß intrafamiliäre Kommunikationsstörungen oder andere psychosoziale Verhältnisse hierbei keine wesentliche Rolle spielen können. Die Macht solcher Einflüsse auf die Pathogenese der Psychosen sollte generell nicht überschätzt werden, die auch nach den transkulturellen Forschungen schwerlich als Umgebungsprodukt zu bezeichnen sind.

Wenn LEONHARD (1979 und 1980) unter seinen *systematischen* Schizophrenien jedweder Unterart *überhaupt keine eineiigen Zwillinge* gefunden hat, oder anders ausgedrückt: wenn sich – bei Verwendung neuester persönlicher Zahlenangaben – unter 44 eineiigen Zwillingsprobanden mit endogenen Psychosen jeglicher Art und 24 psychotischen Partnern von diesen keine einzige systematische Schizophrenie gefunden hat, könnte sich das – auf das Vorkommen von Monozygoten in der Durchschnittsbevölkerung bezogen – kaum mehr um einen Zufall handeln. Es würde dann aber auch interessieren, ob nicht unter den zykloiden Psychosen und unsystematischen Schizophrenien eineiige Zwillinge erheblich überrepräsentiert sind, was eine ebenso große Sensation wäre. Eine Erklärung hätte ich für beide Phänomene nicht parat; sie müßte aber ebenfalls eher im genetischen Bereich liegen als im sozialen Umfeld. Ich bezweifle, daß es zur protektiven Wirkung ausreicht, daß ein Mensch nicht systematisch-schizophren wird, „wenn er in der späteren Kindheit, d. h. vielleicht in der Pubertät einen Kameraden hat, der ihn in einem Maße versteht, wie es bei einem eineiigen Zwillingspartner der Fall ist" (LEONHARD 1980).

Obgleich ich mich auf wenige mir besonders bemerkenswert erscheinende Punkte beschränken mußte, hoffe ich, einige Gedanken zur pathogenetischen und phänomenologischen Trennung endogener Psychosyndrome verständlich gemacht zu haben. Möge zu unserem festlichen Anlaß die Psychosenlehre von KARL LEONHARD, dem die internationale Psychiatrie so viel verdankt, auch aus meiner anderen Sicht ungetrübt transparent erschienen sein.

Über zykloide Psychosen und deren Stellung im Rahmen der Klassifikation endogener Psychosen

C. Perris und M. Eisemann

Beinahe ein Jahrhundert nachdem sie zum ersten Mal vorgeschlagen worden war, stellt die Kraepelinsche Einteilung der „endogenen" Psychosen in nur zwei Hauptgruppen, welcher sich BLEULER anschloß, immer noch die Grundlage der meisten gegenwärtigen psychiatrischen Klassifizierungssysteme dar, und die Abgrenzung von klinischen Zuständen, die nicht richtig in eine der beiden Hauptgruppen passen, ist weiterhin eine kontroverse Frage, wie die Vorträge eines 1982 in Wien stattgefundenen Symposiums zeigten.

Obgleich sich die Kraepelinsche und Bleulersche Auffassungen in ihrer dichotomen Vorstellung ähneln, unterscheiden sie sich sehr bezüglich des Verständnisses der Abgrenzung der beiden Krankheitsgruppen. Die Bedeutung dieses Unterschieds kommt deutlich durch die Anhänger der beiden Schulen zum Ausdruck. Die Anhänger KRAEPELINS einerseits haben an einem recht strikten Konzept der Schizophrenie als einer Krankheit mit einem im Grunde schweren und sich progressiv verschlechternden Verlauf und einem sehr breiten Konzept des MDI, das hauptsächlich auf einer Wiederholung psychotischer Episoden mit darauffolgender Genesung und ohne ausgeprägte Verschlechterung basiert, festgehalten. Die Anhänger BLEULERS andererseits haben ein viel breiteres Konzept der Schizophrenie, das weitgehend von der Verlaufsvariable unabhängig ist, und ein viel engeres Konzept des manisch-depressiven Irreseins gebilligt. Demzufolge ist die Anwendung der Diagnose „Schizophrenie" weitaus häufiger an Orten wo der Einfluß BLEULERS groß ist, wohingegen die Diagnose des „manisch-depressiven Irreseins" dort vorherrscht wo KRAEPELINS Einfluß überwiegt. So wurde bereits sehr früh in der Literatur von KLEIST [9] über eine umgekehrte Proportion der „Schizophrenie"- und „Manisch-depressives Irresein"-Diagnosen in Zürich bzw. München berichtet. Die Lage, die wir soeben beschrieben haben ist jedoch notwendigerweise nicht statisch: im Gegenteil, es können radikale Meinungsänderungen stattfinden, wie wir etwas später darlegen werden.

Die Unzufriedenheit mit der Aufgabe, alle nicht organischen Zustände in ein Prokrustesbett einer ausschließlich dichotomen Einteilung zu zwingen, ist von Anfang an unter Psychiatern stark gewesen, und von Zeit zu Zeit wurden in vielen Ländern, vor allem aber in Deutschland, Frankreich, Japan und Skandinavien Alternativlösungen vorgeschlagen. In Deutschland kam vor allem von der Gruppe um WERNICKE und seinen Schülern sehr bald Kritik auf, die gegen den Einheitsbegriff der Dementia Praecox und vor allem gegen das allumfassende Kraepelinsche Konzept des manisch-depressiven Irreseins gerichtet war. Es war just in diesem kritischen Zusammenhang, wo das Konzept der zykloiden Psychosen, das Thema unseres Beitrags, geboren wurde.

Der begrenzte Raum erlaubt uns nicht, einen historischen Überblick der Bedingungen, die zur Formulierung des Konzepts der zykloiden Psychosen führten, zu geben.

Historische Übersichten über die Entwicklung des Konzepts sind in der Literatur zugänglich (1; 5; 22; 23; 26; 28; 30; 31; 32). Hierbei ist es wichtig zu erwähnen, daß eine der lange zurückliegenden Quellen in MORELS Degenerationskonzept zu finden ist, das MAGNAN zur Beschreibung des „Bouffée délirante de les degenerées" inspiriert hat, welches durch plötzlichen Ausbruch, polymorphe psychotische Symptomatologie und periodisch wiederkehrenden Verlauf gekennzeichnet ist. In der französischen Psychiatrie existiert auch heute noch das Konzept des „Bouffée délirante", welches dem unserer zykloiden Psychosen am ähnlichsten ist (35).

Der Begriff „zykloide Psychosen" wurde erstmals von KLEIST (8; 9) benutzt, und zwar als Ersatz für den mehr umfassenden Begriff der „Randpsychosen" (oder „Nebenpsychosen"), um in erster Linie einige gutartige Formen der endogenen Psychosen innerhalb der größeren Gruppe der „Degenerationspsychosen" abzugrenzen, insbesondere die Verwirrtheits- und Motilitätspsychosen und die akute (expansive) Konfabulose. KLEIST (9) wies auf die Ungeeignetheit des Konzepts der „Randpsychosen" bzw. „Nebenpsychosen" hin und betonte die Gefahr, „Degenerationspsychose" mit „Schizophrenie" durcheinanderzubringen, falls die gutartigen Charakteristika der einen Untergruppe nicht deutlich gemacht werden. In seiner 1928 vorgelegten Einteilung differenziert KLEIST zwischen typischen und atypischen „autochthonen Anlagepsychosen" und bezog in die erstgenannten das zirkuläre Irresein (Manie und Melancholie), Paranoia und Epilepsie und in die letztgenannten die zykloiden, paranoiden und epileptoiden Psychosen ein. In seiner späteren und umfassenderen Einteilung der neuropsychischen Erkrankungen plazierte KLEIST (10) die zykloiden Psychosen zu den Phasophrenien, einer Untergruppe der zeitweiligen Störungen mit autogenen Schwankungen.

LEONHARD, der früher dem Begriff der atypischen endogenen Psychosen (12, 13) den Vorzug gegeben hatte, wechselte später zu dem der zykloiden Psychosen (15) über und behielt unter dieser Rubrik die von KLEIST beschriebenen und früher von ihm selbst untersuchten drei hauptsächlichen Untergruppen bei (14, 15). Durch LEONHARDS Klassifizierung, in Tab. 1 kurz zusammengefaßt, und durch die gründliche klinische Beschreibung in seinem Lehrbuch wurde die von unserer Gruppe in Umeå durchgeführte Forschungsarbeit angeregt.

Sowohl LEONHARD als auch andere (25, 27, 28, 36) zeigten, daß die zykloiden Psychosen im wesentlichen durch eine homotypische erbliche Belastung zu kennzeichnen sind, und sie betrachteten sie getrennt, nicht nur von der bipolaren manisch-depressiven Psychose und der Schizophrenie, sondern auch von den unsystematischen Schizophrenien, die LEONHARD als die „bösartigen Verwandten" der zykloiden Psychosen ansah. LEONHARD hat jedoch nicht nur den Einfluß der Vererbung hervorgehoben sondern auch die Bedeutung der sozialpsychologischen Mitverursachung in seinen neueren Untersuchungen von Zwillingsgeburten (20) betont. Wie auch immer, LEONHARDS Hauptbeitrag besteht darin, den prognostischen Wert des Konzepts der zykloiden Psychosen hervorgehoben zu haben. Sowohl in seinem Lehrbuch als auch in einer zusammen mit VON TROSTORFF verfaßten Schrift (21) und in verschiedenen Artikeln (14, 16, 17, 18, 19) hat LEONHARD sorgfältig dokumentiert, daß als zykloide Psychosen diagnostizierte Patienten in der Regel einen periodisch wiederkehrenden Verlauf zeigen, der nicht zum Defekt führt. Diese Resultate wurden von mehreren anderen Forschern bestätigt (2, 4, 7, 11).

PETERS (34) hat kürzlich zu analysieren versucht, weshalb das Konzept der zykloiden Psychosen solche Schwierigkeiten hatte, zu offiziellen

Tab. 1: Leonhards Aufteilung der endogenen Psychosen (kurzgefaßt)

Affektive Psychosen		Zykloide Psychosen	Unsystematische Schizophrenien	Systematische Schizophrenien
Monopolar	Bipolar			
Reine Melancholie und Depressionen	Manisch-depressive	Angst-Glück	Affektvolle Paraphrenie	Systematische Paraphrenie
		Erregte-gehemmte Verwirrtheit	Kataphasie	Hebephrenie
Reine Manien und Euphorien		Akinetische-, hyperkinetische Motilitäts-Psychose	Periodische Katatonie	Systematische Katatonie

Tab. 2: Vergleich von 30 zykloiden mit 203 anderen Patienten bezüglich von Ausfallvariablen

Variabel	Anzahl Patienten	Defekt-Skala	% der Untersuchungsperiode im Hospital	Sozialer Status	Vollständige Genesung von der Indexepisode	Genereller Ausfalls-Regressions-Score
Zykloide	30	1,7	18,1%	33,1	27 (90%)	1,27
Nicht-Zykloide	203	7,7	23,6	39,7	137 (67%)	1,70
P		<0,01	<0,65	<0,04	<0,02	<0,008

Klassifizierungssystemen Zutritt zu erlangen und insbesondere in der amerikanischen Psychiatrie anerkannt zu werden. Unter anderem wies er auf Sprachprobleme hin, da ja bekanntlich die Mehrzahl unserer amerikanischen Kollegen deutsche Literatur nicht liest. Diese sprachlichen Probleme scheinen auch für das Französische zuzutreffen. So ist in den Staaten das französische Konzept des „Bouffée délirante", welches dem der zykloiden Psychosen klinisch sehr nahe steht, niemals populär geworden.

Zu den von Peters diskutierten Ursachen möchten wir gerne die rasch erlangte Beliebtheit des Konzepts der „schizoaffektiven Psychose" und das allgemein mangelnde Interesse an Diagnostik, das die amerikanische Psychiatrie seit mehreren Jahrzehnten kennzeichnet, hinzufügen.

Als erstmals eingeführt, hatte das Konzept der schizoaffektiven Psychosen eine große Ähnlichkeit mit dem des „Bouffée délirante" und dem der zykloiden Psychosen. Einen indirekten Beleg für diese Annahme findet man in den Resultaten, die Perris in Zusammenarbeit mit ein paar bedeutenden britischen Kollegen (2) erhielt. Kurz gesagt, die Charakteristika einer Gruppe von zykloiden Psychosen, die Perris auf der Grundlage ihres klinischen Bildes zum Zeitpunkt der Indexperiode mit Hilfe der PSE [Present State Examination (37)] und ohne Kenntnis übriger relevanter Daten (z. B. über Vorgeschichte, Ausgang, Follow-up) beurteilt hatte, wurden mit mehreren gegenwärtig zur Definition verschiedener psychotischer Zustände gebräuchlichen diagnostischen Kriterien verglichen. Während die „Kappa Koeffizienten" bei der Verwendung verschiedener Definitionen der Schizophrenie, Manie und jüngster Definitionen der schizoaffektiven Störung fast null waren, ergab sich

Tab. 3: Zykloide Psychosen: Konkordanz in einer britischen Serie von 119 fortlaufenden Erstaufnahmen

Diagnose (Kriterium)	Cohen K
Hospital Schizophrenie	+0,05
Feighner Schizophrenie	+0,01
Schneider Schizophrenie	−0,01
Carpenter Schizophrenie	+0,16
Hospital Manie	−0,11
Catego Manie	−0,10
Feighner Manie	+0,03
WHO Manie	+0,12
Hospital Schizoaffektive	−0,03
Spitzer Schizoaffektive	+0,12
Welner Schizoaffektive	+0,29
Kasanin Schizoaffektive	+0,43

Tab. 4: Verteilung der zykloiden Psychosen und anderer Diagnosen*) in einer britischen Serie von Erstaufnahmen

Schizophrenie	7/42
Depressive Psychosen	2/40
Schizoaffektive Psychosen	2/4
Mischpsychosen	2/10
Manische Psychosen	1/7
??**)	4/13

*) auf einer Computeranalyse verschiedener diagnostischer Kriterien gegründet.
**) meist nicht klassifizierbar gemäß den applizierten Kriterien, meist nur eine Psychosendiagnose.

für das Kriterium der ursprünglich von Kasanin (6) beschriebenen schizoaffektiven Psychose eine, wenn auch schwache, statistisch signifikante Korrelation.

Es ist sehr wahrscheinlich, daß der starke Bleulersche Einfluß jener Zeit zur Eingliederung der schizoaffektiven Psychosen in die Hauptgruppe der Schizophrenien sowohl in der amerikanischen Klassifizierung als auch in der ICD der Weltgesundheitsorganisation geführt hat. Es ist ebenso möglich, daß eine Überbewertung bestimmter Symptome, vor allem von Wahnvorstellungen und Halluzinationen, zur Erweiterung des Konzepts der schizoaffektiven Psychosen aufgrund der unangebrachten Eingliederung von affektiven Psychosen, bei denen Wahnvorstellungen und Halluzinationen vorkommen, beigetragen hat. Es ist gleichfalls allgemein bekannt, daß sich amerikanische Psychiater bis vor kurzem eines sehr breiten Schizophreniekonzepts und eines engen Konzepts der manisch-depressiven Psychosen Bleulerscher Inspiration bedienten. Das dies der Fall war, wurde z. B. anläßlich der bekannten amerikanisch-britischen Diagnostikübung (3) offenbar, die zeigte, daß amerikanische Psychiater unter der Rubrik „Schizophrenie" solche Patienten inkludierten, die in Großbritannien als manisch-depressive diagnostiziert worden waren.

Die bei dieser Diagnostikübung verwendete Serie ist just eine der Patientgruppen, die Perris in der oben zitierten Untersuchung benutzte. In dieser Serie konnte Perris zehn zykloide Psychosen und weitere zehn Patienten identifizieren, die in ein engeres Konzept der „schizoaffektiven" Störungen oder in das von Leonhard beschriebene Konzept der unsystematischen Schizophrenien passen. Darüber hinaus konnte Perris in einer zweiten Serie von britischen Kollegen als „schizoaffektive" klassifizierte Patienten (2, 30) nur 20 zykloide Psychosen identifizieren. Eine Analyse der Follow-up-Daten der Patienten beider Serien [a. a. O. ausführlich beschrieben (2; 30)] – ergab, daß sich die als zykloid identifizierten Patienten hinsichtlich mehrerer Ausfallskriterien signifikant von den schizophrenen Patienten unterschieden (Tab. 2).

In den USA hat sich in jüngster Zeit ein Gesinnungswandel gegenüber der nosologischen Stellung der schizoaffektiven Störungen vollzogen. Dies wurde durch das Streben nach einer differenzierteren Anwendung psychotroper Arzneimittel und vor allem durch gewisse Anzeichen für die prophylaktische Wirkung von Lithium bei der Behandlung schizoaffektiver Patienten begünstigt. Leider hat dieser Wandel jedoch dazu geführt, daß diese aus der Gruppe der Schizophrenien in die Gruppe der affektiven Störungen verpflanzt wurden. Argumenten zugunsten dieser Entscheidung basieren hauptsächlich auf Ergebnisse aus Familienstudien schizoaffektiver Patienten, die in ihrer Verwandtschaft eine hohe Morbidität für affektive Störungen aufwiesen. Eine mögliche Erklärung dieser Ergebnisse könnte die Tatsache sein, daß in den meisten der gegenwärtigen diagnostischen Systeme schizoaffektiver Störungen die affektive Symptomatologie hervorgehoben wird, was wahrscheinlich zu einer voreingenommenen Auswahl von Patienten führt. Aktuelle Untersuchungen von PERRIS (29), MAJ (24) und von PERRIS und SMIGAN (33) über die Lithiumprophylaxe bekräftigen diese Interpretation.

Sowohl PETERS als auch PERRIS haben darauf hingewiesen, daß wir in der Psychiatrie zur Zeit eine Phase der Rekraepelinisierung erleben. Es ist bedauerlich, daß dieser Orientierungswechsel keinerlei Platz für die Anerkennung der Existenz anderer psychotischer Zustände, die weder eine

Tab. 5: Zykloide Psychosen ($N = 41$). Wirkung der Langzeitbehandlung mit Lithium

	Lithiumbehandlungsperiode $\bar{x} \pm SD$	Kontrollperiode $\bar{x} \pm SD$	WILCOXON Test Z	Test P	Behandlungsverlauf
Durchschnittliche Anzahl der Episoden	1,3 ± 2,4	2,2 ± 1,7	−1,99	0,05	regelmäßig ($N = 23$)
	3,6 ± 2,9	1,7 ± 1,0	−2,77	0,01	unregelmäßig ($N = 18$)
MANN-WHITNEY P	−3,41 <0,001	−0,66 n. s.			
Gesamtmorbidität, Monate	1,5 ± 2,7	3,3 ± 2,3	−2,65	0,01	regelmäßig ($N = 23$)
	3,3 ± 2,9	2,1 ± 1,3	−1,78	n. s.	unregelmäßig ($N = 18$)
MANN-WHITNEY P	−2,91 <0,01	−1,45 n. s.			
Gesamtzeit im Hospital, Monate	0,9 ± 1,6	2,2 ± 2,0	−2,71	0,01	regelmäßig ($N = 23$)
	2,7 ± 2,9	1,8 ± 1,2	−1,70	n. s.	unregelmäßig ($N = 18$)
MANN-WHITNEY P	−3,14 <0,001	−0,18 n. s.			

Tab. 6: Schizo-affektive Psychosen ($N = 15$). Wirkung der Lithium-Langzeitbehandlung

	Lithiumbehandlungsperiode $\bar{x} \pm SD$	Kontrollperiode $\bar{x} \pm SD$	WILCOXON Test Z	P
Durchschnittliche Anzahl der Episoden	3,9 ± 6,0	3,3 ± 3,2	−0,24	n. s.
Gesamtmorbidität, Monate	6,8 ± 8,6	12,5 ± 15,1	−1,67	n. s.
Gesamtzeit im Hospital, Monate	6,6 ± 8,7	11,6 ± 15,5	−1,31	n. s.

Mischung der beiden anderen noch atypischer Art sind, erlaubt.

Wir verstehen vollauf, daß LEONHARD niemals das Bedürfnis empfunden hat, „diagnostische Kriterien" für irgendeinen dieser von ihm beschriebenen Zustände aufzuzählen, da ja seit jeher die wahre Grundlage jeglicher psychiatrischen Tätigkeit eine gediegene Kenntnis der Psychopathologie und ein direkter Patientenkontakt gewesen ist. Es scheint jedoch, als ob jüngere Kollegen weniger Zeit für klinische Studien haben und stattdessen klare Richtlinien benötigen, um zu einer klinischen Diagnose zu gelangen. Um dem Zeitgeist gerecht zu werden haben PERRIS und BROCKINGTON (31) diagnostische Kriterien für zykloide Psychosen vorgelegt. Diese Kriterien, die sich als anwendbar erwiesen haben (4, 38), sind folgende:

1. Ein akuter psychotischer Zustand ohne Bezug auf Verabreichung oder Mißbrauch jeglicher Drogen/Arzneimittel oder Gehirnverletzungen; zum ersten Mal bei Patienten der Altersgruppe 15 bis 50 Jahren auftretend;

2. Der Zustand zeigt einen plötzlichen Ausbruch mit raschem Wechsel vom gesunden zu einem völlig psychotischen Zustand innerhalb weniger Stunden oder höchstens ein paar Tagen;

3. *Zumindest 4 der folgenden Symptome müssen vorliegen:*
   a) Eine gewisse Verwirrung, meistens in Form von Perplexität;
   b) Stimmungsinkongruente Wahnvorstellungen jeglicher Art; meist mit verfolgungswahnhaftem Inhalt;
   c) Halluzinatorische Erlebnisse jedweder Art, meist in bezug auf Themen des Todes;
   d) Ein überwältigendes schreckenerregendes Angstgefühl ohne Bezug auf bestimmte Situationen oder Umstände (Panangst);
   e) Intensive Gefühle von Glückseligkeit oder Ekstase, meist religiös gefärbt;
   f) Motilitätsstörungen jedweden akinetischen oder hyperkinetischen Typs;
   g) Ein besonderes Interesse am Tod;
   h) Gemütsschwankungen im Hintergrund, die nicht so ausgeprägt sind, daß sie die Diagnose einer affektiven Störung rechtfertigen.

4. Es liegt keine bestimmte symptomatologische Kombination vor. Im Gegenteil, die Symptomatologie kann während der Episode häufig wechseln und ein bipolares Bild aufweisen.

Zur Zeit sind wir dabei, sie zu verfeinern, und wir bereiten auch Algorithmen vor, um sie in gegenwärtig gebräuchliche Computerprogramme einzubeziehen. Es besteht die Hoffnung, daß in der nächsten Überarbeitung des Klassifizierungssystems der Weltgesundheitsorganisation ein Konzept, das dem der zykloiden Psychosen, wie sie LEONHARD beschrieben hat, entspricht, erscheinen wird.

Literatur

1. *Brockington, I. F.; C. Perris; H. Y. Meltzer:* Cycloid psychoses. Diagnosis and heuristic value. J. nerv. ment. Dis. **170** (1981) 651–656.
2. *Brockington, I. F.; C. Perris; R. E. Kendell; V. E. Hillier; S. Wainwright:* The course and outcome of cycloid psychosis. Psychol. Med. **12** (1982) 97–105.
3. *Cooper, J. E.; R. E. Kendell; B. J. Gurland; L. Sharpe; J. R. M. Copeland; E. Simon:* Psychiatric diagnosis in New York and London. London: Oxford Univ. Press 1972.
4. *Cutting, J. C.; A. W. Clare; A. H. Mann:* Cycloid psychosis and investigation of the diagnostic concept. Psychol. Med. **8** (1978) 637–648.
5. *Fish, F.:* The cycloid psychoses. Comprehensive Psychiat. **5** (1964) 155–169.
6. *Kasanin, J.:* The acute schizoaffective psychoses. Am. J. Psychiat. **13** (1933) 97–126.
7. *Kirov, K.:* Untersuchungen über den Verkauf zykloider Psychosen. Psychiat. Neurol. med. Psychol. **24** (1972) 726–732.
8. *Kleist, K.:* Zur gutachterlichen Bedeutung der ungewöhnlichen autochthonen Psychosen, sog. Degenerationspsychosen. Z. Psychiat. **90** (1929) 446–465.
9. *Kleist, K.:* Über zykloide, paranoide und epileptoide Psychosen und über die Frage der Degenerationspsychosen. Schweiz. Arch. Neurol. Psychiat. **23** (1928) 3–37.

10. *Kleist, K.:* Die Gliederung der neuropsychischen Erkrankungen. Mschr. Psychiat. Neurol. **125** (1953) 526–554.
11. *Krüger, H.:* Nachuntersuchungen bei Psychosen, die im Sinne der Kraepelin-Bleulerschen Psychiatrie als Schizophrenien aufgefaßt wurden. Psychiat. Neurol. med. Psychol. **20** (1968) 135–144.
12. *Leonhard, K.:* Atypische endogene Psychosen im Lichte der Familienforschung. Z. Neurol. **149** (1934) 520–562.
13. *Leonhard, K.:* Das ängstlich-ekstatische Syndrom aus innerer Ursache (Angst-Eingebungspsychose) und äußerer Ursache (Symptomatische Psychosen). Allg. Ztschr. Psychiat. **110** (1939) 101–142.
14. *Leonhard, K.:* Die zykloiden, meist als Schizophrenien verkannten Psychosen. Psychiat. Neurol. med. Psychol. **9** (1954) 359–373.
15. *Leonhard, K.:* Aufteilung der endogenen Psychosen. Berlin: Akademie-Verlag 1957.
16. *Leonhard, K.:* Die atypischen Psychosen und Kleists Lehre von den endogenen Psychosen. In: *H. W. Gruhle, R. Jung, W. Mayer-Gross, M. Müller* (Hrsg.), Psychiatrie der Gegenwart, Bd. II, Klinische Psychiatrie. Berlin–Göttingen–Heidelberg: Springer Verlag 1960.
17. *Leonhard, K.:* Cycloid psychoses – endogenous psychoses which are neither schizophrenic nor manic-depressive. J. ment. Sci. **107** (1961) 633–648.
18. *Leonhard, K.:* Differenzierte Diagnostik der endogenen Psychosen. Folia Psychiat. Neurol. Jap. **19** (1965) 89–98.
19. *Leonhard, K.:* Prognostische Diagnostik der endogenen Psychosen unter Bezugnahme auf die zykloiden Psychosen. Wien. Z. Nervenheilk. **25** (1967) 282–296.
20. *Leonhard, K.:* Bedeutung der Zwillingsgeburt für die Entstehung zykloider Psychosen. Psychiat. Neurol. med. Psychol. **28** (1976) 89–98.
21. *Leonhard, K.; S. v. Trostorff:* Prognostische Diagnose der endogenen Psychosen. Jena: Fischer 1964.
22. *Maj, M.:* Evolution of the American concept of schizoaffective psychosis. Neuropsychobiology (1984), **11** (1984) 7–13.
23. *Maj, M.:* The evolution of some European diagnostic concepts relevant to the category of schizoaffective psychoses. Psychopathology **17** (1984) 158–167.
24. *Maj, M.:* Effectiveness of lithium prophylaxis in schizoaffective psychoses: Application of a polydiagnostic approach. Acta psychiatr. scand. **70** (1984) 228–234.
25. *Neele, E.:* Die phasischen Psychosen nach ihrem Erscheinungs- und Erbbild. Leipzig: J. A. Barth 1949.
26. *Perris, C.:* Cycloid psychoses: Historical background and nosology. Nord. Psykiat. Tidskr. **27** (1973) 369–378.
27. *Perris, C.:* Cycloid psychoses: problems of etiology with special reference to genetic aspects. Nord. Psykiat. Tidskr. **27** (1973) 379–385.
28. *Perris, C.:* A study of cycloid psychoses. Acta psychiatr. scand. suppl. **253** (1974).
29. *Perris, C.:* Morbidity suppressive effect of lithium carbonate in cycloid psychosis. Arch. Gen. Psychiat. **35** (1978) 328–331.
30. *Perris, C.:* Clinical prediction of outcome of psychotic conditions. WHO Intern. Conf. on "Classification and Diagnosis of Mental Disorders and Alcohol- and Drug-related Problems", Copenhagen 1982, April 13–17, in press.
31. *Perris, C.; I. F. Brockington:* Cycloid psychoses and their relation to the major psychoses. In: *C. Perris, G. Struwe, B. Jansson* (Eds.), Biological Psychiatry 1981. Amsterdam: Elsevier/North-Holland Biomedical Press 1981, p. 447–450.
32. *Perris, C.; H. Perris:* Cycloid psychosis. Its definition and its relation to germane diagnostic concepts. 3rd Intern. Congr. Japan Soc. Biol. Psychiat., Kyoto, Oct. 23–25, 1981, in press.
33. *Perris, C.; L. Smigan:* The use of lithium in the long term morbidity suppressive treatment of cycloid and schizoaffective psychoses. VII. World Congr. Psychiat., Wien, July 11–16, 1983.
34. *Peters, U. H.:* On the reason why psychiatry in 80 years could not integrate schizo-affective psychoses. Can it now? Psychiat. clin. **16** (1983) 103–108.
35. *Pull, C. B.; M. C. Pull; P. Pichot:* Nosological position of schizo-affective psychoses in France. Psychiat. clin. **16** (1983) 141–148.
36. *Trostorff, S. v.:* Über die hereditäre Belastung bei den zykloiden Psychosen, den unsystematischen und systematischen Schizophrenien. Psychiat. Neurol. med. Psychol. **20** (1966) 98–106.
37. *Wing, J. K.; J. E. Cooper; N. Sartorius:* The measurement and classification of psychiatric symptoms. London: Cambridge University Press 1974.
38. *Zaudig, M.; G. Vogl:* Zur Frage der operationalisierten Diagnostik schizoaffektiver und zykloider Psychosen. Arch. Psychiat. Nervenheilk. **233** (1983) 385–396.

Die zykloiden und schizoaffektiven Psychosen der Bonner Schizophrenie-Studie

B. Armbruster und G. Huber

Beim heutigen Wissensstand kann jeder Schizophreniebegriff nicht mehr sein als eine „provisorische Konvention" (7). Seit der Heraushebung der Dementia praecox durch Kraepelin und der „Gruppe der Schizophrenien" durch E. Bleuler gibt es, unverändert bis heute, sehr verschiedene Konventionen dessen, was Schizophrenie heißen soll. Solange charakteristische somatische Befunde fehlen, kann jedes diagnostische Konzept, wie wir anderenorts zeigten, nur eine vorläufige Übereinkunft über Kriterien sein, an die man sich bei der Diagnose hält. So definierte K. Schneider: „Wenn Symptome 1. Ranges vorliegen und eine bekannte Grundkrankheit auszuschließen ist, *heiße ich* den Zustand Schizophrenie" (31). Provisorische Konventionen sind nach unserer Meinung auch alle anderen Konzepte endogener Psychosen oder bestimmter Gruppen, Formen und Typen innerhalb des Bereiches der endogenen Psychosen. Dies gilt auch dann, wenn diese Konzepte partiell oder vollständig operationalisiert sind, und impliziert, daß man innerhalb der endogenen Psychosen nicht von richtigen und von Fehldiagnosen sprechen kann, sondern nur davon, daß bei Anwendung eines bestimmten Konzeptes diese oder jene Diagnose gerechtfertigt ist oder nicht.

In den Konzepten von Bleuler und Schneider und auch von Leonhard in seiner „Aufteilung der endogenen Psychosen" (25) wird die Diagnose nach dem Zustand, in den Konzepten von Kraepelin, Langfeldt oder Rümke nach dem Verlauf, korrekter: nach dem Ausgang, gestellt. Bleuler und Schneider nehmen eine Schizophrenie auch dann an, wenn eine nach ihrem Konzept schizophren zu nennende Psychose vollständig ausheilt, was in der Züricher (3) und Bonner Schizophrenie-Studie (22) übereinstimmend in je 22% des schizophrenen Gesamtkollektivs der Fall ist (4).

Die heute hier erörterte Frage der Klassifikation der endogenen Psychosen konnte u. E. bisher letztlich nicht beantwortet werden, weil wir noch keine pathognomonischen somatischen Befunde kennen und weil auch andere Kriterien, z. B. Verlauf und Ausgang, genetische Befunde oder Ansprechen auf eine bestimmte Behandlung, nur sehr bedingt geeignet sind, psychopathologisch oder mit Hilfe einer multiaxialen Diagnostik vorgenommene Klassifikationen zu bestätigen. Zwar sind eine Reihe von statistisch signifikanten Beziehungen zwischen bestimmten anamnestischen, klinischen und psychopathologischen Daten und langfristigem psychopathologischem und sozialem Ausgang, wie wir in der Bonner Schizophrenie-Studie zeigten, nicht länger zu bezweifeln. Doch sind diese Korrelationen u. E. nicht imstande, eine nosologische Trennung, z. B. zwischen Kernschizophrenien und schizoaffektiven, schizophreniformen, zykloiden oder atypischen Psychosen, zu begründen. Eine sichere individuelle Prognosestellung im Erkrankungsbeginn ist anhand prognostischer Einzelkriterien, einer Kombination von solchen und/oder des klinischen Gesamtsyndroms nicht möglich. Was die Züricher, Lausanner und Bonner Langzeitstudien anbelangt, stimmen in diesem Punkt Bleuler, Ciompi und Müller und wir trotz ganz unterschiedlicher Vorstellungen über Wesen und Theorie der Schizophrenien überein (3, 5, 22).

Die Herausarbeitung von prognostischen Indikatoren ist für die meisten Autoren bei der Klassifikation endogener Psychosen und in der Diskussion der Bewertung diagnostischer Konzepte von entscheidender Bedeutung, so auch bei der von Leonhard und seinen Schülern bejahten Frage, ob ein Teil der Schneider- oder Bleuler-Schizophrenien eigenständige Einheiten, etwa im Sinne zykloider, schizoaffektiver oder atypischer Psychosen (Mitsuda; Fukuda s. in (9), sind oder ob sie, wie andere meinen, sogar den affektiven Psychosen zuzurechnen seien. Auf die praktische Bedeutung von Abgrenzungen im Bereich der endogenen Psychosen, die Bedeutung für Prognose und Therapie hat LEONHARD seit Jahrzehnten hingewiesen. Für den Patienten und den Arzt ist es von großer Wichtigkeit, wenn es möglich ist, z. B. bei einer Motilitäts-, Eingebungs-, Angst- oder Verwirrtheitspsychose, die man von einer affektvollen Paraphrenie, periodischen Katatonie, Schizophasie und vollends von einer paranoiden, hebephrenen oder katatonen Form einer systematischen Schizophrenie getrennt hat, eine völlige Wiederherstellung vorauszusagen.

Gelingt es, mit der Diagnose zugleich eine Prognose zu geben? Inwieweit existiert eine „prognostische Diagnostik" im Sinn von LEONHARD (25, 26, 27)? Wir können hier nicht auf die aktuelle und ältere wissenschaftliche Diskussion dieser Frage eingehen und nur auf die Beiträge u. a. von RENNERT, BERNER und GABRIEL, ANGST, PERRIS, LANGFELDT, ASTRUP, MITSUDA und FUKUDA und vielen anderen mehr verweisen. Bekanntlich entsprechen nach LEONHARD bestimmte kennzeichnende, auch schon initial querschnittsmäßig heraushebbare psychopathologische Bilder eigenen Krankheitsformen mit bestimmter Richtungsprognose, sind viele von anderen, zumal BLEULER und SCHNEIDER, zu den Schizophrenien gerechnete Psychosen als ätiologisch selbständige Gruppen abtrennbar und kann eine Aufteilung der endogenen Psychosen, nach LEONHARD in systematische und unsystematische Schizophrenien, zykloide und phasische Psychosen, hier wiederum in die manisch-depressive Krankheit und die monopolar-phasischen Psychosen, erst die Voraussetzung für eine optimale Therapie und Prognostik schaffen. Letzteres, weil jede dieser Gruppen ihre eigene, zugleich mit der Diagnose zum Ausdruck gebrachte Prognostik hat.

Über die prognostische Valenz bestimmter Merkmale, z. B. prämorbide Persönlichkeitsstruktur, Auslösungsfaktoren, Akuität des Einsetzens psychotischer Erst- und Remanifestationen, bestimmte psychopathologische Symptome und Syndrome, auch soziale Schicht und Broken home, besteht weitgehende Übereinstimmung; hinsichtlich anderer Merkmale, z. B. bestimmte andere psychopathologische Initialsymptome und Initialsyndrome, Höhe der Belastung mit Psychosen, prämorbides Intelligenzniveau und Schulerfolg, Vorpostensyndrome und Prodrome oder Erkrankungsalter, gibt es unterschiedliche Auffassungen (22). Ähnlich different sind auch die Ansichten über die hierarchische Wertigkeit von Symptomen. Nach der Schichtregel (K. JASPERS) haben für SCHNEIDER und uns psychopathologisch schizophrene Symptome diagnostischen Vorrang gegenüber einer gleichzeitig vorhandenen zyklothymen Symptomatik; andere vertreten einen gegensätzlichen Standpunkt: Zuordnung zu den affektiven Psychosen bei Auftreten depressiver und manischer Syndrome, unbeschadet des Vorliegens schizophrener Symptome. Wieder andere sprechen bekanntlich von schizoaffektiven Psychosen, wenn schizophrene und affektive Symptome simultan oder sukzessiv im Verlauf auftreten.

Wir teilen völlig die Leonhardsche Auffassung, daß die Verwendung Schneiderscher oder Bleulerscher Kriterien nicht zur Bildung homogener Gruppen führt. Dies zeigen gerade auch die Ergebnisse der Bonner und Züricher Langzeitstudie. In der Bonn-Studie ließen sich durch die Kombination von Verlaufsweise und psychopathologischem Ausgang empirisch 73 Verlaufstypen nachweisen, die wir durch Zusammenfassung verwandter Typen auf 12 reduzierten. Sie sind langzeitprognostisch völlig heterogen, und die langfristige soziale Heilungsrate nach einer durchschnittlichen Krankheitsdauer von 22,4 Jahren reicht von 100 bis 2%. Die Tab. 1 gibt eine Übersicht über diese 12 Verlaufstypen des 502 Patienten umfassenden Bonner Hauptkollektivs.

Wenn man neben psychopathologischen auch nicht-psychopathologische und nicht-symptomatologische Kriterien in die diagnostischen Konzepte einbaut, ändert sich die Situation nicht grundsätzlich, weil auch sie als prognostische Indikatoren versagen können, statistisch gesehen günstige Indikatoren in vielen Fällen, wie wir in der Bonn-Studie nachgewiesen haben, mit ungünstigem Ausgang verbunden sind, und umgekehrt (21, 22).

So fanden wir einen langzeitprognostisch signifikant günstigen Einfluß einer kontaktfähigen Primärpersönlichkeit, einer perakuten oder akuten Erstmanifestation, einer psychisch-reaktiven Auslösung von Re- und Erstmanifestationen, einer Mehrfachauslösung von Manifestationen, eines depressiven und coenästhetischen Initialsyndroms und bestimmter Initialsymptome, wie katatone Hypersymptome, wahnhafte Personenverkennung, endogen-depressive Verstimmung. Doch findet man in allen Untergruppen mit prognostisch günstigen Indikatoren auch zahlreiche Patienten ohne vollständige Remission mit Ausgang in uncharakteristische oder charakteristische Residualzustände. Andererseits sieht man bei Patienten mit langzeitprognostisch ungünstigen Indikatoren, z. B. abnorme, zumal schizoide Primärpersönlichkeit, lange Prodrome, Fehlen von aus-

Tab. 1: Verlaufstypen und ihre sozialen Heilungsquoten bei 502 schizophrenen Kranken der Bonn-Studie (aus G. HUBER; G. GROSS; R. SCHÜTTLER (22))

Verlaufstypen	Häufigkeit	Soziale Heilungen	
I: Monophasisch zur Vollremission	10,0%	100%	günstig
II: Polyphasisch zur Vollremission	12,1%	96,7%	
III: Chronische reine Psychosen	4,2%	90,5%	relativ günstig
IV: Mit nur 1 Schub zu reinen Residuen	6,2%	80,6%	
V: Primär phasisch, dann schubförmig zu reinen Residuen	10,0%	70,0%	
VI: Schubförmig mit zweitem (positivem) Knick zu reinen Residuen	5,8%	65,5%	
VII: Schubförmig oder einfach zu Strukturverformungen	6,2%	51,6%	relativ ungünstig
VIII: Einfach zu reinen Residuen	5,4%	48,1%	
IX: Mit mehreren Schüben zu reinen Residuen	12,9%	44,6%	
X: Schubförmig zu gemischten Residuen	9,6%	25,0%	ungünstig
XI: Einfach zu gemischten Residuen	7,2%	8,3%	
XII: Schubförmig oder einfach zu typisch schizophrenen Defektpsychosen	10,5%	1,9%	

lösenden Faktoren, chronisches Einsetzen der Erstmanifestation, hebephrenes Initialsyndrom oder initiale akustische Halluzinationen 1. Ranges, auch Verläufe mit günstigem Ausgang, wenn auch signifikant seltener als im Gesamtkollektiv. Die Unterschiede sind nicht derart, daß man daraus eine Abtrennung als eigene Psychoseform, z. B. als psychogene oder reaktive Psychosen, oder eine nosologische Sonderstellung von schizophrenen Frauen mit Erst- oder Remanifestation der Psychose im Wochenbett ableiten könnte. Was an Besonderheiten zur Kennzeichnung herangezogen wird, erlaubt allenfalls eine differentialtypologische, keine differentialdiagnostische und nosologische Abgrenzung gegenüber der Gesamtgruppe, wenn man die langen Verläufe berücksichtigt. So finden sich z. B. bei unseren Bonner Schneider-Schizophrenien mit akutem Psychosebeginn, mit Auslösung durch psychisch-reaktive Faktoren oder im Wochenbett oder mit depressiven Initialsyndromen zwar signifikant weniger ungünstige Ausgänge als im Gesamtkollektiv; doch liegt die Rate charakteristisch schizophrener Residualzustände immer noch zwischen 17 und 25%, und nur eine Minderzahl der Patienten zeigt langfristig einen phasenhaften Verlauf mit psychopathologischer Vollremission.

Man kann mit Hilfe psychopathologischer und anderer anamnestischer und klinischer Kriterien u. E. der ätiologischen Forschung kaum vorarbeiten und eine – noch unbekannte – eigenständige Krankheitsform innerhalb der endogenen Psychosen finden und abgrenzen. Alle in Anspruch genommenen Merkmale versagen, wenn die jahrzehntelangen Verläufe berücksichtigt werden. Die mehr statischen traditionellen Schizophrenie- und Psychosenkonzepte, auch die modernen, voll operationalisierten diagnostischen Instrumente, können der Wandelbarkeit der Verlaufsgestalt nicht gerecht werden (13, 15, 17, 22, 24). Schon die klassischen Unterformen ermöglichen keine Aufgliederung in im Gesamtverlauf konstante Einzeltypen und stellen nach den Heidelberger und Bonner Untersuchungen nur eine typologische Querschnittsbeschreibung aus einer fließenden Mannigfaltigkeit von Verlaufsgestaltungen dar.

In einem Vergleich von sechs neueren, etwa gleich reliablen Schizophreniekonzepten variierten die Raten der Häufigkeit einer Schizophreniediagnose um das 7fache und reichten von etwa 3 bis 26% (ENDICOTT et al. 1982 – s. in (8)). Es ist klar, daß bei diesen Disparitäten Studien, die verschiedene diagnostische Konzepte benutzen, zu ganz unterschiedlichen Resultaten kommen müssen. Unseres Erachtens trifft auch die Annahme, die Low-rate-Systeme würden homogenere, die High-rate-Systeme vergleichsweise heterogene Stichproben erfassen, nur bedingt zu. Neuere Versuche, zwischen negativen und positiven Schizophrenien (ANDREASEN und OLSEN 1982 – s. in (8)), Typ I- und Typ II-Syndromen (CROW 1980 – s. in (8)) zu unterscheiden, erinnern an ältere Konzepte, wie sie von CONRAD, JANZARIK und uns vorgelegt und in den letzten beiden Jahrzehnten im Basisstörungskonzept weiterentwickelt wurden (10, 18, 19). Auch bei den sogenannten positiven und negativen Schizophrenien, in die die DSM-III-Schizophrenie aufgegliedert wurde, bleibt die Variabilität im Längsschnitt und der Tatbestand, daß sicher auch querschnittsmäßig sowohl die sogenannte negative wie die positive Schizophrenie, wie wir anderenorts zeigten (8), heterogene Gruppen sind.

Bei den Differenzierungsversuchen im Bereich der endogenen Psychosen wurden Vorliegen oder Fehlen affektiver Symptome oder formaler Denkstörungen häufig als diagnostische Kriterien verwendet. Auch sie werden bei Beachtung der langen Verläufe als Kriterien zur Abgrenzung von eigenständigen Formen fragwürdig. Zum Beispiel fanden wir formale Denkstörungen bei den Schneider-Schizophrenien der Bonn-Studie im Gesamtverlauf in 82%; ihr Vorhandensein bei Erkrankungsbeginn oder im Gesamtverlauf ist ohne signifikante Valenz für die langfristige Prognose. Fehlen oder Vorhandensein formaler Denkstörungen oder auch endomorph-depressiver Symptome, die in 60% der Bonner Schizophrenien nachweisbar waren, können nicht ohne weiteres als Kriterium für eine nosologische Differenzierung, z. B. echte Schizophrenien versus schizoaffektive Psychosen, verwendet werden.

In der skizzierten Situation scheint es sinnvoll und heuristisch nützlich, in einem „polydiagnostischen Ansatz" (2) unterschiedliche diagnostische Konzepte auf das gleiche Krankengut anzuwenden, z. B. das Leonhardsche Konzept der zykloiden Psychosen oder andere Konzepte des „schizoaffektiven Zwischenbereiches" auf das Beobachtungsgut der Bonn-Studie. Wir haben dies versucht und mehrfach darüber berichtet (1, 18).

Wir analysierten Teilgruppen derjenigen Probanden der Bonn-Studie, die nach den Kriterien von KASANIN, nach RDC (SPITZER et al. 1978) und nach ANGST et al. als schizoaffektive Psychosen und nach LEONHARD und PERRIS als zykloide Psychosen zu bezeichnen sind (s. Tab. 2).

Die diagnostische Zuordnung erfolgte aufgrund des psychopathologischen Zustandsbildes bei der psychotischen Erstmanifestation ohne Kenntnis von Verlauf und Ausgang. Das Material wurde in vier getrennten Arbeitsgängen auf die Kriterien der zykloiden Psychosen und der drei analysierten Typen von schizoaffektiven Psychosen hin untersucht. Dadurch kam es zu Überschneidungen in (insgesamt 44) Fällen, die den Kriterien von mehr als einer Psychoseform entsprachen. So kann z. B. ein Fall als zykloide Angstpsychose nach LEONHARD und zugleich, wenn die psychotische Erstmanifestation psychisch-reaktiv ausgelöst wurde und perakut einsetzte, als schizoaffektive Psychose nach KASANIN rubriziert sein.

Bei allen vier Untergruppen ist, wie die Tab. 2 zeigt, die Rate der charakteristischen Residuen, also der ungünstigsten Ausgänge, mit 5 bis 17% signifikant niedriger, die der Vollremissionen mit 31 bis 45% signifikant höher als im Bonner Gesamtkollektiv. Bei den zykloiden Psychosen nach LEONHARD finden sich nur 17% ungünstige Ausgänge gegenüber etwa 35% im Bonner Gesamtkollektiv, während andererseits die Rate der Vollremissionen mit 45% doppelt so hoch ist wie dort. Dieser Befund ist im wesentlichen eine Bestätigung des Leonhardschen Konzeptes zykloider Psychosen und ihrer gegenüber den übrigen, nach seiner Terminologie unsystematischen und systematischen Schizophrenien günstigeren Prognose. Auch im Vergleich mit den schizoaffektiven Psychosen nach KASANIN, RDC und ANGST zeigen die zykloiden Psychosen die

Tab. 2: Langzeitprognose der als zykloide oder schizoaffektive Psychosen zu klassifizierenden Fälle der Bonn-Studie

Typologie	Vollremission	Uncharakteristische Residuen	Charakteristische Residuen	n
Zykloid (LEONHARD)	24 45,3%	20 37,7%	9 17,0%	53 100%
Schizoaffektiv (KASANIN)	8 40,0%	11 55,0%	1 5,0%	20 100%
Schizoaffektiv (RDC)	11 42,0%	12 46,5%	3 11,5%	26 100%
Schizoaffektiv (ANGST et al.)	18 31,0%	34 58,7%	6 10,3%	58 100%

höchste Rate vollständiger und dauerhafter psychopathologischer Remissionen. In bezug auf die ungünstigen Ausgänge, die charakteristisch schizophrenen Residualzustände, sind die schizoaffektiven Psychosen und hier besonders die kleine Gruppe der nach KASANIN definierten Psychosen mit psychisch-reaktiver Auslösung, perakutem Einsetzen und depressiv-manischen Stimmungsschwankungen noch günstiger; bei den Kasanin-Psychosen finden sich nach etwa 22 Jahren nur 5% ungünstige Ausgänge. Bemerkenswert ist auch, daß bei den nach KASANIN, RDC und ANGST klassifizierten schizoaffektiven Psychosen der Anteil uncharakteristischer, ganz überwiegend reiner Residuen durchweg hoch und mit 46 bis 59% noch deutlich höher ist als im Bonner Gesamtkollektiv (35%). Reine Defektsyndrome, wie wir sie früher nannten, und die sie konstituierenden kognitiven und dynamischen Basisdefizienzen, die bisher von der wissenschaftlichen Psychiatrie vernachlässigt wurden und die wir mit dem Bonner Instrumentarium für Basissymptome zu erfassen versuchen, sind demnach bei diesen Typen schizoaffektiver Psychosen häufig nachweisbar. Aber auch bei den Leonhardschen zykloiden Psychosen sind solche, ganz überwiegend gering ausgeprägten reinen Defizienzsyndrome mit knapp 38% nicht signifikant seltener als in der Bonner Gesamtpopulation von Schneider-Schizophrenien (43,2%).

Wir sagten, daß die Befunde der Bonn-Studie das Leonhardsche Konzept bestätigen: Zykloide Psychosen nach Art der Angst-Glücks-, Motilitäts- und Verwirrtheitspsychosen sind langzeitprognostisch, statistisch betrachtet, signifikant günstiger als die übrigen nach SCHNEIDER diagnostizierten Schizophrenien. Unsere Ergebnisse nähern sich weitgehend denen von LEONHARD, wie er sie noch 1966 in der 3. Auflage seiner „Aufteilung der endogenen Psychosen" dargestellt hat. In diesem, als fruchtbaren Ausgangs- und Orientierungspunkt für die Psychiatrie heute wie damals aktuellen Werk konzediert er u. a., wie ich seinerzeit in einem „Nervenarzt"-Referat des Buches bemerkte, daß manche Fälle phasischer Psychosen, so die reinen Euphorien, die wir z. T. typologisch als coenästhetische Schizophrenien oder Zyklothymien (12, 17) kennzeichnen würden, trotz der grundsätzlichen Heilbarkeit keine Reversibilität mehr erkennen lassen und daß er bei den zykloiden Psychosen, die grundsätzlich nie zu Defekten führen sollen, dennoch Defekte sah, nämlich bei der Angst-Glücks-Psychose in knapp $1/3$ (29%), bei der Verwirrtheitspsychose in 22% und den hyperkinetisch-akinetischen Motilitätspsychosen in 33%. Mit diesen Beobachtungen, die LEONHARD wegen des Ausgangs in Defekt für Fehldiagnosen hält, belegt er selbst die Schwierigkeiten einer die Prognose in sich schließenden Diagnose aus dem Querschnittsbild.

Wenn LEONHARD später unter Bezugnahme au eine Untersuchung von V. TROSTORFF feststellt (26, 27), daß nur 4,9% der zykloiden Psychosen nicht ausgeheilt waren, ergo Fehldiagnosen darstellten, kann man vermuten, daß andere Autoren trotz sorgfältiger Zuordnung nach den von LEONHARD beschriebenen oder auch den von PERRIS operationalisierten Kriterien noch häufiger Fehldiagnosen stellen und daß für die Fähigkeit, die richtige Diagnose und damit zugleich die richtige Prognose zu stellen, Intuition und Kennerschaft des Meisters und seiner unmittelbaren Schüler und vielleicht auch deren Streben, es dem Lehrer gleichzutun und ihn womöglich noch zu übertreffen, eine Rolle spielen. Hier zeigt sich wiederum das bis heute nicht befriedigend gelöste und u. E. auf rein psychopathologischem Wege und auch mit der Kraepelin-Kahlbaumschen Methode der Verlaufsforschung unter Einbeziehung aller erreichbaren Daten nicht lösbare Problem, Erfahrung und Kennerschaft in der Diagnostik durch sorgfältige Deskription und operationalisierte diagnostische Systeme so zu objektivieren, daß Nachuntersucher imstande sind, mit der gleichen Verläßlichkeit das vom jeweiligen Schöpfer des diagnostischen Konzeptes gemeinte Zustands- oder Krankheitsbild zu identifizieren. Selbst bei den modernen diagnostischen Systemen wie RDC oder DSM-III muß die Annahme, daß Gruppen von psychotisch Kranken, die von verschiedenen, die gleichen Kriterien benutzenden Untersuchern herausgehoben wurden, diagnostisch identisch und homogen sind, mit guten Gründen in Frage gestellt werden, wie kürzlich noch HELZER und CORYELL darlegten. Dies gilt auch dann, wenn aus Sorge um ausreichende Reliabilität in allen und auch den modernen angelsächsischen diagnostischen Systemen eine starke Tendenz besteht, leichter wiedererkennbare, deutlich ausgeprägte und ausgeformte schizophrene End- und Überbausymptomatik vorwiegend oder ausschließlich zu berücksichtigen und die prima vista mehr oder minder uncharakteristische Basissymptomatik zu vernachlässigen, obschon vieles dafür spricht, daß diese für die Forschung, aber auch für Therapie und Rehabilitation bedeutsamer ist als jene (19).

Wir halten fest, daß auch durch unsere Langzeituntersuchungen der Leonhardsche Ansatz bestätigt wird, soweit dies nach unserer Meinung in dieser Hinsicht überhaupt zu erwarten ist und soweit sich Kriterien für die Bildung psychiatrisch-psychopathologischer Teilgruppen von Psychosen grundsätzlich zureichend definieren lassen.

Wir sahen, daß die zykloiden Psychosen signifikant günstiger verlaufen als die übrigen Bonner Schizophrenien und daß die Rate der Vollremissionen über doppelt so häufig, die der ungünstigen Ausgänge nur halb so häufig ist wie im Bonner Gesamtkollektiv. Stellt man die zykloiden und schizoaffektiven Psychosen der Bonn-Studie (113 Fälle) den übrigen Bonner Schizophrenien (389 Fälle) gegenüber, ist der Unterschied der Langzeitprognose zugunsten der zykloiden und schizoaffektiven Psychosen hochsignifikant, wie Tab. 3 zeigt. Doch verläuft nach unseren Befunden auch bei den schizoaffektiven und zykloiden Psychosen immer noch die Mehrzahl nicht phasisch zur psychopathologischen Vollremission, sondern zu mehr oder weniger ausgeprägten, überwiegend leichteren und relativ uncharakteristischen Residualzuständen.

Bei den von LEONHARD und auch von KASANIN, ANGST sowie SPITZER und ENDICOTT angegebenen Kriterien zur Diagnostik der zykloiden und schizoaffektiven Psychosen handelt es sich fast ausnahmslos um Merkmale, die in der Bonn-Studie als hinsichtlich der langfristigen psychopathologischen und sozialen Ausgänge statistisch signifikant günstige Prognosefaktoren ermittelt wurden. Hierher gehören die psychisch-reaktive Auslösung, ein perakuter Krankheitsbeginn der psychotischen Erstmanifestation und das Vorhandensein von depressiven und/oder manischen Stimmungsschwankungen, auch eine syntone, kontaktfähige Primärpersönlichkeit sowie Hyperkinese und wahnhafte Personenverkennungen, wie sie LEONHARD bei den Motilitäts- und Verwirrtheitspsychosen heraushebt. Andere in der Leonhardschen Deskription der zykloiden Psychosen enthaltene paranoide und halluzinatorische Erlebnisweisen, z. B. Wahnwahrnehmungen und Coenästhesien der Stufe 2 (20) oder schizophrene Störungen des Icherlebnisses (der Meinhaftigkeit nach Kurt SCHNEIDER) einschließlich Gedankenentzug und Gedankeneingebung, erwiesen sich als prognostisch neutral. Nur die akustischen Halluzinationen 1. Ranges und hier wieder bestimmte Typen (z. B. dialogische Stimmen) sind langzeitprognostisch signifikant ungünstig (18, 22).

Es liegt auf der Hand, daß Psychoseformen oder -typen wie die zykloiden Psychosen, bei denen sich nach der von LEONHARD gegebenen Charakterisierung Merkmale häufen, denen nach den Befunden der Bonn-Studie in bezug auf die psychopathologische und soziale Langzeitentwicklung eine signifikant günstige Valenz zukommt, mehr psychopathologische Vollremissionen und soziale Heilungen und weniger ungünstige Verläufe zu gemischten schizophrenen Residualzuständen und typisch schizophrenen Defektpsychosen erwarten lassen als das Gesamtkollektiv schizophrener Kranker oder das Restkollektiv, in dem günstigere Prognosefaktoren seltener sind und ungünstige Prognosefaktoren sich anhäufen. Aber auch in dieser größeren, 389 Patienten des Bonner Hauptkollektivs umfassenden Restgruppe gibt es, wie die Tab. 3 zeigt, in etwa 19% Vollremissionen und in gut 40% Verläufe zu überwiegend relativ günstigen uncharakteristischen reinen Residualzuständen, wie umgekehrt bei den zykloiden und schizoaffektiven Psychosen ungünstige Ausgänge in typisch schizophrene Persönlichkeitswandlungen vorkommen, wenn auch mit etwa 16% hochsignifikant seltener als im Gesamtkollektiv.

Bemerkenswert ist, daß im Sinne der konven-

Tab. 3: Vergleich der Langzeitprognose der als zykloide oder schizoaffektive Psychosen zu klassifizierenden Fälle mit dem Restkollektiv der Bonn-Studie

Bonn-Studie	Vollremission	Uncharakteristische Residuen	Charakteristische Residuen	n
Zykloid oder schizoaffektiv	36 31,9%	59 52,2%	18 15,9%	113 100%
Restkollektiv	75 19,3%	158 40,6%	156 40,1%	389 100%
Gesamtkollektiv	111 22,1%	217 43,2%	174 34,7%	502 100%

χ^2-Anteil 21,0 bei 2 FG = 0,1%-Niveau

tionellen Konzepte nicht schizophrenietypische, sondern uncharakteristische reine Residuen bei den Psychosetypen des zykloid-schizoaffektiven Zwischenbereiches mit 52% der häufigste Ausgang sind und diese uncharakteristischen Residuen hier noch häufiger vorkommen als im Gesamtkollektiv. Das, zumal bei geringer Ausprägung pseudoneurasthenisch anmutende und nicht in seiner schizophrenen Herkunft erkennbare Syndrom der reinen Defizienz, des reinen Defektes, wie wir früher sagten, ist durch dynamische und kognitive Defizienzen bestimmt, die von den Patienten selbst wahrgenommen und verbalisiert werden. Wir haben diese Erlebnisweisen als direkte und indirekte Minussymptome in den postpsychotischen hyperg-asthenischen, oft depressiv gefärbten Basisstadien und in den praktisch irreversiblen reinen Defektsyndromen sowie auch schon in den präpsychotischen Vorpostensyndromen und Prodromen (6) seit 1957 und 1961 im einzelnen beschrieben. Die Tab. 4 gibt sehr pauschal eine Übersicht über die erlebnismäßig-phänomenalen Aspekte der reinen Defizienz, wie sie in den Selbstschilderungen der Patienten mit leichten reinen und gemischten Residuen berichtet werden. Das Konzept der Basisstörungen, Basissymptome und Basisstadien wurde inzwischen anhand der Ergebnisse der Bonn-Studie und neuerer Befunde modifiziert und weiterentwickelt (19).

Fragt man noch nach der Bedeutung diagnostischer Konzepte und Kriterien für die biologisch-psychiatrische Forschung, sind u. E. die bisher üblichen diagnostischen Systeme nur in begrenztem Umfang und am ehesten dann geeignet, wenn es sich um zustandsunabhängige Merkmale, sogenannte traits, handelt, wie sie auch bei den diskordanten Zwillingspartnern von an Schizophrenie Erkrankten vermutet werden. Hier könnte es sinnvoll sein, mehr oder weniger weite und enge diagnostische Konzepte anzuwenden: etwa solche für zykloide Psychosen und/oder solche für schizophrene Psychosen mit einer Häufung von langzeitprognostisch günstigen bzw. ungünstigen Merkmalen. Dagegen sind mit diesen Systemen zusammengestellte Stichproben kaum geeignet, hinreichend homogene Gruppen für die Untersuchung zustandsabhängiger biologischer, z. B. biochemischer oder EEG-Parameter zu gewinnen. Hier ist für die biologische Forschung eine neue Symptomlehre zu entwickeln, was u. E. am ehesten durch Differenzierung des noch sehr groben Ansatzes einer Aufteilung in positive und negative Symptome auf der Grundlage des Basisstörungskonzeptes möglich ist. Dabei ist das aktuelle psychopathologische Syndrom z. Z. der Erhebung des somatischen Befundes phänomenologisch subtil zu beschreiben, wie es uns LEONHARD oder Kurt SCHNEIDER gelehrt haben, und darüber hinaus unter Berücksichtigung der zeitlichen Entwicklung hinsichtlich des Grades seiner Prozeßaktivität einzuschätzen, wie wir es zusammen mit G. GROSS und H. PENIN versuchten (s. 23, 28). Weil für die in Rede stehenden biologischen Parameter ebenso wie für die phänomenologisch eruierbare Basissymptomatik mit einer ausgeprägten intraindividuellen Fluktuation zu rechnen ist und bestimmte zustandsabhängige somatische, z. B. neurobiochemische Veränderungen vermutlich nur in passageren, stärker prozeßaktiven Stadien der Erkrankung faßbar sind, sind klinisch-somatische Longitudinal-Studien am gleichen Patienten in möglichst kurzen zeitlichen Intervallen erforderlich.

Tab. 4: Rangreihe der häufigsten Klagen und Störungen bei 285 schizophrenen Kranken der Bonn-Studie mit reinen und gemischten Residuen (aus G. HUBER; G. GROSS; R. SCHÜTTLER (22))

Kognitive Störungen (Konzentrations-, Denk- und Gedächtnisstörungen)	75,4%
Körperliche und seelisch-geistige Erschöpfbarkeit	71,2%
Störungen des Allgemeinbefindens, Leistungsinsuffizienz	65,6%
Einbuße an Spannkraft, Energie, Ausdauer, Geduld	61,0%
Coenästhesien	58,9%
Erhöhte Erregbarkeit und Beeindruckbarkeit, Unfähigkeit zur Extinktion	58,2%
Belastungsunfähigkeit, Intoleranz gegen „Streß"	46,7%
Geräusch- und Witterungsüberempfindlichkeit	42,4%
Schlafstörungen	41,0%
Verlust von Selbstvertrauen, Insuffizienzgefühl	31,2%
Neigung zu coenästhetisch-dysthymen Verstimmungen	30,5%
Vegetative Störungen	30,5%
Erlebte Impulsverarmung	24,2%
Einbuße an Naivität und Unbefangenheit, Zwang zur Reflexion	23,5%

Noch ein Wort zur Frage der erblichen Belastung. Die zykloiden Psychosen haben nach LEONHARD eine viel geringere Belastung mit endogenen Psychosen als die unsystematischen Schizophrenien, zu denen nach LEONHARDS Kriterien die nicht-zykloide und nicht-schizoaffektive Restgruppe der Bonn-Studie größtenteils gehören dürfte. Bei unseren zykloiden Psychosen ist bei den Verwandten 1. Grades die Belastung mit Schizophrenien mit 7,6% kaum höher als die mit Zyklothymien mit 6,1%; die entsprechenden Zahlen im Gesamtkollektiv Bonner Schizophrenien sind 15 bzw. 2,5% (s. Tab. 5). Bei den Verwandten 1. Grades unserer zykloiden Psychosen sind demnach affektive Psychosen häufiger, schizophrene Psychosen seltener als im Gesamtkollektiv. Bei den zykloiden Psychosen beträgt nach LEONHARD und v. TROSTORFF die Rate von Sekundärfällen endogener Psychosen bei den Verwandten 1. Grades 22,1% und ist damit fast dieselbe wie bei den Bonner zykloiden Psychosen mit 23,5%; diese Belastungsrate ist allerdings praktisch nicht niedriger als im Bonner Gesamtkollektiv schizophrener Kranker (23,8%). Auch diese Zahlen sprechen u. E. eher dafür, daß es sich bei den zykloiden wie bei den schizoaffektiven Psychosen um Teilgruppen handelt, die sich beim heutigen Stand unseres Wissens nur differentialtypologisch von anderen endogenen Psychosen abgrenzen lassen.

Im ganzen gesehen zeigen auch die Ergebnisse der Bonn-Studie, daß die Befunde von LEONHARD, der mit seiner Psychiatrie, wie vor ihm wohl nur KRAEPELIN und BLEULER, die Welt eroberte, zu Recht bestehen und daß durch sie, auch dort, wo andere Interpretationen und Folgerungen möglich sind, Wege zur weiteren Erforschung der endogenen Psychosen eröffnet werden.

Tab. 5: Familiäre Belastung in der engeren und weiteren Familie mit Schizophrenien, Zyklothymien und nicht klassifizierbaren endogenen Psychosen der als zykloide oder schizoaffektive Psychosen rubrizierbaren Fälle der Bonn-Studie im Vergleich mit dem Gesamtmaterial

Familiäre Belastung	Schizophrenien		Zyklothymien		Nicht klassifizierbare endogene Psychosen	
	Engere Familie	Weitere Familie	Engere Familie	Weitere Familie	Engere Familie	Weitere Familie
Zykloid (LEONHARD)	4 7,6%	5 9,4%	3 6,1%	1 2,0%	5 9,8%	7 13,7%
Schizoaffektiv (KASANIN)	2 10,0%	3 15,0%	—	—	2 10,0%	1 5,0%
Schizoaffektiv (RDC)	4 25,4%	2 7,7%	3 11,5%	1 3,9%	1 3,9%	3 11,5%
Schizoaffektiv (ANGST et al.)	10 17,2%	5 8,6%	5 8,6%	3 5,2%	7 12,1%	8 13,8%
Gesamtmaterial der Bonn-Studie	72 15,0%	72 15,0%	12 2,5%	13 2,7%	30 6,3%	69 14,4%

Literatur

1. *Armbruster, B.; G. Gross; G. Huber:* Long-term prognosis and course of schizo-affective, schizophreniform and cycloid psychoses. 16 (1983) 156–168.
2. *Berner, P.; H. Katschnig:* Principles of "multiaxial" classification in psychiatry as a basis of modern methodology. In: *T. Helgason* (Ed.), Methods of evaluation of psychiatric treatment. London: Cambridge University Press 1983.
3. *Bleuler, M.:* Die schizophrenen Geistesstörungen im Lichte langjähriger Kranken- und Familiengeschichten. Stuttgart: Thieme 1972.

4. *Bleuler, M.; G. Huber; G. Gross; R. Schüttler:* Der langfristige Verlauf schizophrener Psychosen. Gemeinsame Ergebnisse zweier Untersuchungen. Nervenarzt **47** (1976) 477–481.
5. *Ciompi, L.; C. Müller:* Lebensweg und Alter der Schizophrenen. Eine katamnestische Langzeitstudie bis ins Senium. Monographien aus dem Gesamtgebiete der Psychiatrie, Bd. 12. Berlin–Heidelberg–New York: Springer 1976.
6. *Gross, G.:* Prodrome und Vorpostensyndrome schizophrener Erkrankungen. In: *G. Huber* (Hrsg.), Schizophrenie und Zyklothymie. Ergebnisse und Probleme. Stuttgart: Thieme 1969.
7. *Gross, G.; G. Huber:* Schizophrenie – eine provisorische Konvention. Zur Problematik einer Nosographie der Schizophrenien. Psychiatr. Praxis **5** (1978) 93–105.
8. *Gross, G.; G. Huber:* Die Bedeutung diagnostischer Konzepte und Kriterien für die biologisch-psychiatrische Forschung bei schizophrenen und schizoaffektiven Psychosen. In: *A. Hopf; H. Beckmann* (Hrsg.), Forschungen zur Biologischen Psychiatrie. Berlin–Heidelberg–New York–Tokyo: Springer 1984.
9. *Gross, G.; R. Schüttler* (Hrsg.): Empirische Forschung in der Psychiatrie. Stuttgart, New York: Schattauer 1983.
10. *Gross, G.; G. Huber; R. Schüttler:* Computerized tomography studies on schizophrenic diseases. Arch. Psychiatr. Nervenkr. **231** (1982) 519–526.
11. *Helzer, J. E.; W. Coryell:* More on DSM III: How consistent are precise criteria? Biolog. Psychiatr. **18** (1983) 1201–1203.
12. *Huber, G.:* Die coenästhetische Schizophrenie. Fortschr. Neurol. Psychiatr. **25** (1957) 491–520.
13. *Huber, G.:* Reine Defektsyndrome und Basisstadien endogener Psychosen. Fortschr. Neurol. Psychiatr. **34** (1966) 409–426.
14. *Huber, G.:* Referat zu K. Leonhard „Aufteilung der endogenen Psychosen, 3. Aufl.". Nervenarzt **38** (1967) 520.
15. *Huber, G.:* Verlaufsprobleme schizophrener Erkrankungen. Schweiz. Arch. Neurol. Neurochir. Psychiat. **101** (1968) 346–368.
16. *Huber, G.:* Indizien für die Somatosehypothese bei den Schizophrenien. Fortschr. Neurol. Psychiat. **44** (1976) 77–94.
17. *Huber, G.:* Psychiatrie. Systematischer Lehrtext für Studenten und Ärzte. 3. Aufl. Stuttgart, New York: Schattauer 1981.
18. *Huber, G.* (Hrsg.): Endogene Psychosen: Diagnostik, Basissymptome und biologische Parameter. Stuttgart, New York: Schattauer 1982.
19. *Huber, G.:* Das Konzept substratnaher Basissymptome und seine Bedeutung für Theorie und Therapie schizophrener Erkrankungen. Nervenarzt **54** (1983) 23–32.
20. *Huber, G.; G. Gross:* Wahn. Eine deskriptiv-phänomenologische Untersuchung schizophrenen Wahns. Forum der Psychiatrie, N.F. Bd. 2. Stuttgart: Enke 1977.
21. *Huber, G.; G. Gross:* Problems of classification of endogenous psychoses matching biological findings. In: *C. Perris; G. Struwe; B. Jansson* (Eds.), Biological Psychiatry 1981. Proceedings of the IIIrd World Congress of Biological Psychiatry. Amsterdam–New York–Oxford: Elsevier 1981.
22. *Huber, G.; G. Gross; R. Schüttler:* Schizophrenie. Verlaufs- und sozialpsychiatrische Langzeituntersuchungen an den 1945 bis 1959 in Bonn hospitalisierten schizophrenen Kranken. Monographien aus dem Gesamtgebiete der Psychiatrie, Bd. 21. Berlin–Heidelberg–New York: Springer 1979.
23. *Huber, G.; H. Penin:* Klinisch-elektroenzephalographische Korrelationsuntersuchungen bei Schizophrenen. Fortschr. Neurol. Psychiat. **36** (1968) 641–659.
24. *Janzarik, W.:* Schizophrene Verläufe. Berlin–Heidelberg–New York: Springer 1968.
25. *Leonhard, K.:* Aufteilung der endogenen Psychosen. 3. Aufl. Berlin: Akademie-Verlag 1966.
26. *Leonhard, K.:* Prognostische Diagnostik der endogenen Psychosen unter Bezugnahme auf die zykloiden Psychosen. Wien. Z. Nervenheilk. **24** (1967) 282–296.
27. *Leonhard, K.:* Zur nosologischen Differenzierung der endogenen Psychosen und der Neurosen. Nervenarzt **49** (1978) 461–467.
28. *Penin, H.; G. Gross; G. Huber:* Elektroenzephalographisch-psychopathologische Untersuchungen in Basisstadien endogener Psychosen. In: *G. Huber* (Hrsg.), Endogene Psychosen: Diagnostik, Basissymptome und biologische Parameter. Stuttgart, New York: Schattauer 1982.
29. *Perris, C.:* Course of schizophrenia and some organic psychoses. In: *H. van Praag* (Ed.), Handbook of Biological Psychiatry, Part IV. New York–Basel: Dekker 1981.
30. *Rennert, H.:* Zum Modell „Universalgenese der Psychosen" – Aspekte einer unkonventionellen Auffassung der psychischen Krankheiten. Fortschr. Neurol. Psychiat. **50** (1982) 1–29.
31. *Schneider, K.:* Klinische Psychopathologie. 12. Aufl. Stuttgart: Thieme 1980.
32. *Trostorff, S. v.:* Über die hereditäre Belastung bei den zykloiden Psychosen, den unsystematischen und systematischen Schizophrenien. Psychiat. Neurol. med. Psychol. **20** (1968) 98–106.

Leonhards affektvolle Paraphrenie aus der Sicht der Wiener Schule

E. Gabriel

I. Es erscheint mir naheliegend, aus Anlaß des 80. Geburtstages von K. LEONHARD seinem Begriff der *affektvollen Paraphrenie* aus der Sicht der Wiener Schule nachzugehen. Dafür sind drei Gründe von besonderem Gewicht:

1. Zunächst ein historischer: In der Lehre von den schizophrenen Psychosen – der Lehre von jenen Psychosen, die konventionell als schizophren bezeichnet werden, hat die Wiener psychiatrische Schule der letzten Jahrzehnte den Paraphreniebegriff immer zur Differenzierung der paranoiden Psychosen verwendet (HOFF 1956; BERNER 1972), freilich im Ablauf der Zeit in unterschiedlicher Form. In dem Lehrbuch von HOFF (1956), das die Lehre der Wiener Klinik bis in die 60er Jahre widergibt, wird der Begriff zur Bezeichnung einer besonderen Form paranoider schizophrener Psychosen verwendet. Seine Charakteristika sind das Auftreten der Erkrankung in der zweiten Lebenshälfte von introvertierten, sensiblen Menschen, die schließlich mit Lebensschwierigkeiten nicht mehr fertig werden und deshalb die Psychose entwickeln, die symptomatologisch durch einen systematisierten, erlebnisreich aufgebauten Beziehungs- und Verfolgungswahn gekennzeichnet ist, der später in einen bizarren Größenwahn und autistische Zustände übergehen kann. Der Begriff zeigt deutlich seine Herkunft von KRAEPELIN (1913) und spiegelt die Bemühung wider, eine multifaktorielle Genese psychischer Erkrankungen deutlich zu machen. Es ist ein mehrdimensionaler, indem neben der symptomatologischen Dimension die Dimension der Zeit (Lebensalter), der Persönlichkeit und des Verlaufs zur Begriffsbeschreibung herangezogen werden. In der Beschreibung der Symptome werden affektive Störungen erwähnt, vor allem für den Beginn der Erkrankung (Aggression und Angst erfüllten den Lebensraum der Kranken). Der Begriff wird aber an sich ganz vom Wahn und seinem psychosozialen Hintergrund her beschrieben. (Ich möchte an dieser Stelle daran erinnern, daß schon am Beginn unseres Jahrhunderts in Wien STRANSKY (1906) auf die besondere Form paranoider Psychosen der Lebensmitte unter der unglücklichen Bezeichnung „dementia tardiva" hingewiesen hat. (Vgl. GABRIEL, 1976.) Dieses Festhalten der Wiener Schule jener Zeit am Paraphreniebegriff hat vermutlich dazu beigetragen, daß in der zweiten Hälfte der 60er Jahre noch unter dem Klinikvorstand H. HOFF in Wien unter der Führung von P. BERNER eine Arbeitsgruppe entstehen konnte, die sich seither kontinuierlich vorwiegend klinischer Wahnforschung widmet. In ihren Arbeiten und der Lehre der gegenwärtig von BERNER repräsentierten Wiener Schule (BERNER 1977) wird der Paraphreniebegriff freilich ausschließlich syndromatologisch verwendet. Darauf wird später einzugehen sein.

2. Ein zweiter Grund, der es nahelegt, dem Leonhardschen Begriff der affektvollen Paraphrenie aus der Sicht der gegenwärtigen Wiener Schule nachzugehen, liegt in dem Anliegen, den so sehr heterogenen globalen Schizophreniebegriff zu differenzieren, was ein Anliegen LEONHARDS ebenso war und ist, wie es ein Anliegen der gegenwärtigen Wiener Schule ist.

3. Und schließlich und vor allem sollte es eine reizvolle Aufgabe sein, den Beziehungen der Leonhardschen affektvollen Paraphrenie und des paraphrenen Wahnsyndroms mit zyklothymem (oder affektivem) Achsensyndrom der gegenwärtigen Wiener Schule vergleichend nachzugehen.

II. Ich wende mich zunächst unserem eigenen Ansatz zu. An repräsentativer Stelle, nämlich in seinem Beitrag über „Paranoide Syndrome" in der 2. Auflage der „Psychiatrie der Gegenwart", hat BERNER zuerst 1972 den syndromatologischen Klassifikationsansatz der von ihm geführten Schule dargestellt. Eine Erweiterung hat diese Darstellung dann in seiner „Psychiatrischen Systematik" 1977 gefunden. Für meinen Versuch hier ist wichtig festzuhalten, daß wir jede paranoide Psychose unter zwei Gesichtspunkten psychopathologisch klassifizieren, nämlich im Hinblick auf das Wahnsyndrom und im Hinblick auf jene Symptome, die nicht unmittelbare Bestandteile des Wahnsyndroms sind, sondern den Zustand des Kranken allgemein kennzeichnen, die wir daher psychiatrische Allgemeinsymptomatik nennen (und in der wir wichtige Bedingungen sowohl der Entstehung als auch des Verlaufs der Wahnsyndrome vermuten). Diese Allgemeinsymptomatik gruppieren wir nach Achsensyndromen. Dabei unterscheiden wir ein organisches, ein zyklothymes und ein schizophrenes Achsensyndrom (vgl. BERNER et al. 1983). Sowohl die Begriffe der Wahnsyndrome als auch die Begriffe der Achsensyndrome wurden operationalisiert, so daß sie nicht nur typische Gestalten bezeichnen, denen ein Kranker mehr oder weniger entspricht, sondern nur zutreffend verwendet werden können, wenn die operanten Merkmale vorliegen und beschrieben werden können. Für mein Vorhaben sind die Begriffe „paraphrenes Syndrom" und „endogenomorph zyklothymes Achsensyndrom" von Bedeutung. Beide gehören zu den speziellen Syndromen der Bernerschen Systematik (1977).

Tab. 1: Paraphrene Syndrome (nach BERNER 1977)

	Syndrom der Paraphrenia systematica	Syndrom der unsystematischen Paraphrenien
Wahnstruktur:		
paralogisch-unorganisiert		+
logisch-unorganisiert		+
paralogisch-organisiert		+
logisch-organisiert	+	
Aufbauelemente des Wahns:		
Interpretationen von		
normalen Wahrnehmungen	+	+
unverfälschten Erinnerungen	+	+
Erinnerungsfälschungen	+	+
Anmutungserlebnissen	+	+
Halluzinationen	+	+
Illusionen	+	+
Allästhesien	+	+
Dysästhesien	+	+
Beeinflussungserlebnissen	+	+
Wahnbewußtsein	+	+
Fabulationen	+	+

Tab. 2: Das endogenomorph zyklothyme Achsensyndrom (nach BERNER 1977)

Dieses ist durch das abgesetzte Auftreten von Störungen des Antriebs,
  der Befindlichkeit (Grundgestimmtheit, Lust-Unlusttönung des Erlebens, Vitalgefühle) und
  der Affizierbarkeit gekennzeichnet,
die mit Veränderungen von Biorhythmen einhergehen.
Das endogenomorph zyklothyme Achsensyndrom liegt in operationalisierter Form für das
  depressive,
  manische und
  dysphorische Syndrom sowie
  Mischbilder (unstete Mischzustände) vor.
(BERNER et.al. 1983)

III. Diese Begriffe liegen unseren Untersuchungen zu Grunde. Ich möchte in diesem Zusammenhang nur zwei zitieren, meine eigene zum langen Verlauf von Wahnbildungen der Lebensmitte, Spätschizophrenien im Sinn von M. BLEULER, 1943 (GABRIEL 1978) und eine Studie der Wiener Arbeitsgruppe (BERNER et al. 1984; SCHANDA et al. 1983; SCHANDA et al., im Druck). Ich möchte den Vergleich mit LEONHARDS affektvoller Paraphrenie unter zwei Gesichtspunkten durchführen, nämlich unter dem Gesichtspunkt der Begriffe selbst (1.) und unter dem Gesichtspunkt der Verläufe (2.).

1. Vergleich der Begriffe. Es liegt auf der Hand, daß zwischen dem Begriff der affektvollen Paraphrenie einerseits und dem Begriff paraphrenes Syndrom mit zyklothymem Achsensyndrom enge Beziehungen bestehen. Gemeinsam ist beiden, daß sie sich auf Wahnkranke beziehen, deren Erkrankung nicht körperlich begründbar ist und deren symptomatologische Nähe zu anderen, nämlich zykloiden (Angst-Glück-Psychose) bzw. zyklothymen Psychosen betont wird. (Mit beiden wird übrigens auf KRAEPELIN (1913) und dessen Paraphreniebegriff und die Überlegungen zum pathologischen Affekt von SPECHT (1901) ausdrücklich Bezug genommen.) Beide Begriffe versuchen, klinische Typen zu erfassen, die auch im Zusammenhang mit Außenkriterien (z. B. Kriterien des Verlaufs oder genetischer Bedingungen) einen Sinn geben, valid sind. Hingegen ist die formale Struktur der beiden Begriffe unterschiedlich: während LEONHARD eine typische Gestalt beschrieben hat, in der charakteristische Affekte (Angst, Gereiztheit, Depression und/oder Gehobenheit) das Paranoid tragen, und daraus einen nosologischen Begriff im Rahmen seiner unsystematischen Schizophrenien geformt hat, handelt es sich bei dem Begriff der Wiener Schule um den operationalisierten Versuch, die klinischen Gestaltungen randscharf (und daher unter Verlust von Entscheidungsfreiheiten über die Zuordnung) faßbar und damit theoretische Hypothesen besser prüfbar zu machen. Dieser Begriff ist grundsätzlich syndromatologisch und nosologisch offen, wenn er auch praktisch durch das organische Ausschlußkriterium auf den Bereich der nicht körperlich begründbaren Störungen beschränkt wird. Dieser Begriff ist durch seine Operationalisierung enger (s. oben) und zugleich weiter als der der Leonhardschen affektvollen Paraphrenie. Wird mit diesem eine klinische Gestalt erfaßt, so zielt jener auf ein Syndrom, das noch nicht – in der Nomenklatur LEONHARDS – zwischen der unsystematischen Schizophrenie affektvolle Paraphrenie und der zugeordneten zykloiden Psychose Angst-Glück-Psychose, also nicht zuletzt verlaufstypologisch differenziert.

2. *Vergleich der Verläufe.* LEONHARD (1980) hat zum Verlauf seiner affektvollen Paraphrenie angegeben, daß sie selten heilt, selten periodisch verläuft, aber häufig remittiert, und damit Verlaufsformen und Veränderungen der Dynamik als Charakteristika der Verläufe angesprochen. Mit diesen Feststellungen stimmen die Befunde unserer Wiener Arbeitsgruppe nur z. T. überein. In meiner im Rahmen der Enquete von Lausanne durchgeführten Untersuchung zum langen Verlauf von Wahnbildungen der Lebensmitte (GABRIEL 1978) habe ich auch nur wenige in unserem Sinn paraphren Kranke gefunden, die gesund geworden sind, hingegen eine große Zahl der Patienten mit dem zyklothymen Achsensyndrom, die auch bei der katamnestischen Untersuchung in ihrem hohen Alter noch die charakteristischen Zeichen des strukturierten Wahns geboten haben (p. 119ff.), besonders auch was die Polarisierung des Weltbezugs betrifft. Gleichwohl war die Wahnproduktivität auch bei diesen Kranken in der Regel im Vergleich zu den Einschätzungen für die Zeit der ersten psychiatrischen Hospitalisierung (Indexpsychose) vermindert (GABRIEL 1975). In einer zweiten Verlaufsstudie an Wahnkranken, die wir in Wien prospektiv über 6 bis 9jährige Katamnesen durchgeführt haben (BERNER et al. 1984), haben wir hingegen bei zunächst gleich definierten Kranken weit häufiger episodische als chronische Verläufe gefunden. Es scheint mir nicht allzu schwer zu sein, diese Unterschiede zu interpretieren, obwohl die mangelhafte Übereinstimmung der Befunde auch die beiden im klassifikatorischen Konzept übereinstimmenden Untersuchungen (GABRIEL 1975 und 1978; BERNER et al. 1984) trennt, eine von diesen aber (GABRIEL 1978) gut mit den Angaben von LEONHARD (1980) übereinstimmt. Die Unterschiede könnten einerseits mit den sehr unterschiedlichen Katamnesenzeiten zusammenhängen (vgl. GABRIEL 1978, p. 136f.), zum anderen aber auch mit Unterschieden in der Probandenauswahl: LEONHARD bezieht sich auf seinen eigenen Begriff der affektvollen Paraphrenie, betont dessen symptomatologische Nähe zu anderen Psychoseformen seiner Systematik (Angst-Glück-Psychose) und läßt auf dem Weg zu Krankengruppen, die dem Begriff möglichst eindeutig entsprechen sollen, auch Korrekturen der Zuordnung zu. Meine zitierten Lausanner Fälle sind im Rahmen der Enquete von Lausanne zunächst als Spätschizophrenien im Sinn von M. BLEULER (1943) klassifiziert worden und stellen eine Teilgruppe davon dar. Zunächst anders klassifizierte Probanden sind durch dieses Screening aber ausgeschlossen. Die Wiener Probanden dagegen sind nur nach ihrem psychopathologischen Bild (paraphrenes Syndrom) ausgewählt worden, ohne daß irgend ein nosologisches Screening stattgefunden hätte.

IV. Die eben angestellten Vergleiche zwischen dem Begriff der affektvollen Paraphrenie von LEONHARD und dem Begriff paraphrenes Syndrom/zyklothymes Achsensyndrom der gegenwärtigen Wiener Schule lassen sich in folgender Weise zusammenfassen:

1. Beide Begriffe haben z. T. gemeinsame Wurzeln, KRAEPELINS Paraphreniebegriff und die Spechtschen Überlegungen über die Bedeutung des pathologischen Affekts in bestimmten Wahnerkrankungen.

2. Beide Begriffe verfolgen das Anliegen, den konventionellen Schizophreniebegriff zu differenzieren und damit zu gültigeren klinischen Gruppierungen zu gelangen.

3. Der systematische Ort der beiden Begriffe hingegen ist jeweils ein anderer: konstituiert LEONHARD mit seinem Begriff der affektvollen Paraphrenie einen nosologischen Begriff im Rahmen der von ihm unsystematisch genannten Schizophrenien, so sind sowohl der Begriff des paraphrenen Syndroms als auch der des zyklothymen Achsensyndroms (wie der anderen Achsensyndrome auch) der Wiener Schule Begriffe der speziellen Syndromatologie, der des paraphrenen Syndroms ein Prototyp eines

vorwiegend durch Reaktionsbildungen charakterisierten Syndroms.

4. Beiden Begriffen ist wieder die Betonung affektiver Störungen als Träger wahnhaften Erlebens bzw. der Fixierung wahnhaften Erlebens zum Wahn gemeinsam.

5. Ist der Leonhardsche Begriff der affektvollen Paraphrenie ein Kürzel für einen sehr anschaulichen Krankheitstypus, so sind die so ähnlich klingenden Begriffe der Wiener Arbeitsgruppe operationalisierte Syndrombegriffe.

6. Der Vergleich der Verlaufsstudien scheint mir die Implikationen dieser Unterschiede in der Begriffsstruktur auf die Befunde anschaulich zu zeigen.

Literatur

1. *Berner, P.:* Paranoide Syndrome. In: *K. P. Kisker, J.-E. Meyer, C. Müller, E. Strömgren* (Eds.), Psychiatrie der Gegenwart, 2. Aufl., Bd. II/1. Berlin–Heidelberg–New York: Springer 1972.
2. *Berner, P.:* Psychiatrische Systematik. Bern–Stuttgart–Wien: Huber 1977.
3. *Berner, P.; E. Gabriel; H. Katschnig; W. Kieffer; K. Koehler; G. Lenz; C. Simhandl:* Diagnosekriterien für schizophrene und affektive Psychosen. Weltverband für Psychiatrie 1983.
4. *Berner, P.; E. Gabriel; M. L. Kronberger; B. Küfferle; H. Schanda; R. Trappl:* Course and Outcome of Paranoid Psychoses. Psychopathology **17** (1984) 28–36.
5. *Bleuler, M.:* Die spätschizophrenen Krankheitsbilder. Fortschr. Neurol. Psychiatr. **15** (1943) 259–290.
6. *Gabriel, E.:* Das Schicksal katathymer Wahnbildungen im Licht langfristiger Katamnesen. Psychiatria Clin. **8** (1975) 81–87.
7. *Gabriel, E.:* Spätschizophrenie und ihre Prognose. Nicht publizierter Vortrag, Universität Oslo 1976.
8. *Gabriel, E.:* Die langfristige Entwicklung von Spätschizophrenien. Zugleich ein Beitrag zum langen Verlauf von Wahnbildungen der Lebensmitte. Basel: Karger 1978.
9. *Hoff, H.:* Lehrbuch der Psychiatrie. Bd. I. Basel: Benno Schwabe 1956.
10. *Kraepelin, E.:* Psychiatrie, 8. Aufl. Leipzig: Barth 1909–1915.
11. *Leonhard, K.:* Aufteilung der endogenen Psychosen in der Forschungsrichtung von Wernicke und Kleist. In: *K. P. Kisker, J.-E. Meyer, C. Müller, E. Strömgren* (Eds.), Psychiatrie der Gegenwart, 2. Aufl., Bd. II/1. Berlin–Heidelberg–New York: Springer 1972.
12. *Leonhard, K.:* Aufteilung der endogenen Psychosen. 5. Aufl. Berlin: Akademie Verlag 1980.
13. *Schanda, H.; P. Berner; E. Gabriel; M. L. Kronberger; B. Küfferle:* Familienbilduntersuchungen an Patienten mit paranoiden Psychosen. Psychiatria Clin. **16** (1983) 391–404.
14. *Schanda, H.; P. Berner; E. Gabriel; M. L. Kronberger; B. Küfferle:* The genetics of delusional Psychoses. Schizophrenia Bulletin, in press.
15. *Specht, G.:* Über den pathologischen Affekt in der chronischen Paranoia. Leipzig–Berlin: A. Deichert Nachf. 1901.
16. *Stransky, E.:* Dementia tardiva. Mschr. Psychiatr. **18** (1906) Erg.-H. 1.

An intrinsic way of multiclassification of endogenous psychoses

A follow-through investigation /Budapest 2000/ based upon Leonhard's classification

B. Pethö

The classification of the endogenous psychoses is one of the most important current problems of psychiatry, from the theoretical, practical and operational viewpoints alike (4, 12, 17, 24, 29, 38, 42). On the basis of theoretical considerations not specified here in detail (22), in this investigation we examined:

1) whether the "middle-level" groups of LEONHARD's (16, 17) classification of endogenous psychoses can be validated and
2) whether alternative classification, differing from this classification can be formed.

1. Population studied

The patients were selected from the full spectrum of endogenous psychoses, on the basis of our own Research Diagnostic Criteria (RDC) (32) developed on the basis of LEONHARD's (1968, 1979) descriptions. Since the empirical testing of LEONHARD's system is still in the early stages, categories of "middle-level" precision were investigated in the present study as the first step in the project "Budapest 2000". Following this principle, the following patient groups were formed: unipolar depression (DU), bipolar manic depression psychosis (MD), cycloid psychoses (10) that have been called cyclophrenias (C) (24, 20), affect-laden paraphrenias (SP), systematic catatonias (SK) and hebephrenias (H) (21). In this study no attempt was made to further refine the subcategories (e.g. the subgroups within the unipolar depressions, the systematic schizophrenias, etc. and the so-called combined systematic forms). These limits on the study were also justified by statistical considerations: according to LEONHARD's data too, the frequency of certain subgroups and combined forms is very low.

In selecting the patients in the different patient groups to be studied, the following considerations were taken into account:

1) females of Hungarian native language;
2) absence of physical disease and psychoorganic symptoms;
3) age 15-55 years;
4) the psychosis must be sufficiently marked to enable determination of nosological classification;
5) psychiatric hospitalization on at least one occasion;
6) the patient should be eligible for eventual discharge from hospital;
7) the patient's catamnestic IQ should be above 70.

The latter four considerations together mean that patients of nosological types whose illness belongs in the range of middle severity (hospitalization required, but resocialization outside the institute) and who have sufficient cognitive means to conduct their everyday lives were studied.

Pairs were sought individually for patients in the C and H groups, on the basis of the following criteria:

1) Hungarian ethnic origin;
2) female;
3) absence of psychiatric treatment;
4) same social class;
5) same age (taking into account the patient's age at the time of the index psychosis);
6) same number of years of schooling completed;
7) same occupation (in the case of students, same type of school);
8) same marital status.

This group of 54 normal control subjects (NK) does not differ significantly from the full patient population as regards family history of psychosis and personality disorder, broken family and a number of other important respects. (For further characteristics of the population studied, see: 30).

The patients selected all underwent a systematic examination on two occasions: in psychotic state at the time of the index psychosis (in the first five days following hospitalization) and in the sixth year after the index psychosis. In selecting the index psychosis in patients already known to have a bipolar course of illness, every effort was made to measure the manic or agitated state if this was as marked as the depressive or inhibited stage. Reference is made to the index psychosis in the abbreviation by the inferior letter "i" (e.g. DU_i) and to the follow-up study by "kat" (e.g. DU_{kat}). Between the index psychosis and the follow-up assessment, the patients were generally under the supervision of the Clinic's working team for endogenous psychoses (rational psychotherapy and pharmacotherapy) so that this was generally not a simple follow-up but a follow-through (FTH) study. The time of the catamnestic assessment was selected on the basis of the following criteria:

1) best state in the sixth year following the index psychosis, on the basis of experiences of the previous five years;
2) at least two weeks must have elapsed since the last hospital treatment;

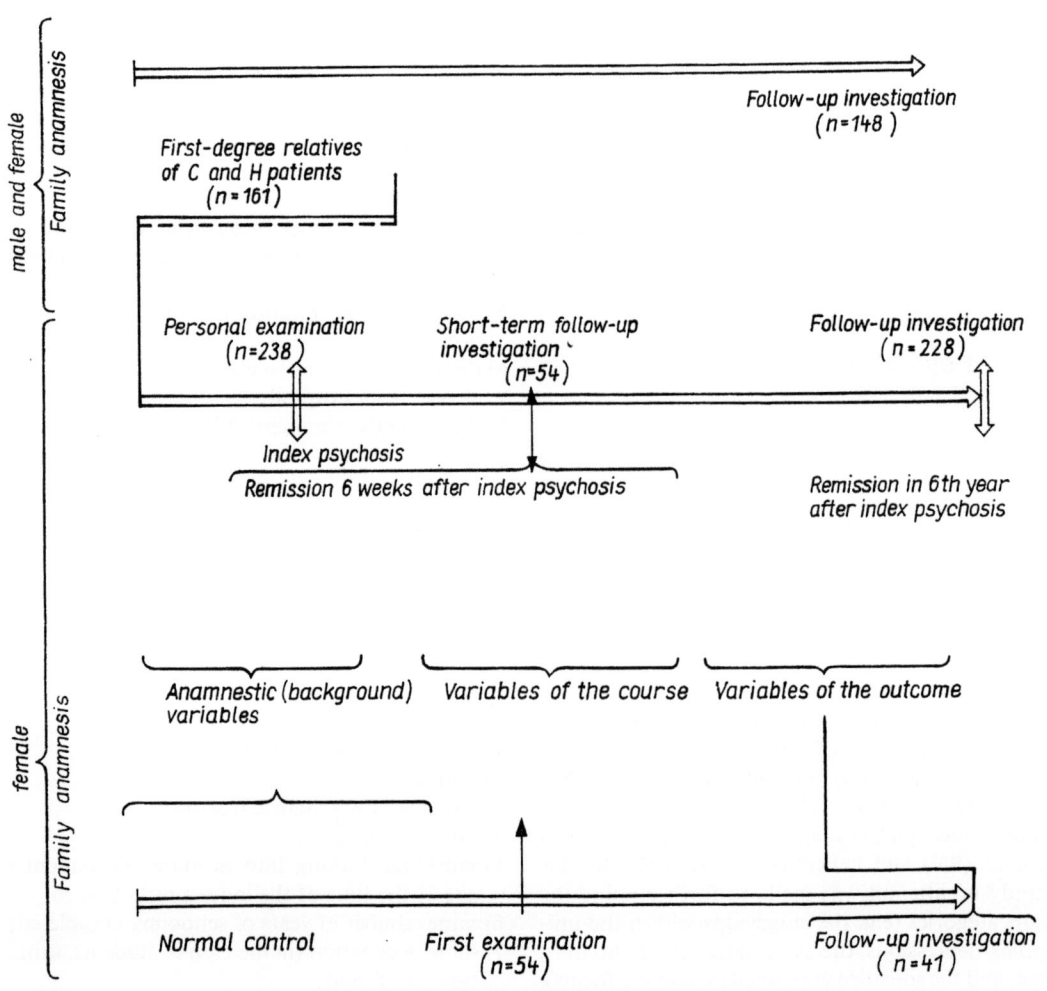

Figure 1

3) in the case of substantial psychopathological symptoms, the patient should have been on outpatient pharmacotherapy for at least a month (except for patients who show relatively satisfactory adjustment and have firmly rejected the pharmacotherapy offered;
4) no intercurrent physical illness.

The same methods were used to examine the NK persons as for the patients; in this case too a catamnestic study was made in the sixth year following the first examination. This catamnestic study could be made for only 41 NK persons. Figure 1 gives a schematic outline of the "Budapest 2000" research program.

2. Methods

Assessment of the index psychosis began in 1967. The ROCKLAND-POLLIN rating scale (36) (R-P) published in 1965 was selected at the time for the assessment of manifest psychopathological symptoms because the scale clearly distinguishes behaviour, affectivity and cognitive symptoms. In order to take into account further symptoms, the original ROCKLAND-POLLIN scale was expanded, following the spirit of the original scale in the rating system used (26) (hereafter: R-P-B, assessment method No. 11), while symptoms that could not be indicated in the R-P-B were measured individually (assessment method No. 30) on a five-point rating scale according to their intensity (0 = symptom absent, 2 = medium gravity, 4 = serious, very marked). A five-point rating scale was also used to measure the following holistic characteristics:

a) the four forms of delusion structure described by BERNER (3) (paralogic-interpretative, logical-interpretative, logical-hallucinatory, paralogic-hallucinatory),
b) the six forms of general symptom picture described by PETRILOWITSCH (35) from the structure-psychiatric viewpoint (polymorphous-fluctuating, polymorphous-stabilized, polymorphous-systematized, monomorphous-systematized, monomorphous-formed, amorphous), and
c) the protopathic change of "gestalt" in the field of experience described by CONRAD (7, 8, 11).

The FCRS (19) (assessment method No. 12) was also used in the follow-up assessment.

The psychopathological follow-up assessment was made with blind control. Among the original R-P-B items some of the plus symptoms of behaviour, mood and absence of anxiety could not be evaluated with the required reliability and this was also the case for memory and attention among the new items we introduced. All items of the FCRS are very reliable.

Personality types related to psychiatric illnesses were assessed catamnestically, also with blind control, using a method described elsewhere (32). The gravity of the personality disorder, the anancastic, the hysteroid, the schizothymic and the cyclothymic types were operationalized according to WALTON and PRESLY (40), BLEULER (6), KRETSCHMER (15), ALANEN (1), WENDER et al. (41), the melancholic type according to TELLENBACH (39), while the other types were outlined on the basis of our own experiences. According to the interrater reliability data, with the exception of the hysteroid and anancastic types, all types were reliable.

The SSIAM (= Structured and Scaled Interview to Assess Maladjustment (13); assessment method No. 13) was selected to assess maladjustment. The reliability of the individual SSIAM items was examined in two different ways: with blind control and test-retest procedure (31). Twenty-four of the SSIAM items proved reliable; these were selected for further analysis.

A special method was elaborated, on the basis of HUBER's (14) investigations, for the assessment of subclinical, so-called "vorgestaltartig" psychic disorders (29; assessment method No. 26).

Assessment of the background variables (method No. 21) and of the course of illness (25; method No. 22) was carried out separately from assessment of the psychopathological symptoms and maladjustment, by an independent examiner. In the following, the individual variables figure with the serial number for the given method in our assessment method, matched with the standard serial number for the given item within the given method.

Mathematical and statistical processing of the data was performed on CDC 3300 and IBM 3031 computers in the Computer and Automation Research Institute of the Hungarian Academy of Sciences. The stepwise discriminant analyses were carried out with a BMDP P7M program, the cluster analysis (after testing various hierarchical methods) with the BMDP PKM non-hierarchical K-mean method.

3. Results

The variables figuring in further investigations were selected from among the variables of the index psychosis and follow-up tests on the basis of reliability studies and separate factor analyses.

3.1. Nosological classification

3.1.1. Validity of the nosological classification at the time of the index psychosis

Since the syndrome of the index psychosis forms the chief basis of the nosological classification, stepwise discriminant analysis using the variables of the index psychosis is only of interest in showing whether the operationalized variables assessed by identical methods in all groups of patients validate the classification based on the leading symptoms and derived from the overall picture. As Table 1 shows, the proportion of correct classification is lower in the case of MD and KP and it is quite good for all other groups. Patients are shifted from MD to DU and from KP mainly to SK which means a much smaller classification error than if they were to be moved to nosologically more distant categories.

3.1.2. Validation with the variables of the catamnestic assessment

Assessment of the outcome observed in the sixth year of the index psychosis is made in more aspects than the assessment of the index psychosis. Accordingly, the validation is also performed in more respects, beginning with validation through the psychopathological symptoms and then also involving the personality typology characteristics and the characteristics of social adjustment. This paper reports only on the first two steps.

On the basis of the manifest psychopathological symptoms, only the C patients are classified correctly to a large extent (70.4%) (Table 2). Incorrect classifications are also surprisingly made from the DU group into the schizophrenic groups, but otherwise move within the affective

Table 1: Stepwise discriminant analysis of the nosological classification with variables of the index psychosis (F-to-enter: 4.0; F-to-remove: 3.95)

Classification matrix

Group	Percent correct	C_i	H_i	DU_i	MD_i	PA_i	KP_i	SP_i	SK_i	Aff.sp.$_i$	Sch.sp.$_i$
C_i	88.9	24	0	0	2	1	0	0	0	0	0
H_i	92.9	0	26	0	0	0	0	1	0	0	1
DU_i	80.8	0	0	21	1	0	0	0	0	4	0
MD_i	66.7	0	0	7	18	0	0	1	0	1	0
PA_i	73.3	2	0	1	0	22	1	0	1	0	3
KP_i	61.5	0	0	0	1	0	16	0	6	0	3
SP_i	72.0	0	1	0	0	4	0	18	0	0	2
SK_i	84.0	0	0	0	0	0	2	0	21	0	2
Aff.sp.$_i$	0.0	0	0	2	2	0	0	0	0	0	0
Sch.sp.$_i$	50.0	0	0	0	0	1	1	0	0	0	2
Total	75.7	26	27	31	24	28	20	20	28	5	13

Disease groups:
C   = Cycloid psychoses
H   = Hebephrenias
DU = Unipolar depression
MD = Bipolar manic-depressive psychosis
PA = Affect-laden paraphrenia
SP = Systematic paraphrenias
SK = Systematic catatonias
Aff.sp. = Affective spectrum (Affective patients not identified as DU or MD at time of short-term follow-up)
Sch.sp. = Schizophrenic spectrum (Schizophrenic patients not identified as PA, KP, SP or H at time of short-term follow-up)

Table 1, continued

Eigen values		5.40	3.26	1.89	1.45
Cumulative proportion of total dispersion		0.42	0.68	0.83	0.94
Canonical correlations		0.91	0.87	0.80	0.76

Variable		Coefficients for canonical variables			
11–10+	ANXPL	−0.02	−0.23	−0.53	0.09
11–13+	HALLUCPL	−0.82	0.12	−1.44	−0.08
11–17+	DEPTHPL	0.38	−0.21	0.01	1.45
11–18−	SOCIALMI	−0.59	0.50	0.42	−0.32
30–3	MISINTER	−0.77	−0.67	−0.04	1.68
30–10	DELUGUIL	0.58	−0.33	0.99	0.30
30–12	DELUPERS	−0.22	0.68	−1.11	−0.31
30–25	PARAMIM	−1.28	−0.05	1.08	−0.04
30–27	SYMPCATA	−1.72	−3.25	−0.15	−0.42
30–37	MONOMGES	0.91	−1.79	0.44	0.37
30–39	PROTOPAT	−0.77	1.03	1.50	1.60
Constant		2.41	1.05	0.22	−1.53

Group	Canonical variables evaluated at group means			
C	0.93	0.69	−0.61	2.59
H	−1.43	2.77	2.68	−0.22
DU	3.31	−1.00	0.46	0.75
MD	3.44	−0.87	0.47	−0.08
PA	−1.04	1.06	−1.61	0.40
KP	−2.86	−1.92	0.22	0.43
SP	−0.13	1.89	−1.94	−1.88
SK	−2.42	−2.75	0.23	−0.61
Aff.sp.	3.48	−1.04	0.71	−0.31
Sch.sp.	−2.06	−0.71	−0.30	−0.40

Note:

ANXPL:	Anxiety		DELUPERS:	Delusions of persecution
HALLUCPL:	Hallucinations		PARAMIM:	Paramimia
DEPTHPL:	Depth dimension of emotions		SYMPCATA:	Symptoms of catatonia
SOCIALMI:	Social attitude		MONOMGES:	Monomorph-"gestalt"
MISINTER:	Misinterpretation		PROTOPAT:	Protopathic change of experience
DELUGUIL:	Delusions of guilt			

Jackknifed classification

Group	Percent correct	C_i	H_i	DU_i	MD_i	PA_i	KP_i	SP_i	SK_i	Aff.sp.$_i$	Sch.sp.$_i$
C_i	88.5	22	0	0	3	2	0	0	0	0	0
H_i	89.8	0	25	0	0	0	0	1	0	0	2
DU_i	80.8	0	0	21	1	0	0	0	0	4	0
MD_i	86.7	0	0	7	18	0	0	1	0	1	0
PA_i	66.7	3	0	1	0	20	2	0	1	0	3
KP_i	57.7	0	0	0	1	0	15	0	6	0	4
SP_i	72.0	0	1	0	0	4	0	18	0	0	2
SK_i	80.0	0	0	0	0	0	2	0	20	0	3
Aff.sp.$_i$	00.0	0	0	2	2	0	0	0	0	0	0
Sch.sp.$_i$	25.0	0	0	0	0	1	2	0	0	0	1
Total	72.1	25	26	31	25	27	21	20	27	5	15

Table 2: Predictive validity (stepwise discriminant analysis) of the nosological classification measured by the psychopathological symptoms (R–P–B; FCRS) assessed at the follow-up (F-to-enter: 1.9; F-to-remove: 1.89)

Classification matrix

Group	Percent correct	Number of cases							
		C_{kat}	H_{kat}	DU_{kat}	MD_{kat}	PA_{kat}	KP_{kat}	SP_{kat}	SK_{kat}
C_i	70.4	19	0	3	5	0	0	0	0
H_i	65.5	0	19	0	0	1	5	1	3
DU_i	61.5	7	0	16	3	0	0	0	0
MD_i	55.6	5	0	7	15	0	0	0	0
PA_i	60.0	0	1	0	1	18	0	9	1
KP_i	51.9	0	1	4	0	1	14	3	4
SP_i	60.0	0	5	0	0	5	0	15	0
SK_i	52.0	1	5	1	0	1	4	0	13
Total	59.7	32	31	31	24	26	23	28	21

Eigen values		3.69	1.22	0.33
Cumulative Proportion of total dispersion		0.66	0.88	0.94
Canonical correlations		0.88	0.74	0.50

Variable			Coefficients for canonical variables		
11–3–	AMINVMIN		−0.29	−0.12	−0.14
11–12+	DELUSPL		−0.24	−0.41	−0.35
11–17+	DEPTHPL		0.28	0.15	0.25
11–19–	MEMORMI		−0.04	−0.10	0.03
12–3	AFFIMPOV		−0.49	−0.00	0.61
12–4	BIZARMOT		−0.40	0.60	−0.48
12–5	MOTRETAR		0.06	0.15	−0.44
12–10	ELEVMOOD		−0.20	−0.19	0.41
12–14	INTELION		−0.35	−1.10	0.09
Constant			3.76	−0.20	0.29

Group	Canonical variables evaluated at group means		
C	2.32	0.29	0.03
H	−2.66	0.25	1.09
DU	2.27	0.16	0.20
MD	2.28	0.22	0.42
PA	−0.58	−1.69	−0.21
KP	−0.57	1.19	−0.87
SP	−0.90	−1.71	−0.41
SK	−2.01	1.42	−0.35

Note:
AMINVMIN: Amount of involvement with examiner
DELUSPL: Delusions and paranoid traits
DEPTHPL: Depth dimension of emotions
MEMORMI: Memory
AFFIMPOV: Affective impoverishment
BIZARMOT: Bizarre motor manifestations
MOTRETAR: Psychomotor retardation
ELEVMOOD: Elevated mood
INTELION: Intellectualisation

Jackknifed classification

Group	Percent correct	C_{kat}	H_{kat}	DU_{kat}	MD_{kat}	PA_{kat}	PK_{kat}	SP_{kat}	SK_{kat}
C_i	70.4	19	0	3	5	0	0	0	0
H_i	58.6	0	17	1	0	1	4	2	4
DU_i	53.8	7	0	14	5	0	0	0	0
MD_i	51.9	5	0	8	14	0	0	0	0
PA_i	40.0	0	1	3	1	12	0	12	1
PK_i	44.4	1	1	5	0	1	12	3	4
SP_i	52.0	0	6	0	0	6	0	13	0
SK_i	48.0	1	5	1	0	2	4	0	12
Total	52.3	33	31	35	25	22	20	30	21

spectrum (in this respect, the C patients appear to belong within the affective spectrum). As a function of the first two canonical variables, the C and MD, and the PA and SP groups appear to be very close to each other; the deviation of the individual groups is quite wide. The bizarre psychomotorium (12−4), emotional impoverishment (12−3), the depth dimension of emotions (11−17+), intellectualization (12−14) and delusions (11−17+) play the greatest role in classification.

The classification according to personality typology characteristics is not better either. In jackknife classification, the percentage of correct classifications is above 60% only for SK.

Classification according to psychopathological symptoms is greatly improved by the introduction of personality typology factors. Taking into account together the variables of methods 11, 12 and 14, the classification of the schizophrenic groups appears to be very good and that of the C and affective groups quite good (Table 3).

As a function of the first two canonical variables, only two affective patient groups (DU and MD) are close to each other, while the other groups are well spread otu. However, the classification exhausts not two, but six canonical variables (taking into account a cumulative proportion of deviation greater than 5%). It is striking that all nine personality types can be found among the variables that play a part in the classification which indicates that the global characteristics included in the morbaffine personality types aptly supplement the symptom rating of a more elementary and particular nature.

3.2. Classifications established through cluster analysis

It can be presumed that cluster analysis of empirical data obtained in the course of examination of the patients at different times and from different aspects will result in classifications that validate the nosological classification. We examined this hypothesis in four respects: on the basis of

a) the data for the follow-up assessment,
b) the data of the index psychosis,

Table 3: Predictive validity (stepwise discriminant analysis) of the nosological classification measured by the psychopathological symptoms (R–P–B; FCRS) and the variables of morbaffine personality types, both assessed at the follow-up (F-to-enter: 1.9; F-to-remove: 1.89)

Classification matrix

Group	Percent correct	Cases classified in groups							
		C_{kat}	H_{kat}	DU_{kat}	MD_{kat}	PA_{kat}	KP_{kat}	SP_{kat}	SK_{kat}
C_i	77.8	21	0	2	4	0	0	0	0
H_i	100.0	0	28	0	0	0	0	0	0
DU_i	73.1	3	0	19	4	0	0	0	0
MD_i	85.2	3	0	1	23	0	0	0	0
PA_i	96.7	0	0	0	0	29	0	1	0
KP_i	96.3	0	0	0	0	1	26	0	0
SP_i	96.0	0	0	0	0	0	0	24	1
SK_i	92.0	0	0	0	0	0	1	1	23
Total	89.8	27	28	22	31	30	27	26	23

Jackknifed classification

Group	Percent correct	Cases classified in groups							
		C_{kat}	H_{kat}	DU_{kat}	MD_{kat}	PA_{kat}	KP_{kat}	SP_{kat}	SK_{kat}
C_i	77.8	21	0	2	4	0	0	0	0
H_i	100.0	0	28	0	0	0	0	0	0
DU_i	69.2	3	0	18	5	0	0	0	0
MD_i	81.5	3	0	2	22	0	0	0	0
PA_i	93.3	0	0	0	0	28	0	1	1
KP_i	96.3	0	0	0	0	1	26	0	0
SP_i	96.0	0	0	0	0	0	0	24	1
SK_i	92.0	0	0	0	0	0	1	1	23
Total	88.4	27	28	22	31	29	27	26	25

Table 3, continued

Eigen values		8.76	4.70	3.25	2.66	1.86	1.20
Cumulative proportion of total dispersion		0.37	0.58	0.73	0.84	0.93	0.98
Canonical correlations		0.94	0.90	0.88	0.85	0.80	0.73
Variable		Coefficients for canonical variables					
11–2+	FACEXPPL	−0.19	0.11	−0.02	0.04	−0.07	−0.03
11–7+	AFFECTPL	0.01	−0.08	0.34	0.27	0.12	−0.14
11–11+	THDISPL	0.16	0.09	−0.17	−0.06	0.10	−0.01
11–12+	DELUSPL	−0.07	−0.00	0.20	−0.11	−0.02	0.02
11–17+	DEPTHPL	−0.04	−0.00	0.20	0.12	0.07	0.46
12–3	AFFIMPOV	−0.03	−0.26	−0.14	0.03	−0.12	0.12
12–10	ELEVMOOD	−0.22	−0.04	0.06	−0.36	−0.18	0.10
14–2	SEVPSPAT	−0.16	−0.22	−0.02	−0.05	0.07	0.00
14–3	SCHIZOID	−0.17	−0.04	0.18	−0.11	−0.01	−0.02
14–4	CYCLOTH	0.30	0.07	−0.06	0.03	−0.02	−0.44
14–5	MELANCH	0.06	0.05	−0.05	0.05	0.05	−0.38
14–6	ECHTETIC	0.23	0.20	0.11	0.21	−0.04	0.82
14–7	AKATAST	0.17	0.01	0.09	−0.56	−0.64	0.02
14–8	ANOIGET	−0.17	−0.12	−0.93	−0.29	0.44	−0.00
14–9	HEBOID	−0.57	1.07	0.26	0.08	0.10	−0.05
14–10	CATATON	−0.38	−0.44	−0.24	0.73	−0.58	0.00
14–11	PARANOID	−0.09	−0.50	0.42	0.37	0.59	0.03
Constant		2.84	0.33	−0.47	−0.04	0.53	−0.06

Group	Canonical variables evaluated at group means					
C	3.29	0.81	0.22	0.93	0.09	2.41
H	−4.33	4.33	0.93	0.05	0.30	−0.08
DU	3.21	0.76	−0.39	0.38	0.00	−1.56
MD	3.68	0.86	−0.36	0.57	−0.09	−0.95
PA	−0.00	−1.08	1.55	−2.92	−1.83	0.12
KP	−1.50	−0.96	−3.83	−1.66	1.39	0.27
SP	−1.13	−2.92	2.89	0.54	2.30	−0.24
SK	−3.26	−2.21	−1.09	2.66	−1.96	−0.05

Note:
FACEXPPL: Amount of facial expression
AFFECTPL: Amount of affect
THDISPL: Thought disorder
DELUSPL: Delusions and paranoid traits
DEPTHPL: Depth dimension of emotions
AFFIMPOV: Affective impoverishment
ELEVMOOD: Elevated mood
SEVPSPAT: Global severity of psychopathological scale (according to ALANEN)
SCHIZOID: Schizoid type
CYCLOTH: Cyclothymic type
MELANCH: Melancholic type (according to TELLENBACH)
ECHTETIC: Echtetic type
AKATAST: Acatastatic type
ANOIGET: Anoigetic type
HEBOID: Heboid type
CATATON: Catatonoid type
PARANOID: Paranoid type

c) the formal characteristics of the course of disease, and
d) the so-called defect types.

The stability of the clusters figuring in the following analyses was examined with the split-half reliability method and with stepwise discriminant analysis performed with the variables of the given cluster analysis (for further details, see (34)).

3.2.1. Cluster analysis performed on the basis of the follow-up variables

Both the characteristics of the course of disease and the factors of the index psychosis can be used validation since it is to be expected that if the follow-up clusters form relatively homogeneous and independent groups they represent characteristic disease entities, i.e. entities referring to index psychosis, course and outcome.

Discriminant analysis with the variables of the course of disease gives much poorer results than in the case of the Leonhardian nosological groups: only the classification for the 2nd, 3rd and 8th clusters is around 50–60%, while the proportion of correct classifications is much poorer for the other groups.

The correctness of classification measured by the variables of the index psychosis is more even, but not satisfactory either. Validation with a set of variables selected from the symptoms of the index psychosis, the background variables and the course of disease which represents validation with independent variables because the variables of the follow-up assessment are not included, gives a considerable improvement in the validity of the ClustKat (it is quite good for the 1st, 3rd, 5th and 6th clusters), but on the whole it is still quite poor (Table 4).

3.2.2. Cluster analysis classification on the basis of the symptoms of the index psychosis

Using the same set of independent variables as that used to examine the validity of the nosological classification, the index psychosis cluster classification also proved to be valid, with the exception of the 5th cluster (Table 5).

3.2.3. Cluster analysis classification on the basis of the formal characteristics of the course of disease

Cluster analysis was performed on the basis of the formal characteristics of the course of disease (24). Validation carried out separately with the variables of the index psychosis and of the follow-up assessment and with the contents characteristic of the course of disease (e.g. number of hospitalizations, duration, etc.), gives poor results, but validation performed with these variables together with the background variables gives very good results (Table 6).

3.2.4. Classification according to defect types

In the light of the psychopathological, personality typological and maladjustment variables of the follow-up assessment, we attempted (23) to characterize the residual dimension of the endogenous psychoses – independently of the criterion of irreversibility – by the types of defects defined as concomitants of substantial psychopathological symptoms and of signs of serious maladjustment. The clinical and pure defects were found to be valid in the course of analysis performed with a set of variables independent of the variables of the follow-up assessment (13) (Table 7).

4. Discussion

LEONHARD's "middle-level" category of eight endogenous psychoses cannot be recognized so well in the case of MD and KP according to the variables of the index psychosis, while the other categories can be recognized well. Catamnestically, all nosological entities prove to be valid, taking the psychopathological symptoms and the morbaffine personality traits into account together. These findings give justification for regarding

a) the periodical and so-called systematic schizophrenias,
b) the catatonic, paraphrenic and hebephrenic forms, and
c) the cyclophrenias (= cycloid psychoses) as separate nosological entities.

Even in the light of the earlier verification (2; 9) of the distinction between unipolar depression and the bipolar manic-depressive psychosis derived from LEONHARD's system, it is surprising that on the basis of the catamnestic cross-sectional state, that is, when the course of illness is not taken into account, the two forms are clearly distinct from each other.

In the light of the validity of the original nosological classification, it is surprising that the different cluster analyses described above represent classifications that differ from the nosological classification (Table 8) but which (as we have seen) also prove to be valid.

Examining the characteristics of the individual clusters from the nosological viewpoint, the following can be observed (Table 8):

1) a high degree of scattering of the DU patients catamnestically and a moderate degree for the MD patients and their intermingling with patients diagnosed as schizophrenics at the time of index psychosis (ClustKat 3, 7, 8, 9);

Table 4: Validation of the ClustKat classification (stepwise discriminant analysis) with the variables of background, course and index psychosis (F-to-enter = 2.10; F-to-remove = 2.09)

Classification matrix

Group	Percent correct	Cases classified in groups								
		1	2	3	4	5	6	7	8	9
1	75.0	12	0	0	0	1	1	0	1	1
2	51.7	2	15	0	2	9	0	0	0	1
3	61.5	0	0	16	1	0	0	4	3	2
4	22.7	1	2	4	5	3	0	1	5	1
5	60.0	1	6	0	0	12	0	0	0	1
6	66.7	2	1	0	0	0	6	0	0	0
7	25.0	2	0	7	0	0	3	5	0	3
8	47.4	0	3	3	2	0	3	2	18	7
9	29.2	0	3	2	4	0	2	2	4	7
Total	47.1	20	30	32	14	25	15	14	31	23

Jackknifed classification

1	43.8	7	0	0	1	2	3	1	1	1
2	37.9	2	11	0	2	13	0	0	0	1
3	34.6	0	0	9	1	0	1	8	5	2
4	9.1	1	3	4	2	3	0	1	6	2
5	60.0	1	6	0	0	12	0	0	0	1
6	55.6	2	2	0	0	0	5	0	0	0
7	20.0	2	0	7	0	0	3	4	0	4
8	39.5	0	3	5	2	0	3	2	15	5
9	12.6	0	2	2	4	1	2	4	6	3
Total	33.3	15	27	27	12	31	17	20	33	22

Canonical variables

Eigen values		1.82	0.73	0.42	0.21
Cumulative proportion of total dispersion		0.54	0.76	0.88	0.95
Canonical correlations		0.80	0.64	0.54	0.42
Variables		Coefficients of canonical variables			
11–6–	Speech	−0.24	−0.99	0.20	−0.41
11–8+	Inappropriateness of affect	0.47	−0.02	0.49	0.81
11–9–	Mood	0.44	−0.52	−0.09	1.24
11–17–	Depth dimension of emotions	0.48	−0.38	0.21	−0.06
30–27	Symptoms of catatonia	−0.08	−0.87	−1.19	0.51
30–37	Monomorph "gestalt"	−0.51	−0.34	0.63	0.64
30–39	Protopathic change of experience	−0.49	0.17	−0.61	−0.17
33–77	Course of illness: Acute states, good remissions	−0.28	−0.51	0.01	−0.12
30–83	Course of illness: Bipolar I	−0.10	−0.13	−0.33	0.08
21–21	Prepsychotic personality: cheerful	0.05	−0.12	−0.40	0.04
21–22	Prepsychotic personality: balanced	0.25	0.03	0.19	0.24
21–10/3	Marital status: widowed	0.14	1.37	0.32	2.42
Constant		−1.27	0.11	−1.31	−3.76
Group		Canonical variables evaluated according to group mean			
1		0.48	2.21	−0.28	0.70
2		1.94	−0.42	0.04	0.11
3		−1.73	−0.21	0.85	−0.33
4		0.05	−0.55	−0.01	0.53
5		2.20	−0.25	0.70	−0.40
6		0.63	1.74	−0.90	−1.49
7		−1.24	0.64	0−79	0.17
8		−0.69	−0.58	−0.86	−0.05
9		−0.71	−0.86	−0.87	0.10

Table 5: Validation of the ClustInd classification (stepwise discriminant analysis) with the variables of background, course and follow-up assessment (F-to-enter = 2.30; F-to-remove = 2.29)

Classification matrix

Group	Percent correct	Cases classified in groups					
		1	2	3	4	5	6
1	75.6	34	2	1	4	3	1
2	86.1	1	31	0	0	3	1
3	88.9	0	0	8	0	1	0
4	80.8	3	0	0	21	2	0
5	43.9	5	9	3	0	18	6
6	70.8	4	4	1	1	4	34
Total	71.2	47	46	13	26	31	42

Jackknifed classification

1	75.6	34	3	1	4	2	1
2	69.4	1	25	1	0	7	2
3	66.7	0	0	6	0	2	1
4	76.9	4	0	0	20	2	0
5	34.1	5	10	4	2	14	6
6	60.4	5	6	2	1	5	29
Total	62.4	49	44	14	27	32	39

Canonical variables				
Eigen values	2.84	0.77	0.63	0.36
Cumulative proportion of total dispersion	0.53	0.71	0.06	0.94
Canonical correlations	0.83	0.66	0.62	0.51

Variables		Coefficients of the canonical variables			
30–79	Progressive deterioration with acute exacerbations	−1.11	−0.21	0.13	0.06
30–83	Course of illness: Bipolar I	0.23	0.40	−0.56	−0.01
30–85	Course of illness: Bipolar III (only positive phase marked)	0.32	0.39	−0.57	−0.24
11–17−	Depth dimension of emotions	−0.95	−0.69	0.19	−0.87
12–4	Bizarre motor manifestations	−0.36	1.23	1.16	0.67
12–10	Elevated mood	−0.36	−0.45	−1.01	0.01
14–2	Global severity of psychopathology scale	−0.63	0.23	−0.87	−1.05
14–3	Schizoid type	−0.24	0.06	−0.20	0.32
14–5	Melancholic type (according to Tellenbach)	0.23	0.39	0.39	−0.29
14–6	Echtetic type	0.26	−0.75	−0.56	0.58
14–11	Paranoid type	−0.51	−0.93	−0.51	−0.08
21–1	Hereditary (genetic) loading; personality abnormalities/ and/or suicide	0.08	0.06	−0.02	−0.06
22–1	Age at onset	−0.09	−0.04	0.01	−0.00
22–7	Number of hospital treatments	0.01	−0.03	−0.02	−0.15
22–17	Long-lasting therapy with hypnotics	0.20	0.33	0.23	−0.01
13–SIAMSH 2	Friction (of total scale)	−0.06	−0.03	0.35	−0.72
13–SIASUM	Maladjustment (of total scale)	−0.05	0.23	−0.20	0.52
21–10/3	Marital status: widowed	0.03	−0.94	−0.15	1.54
Constant		3.84	−0.51	2.77	2.69

Table 5, continued

Group	Canonical variables evaluated according to group mean			
1	1.60	−0.45	1.10	0.18
2	−1.47	1.21	0.20	0.09
3	−1.19	−1.25	0.13	−2.56
4	2.68	0.64	−1.35	−0.23
5	−0.68	0.54	0.19	−0.10
6	−1.04	−1.06	−0.65	0.45

Table 6: Validation (stepwise discriminant analysis) of eight groups of patients, formed according to cluster analysis based on formal characteristics of course of illness, with anamnestic (background) variables and variables of the index psychosis and of the follow-up state

Classification matrix

Group	Percent correct	Cases classified in groups							
		1	2	3	4	5	6	7	8
1	75.00	3	0	0	0	0	0	1	0
2	84.6	0	11	1	0	0	1	0	0
3	57.9	0	4	22	0	0	7	0	5
4	100.0	0	0	0	4	0	0	0	0
5	80.0	1	0	0	1	20	0	3	0
6	60.0	0	1	3	1	0	12	1	2
7	74.2	2	0	1	6	3	3	46	1
8	62.5	0	5	2	0	0	8	0	25
Total	69.4	6	21	29	12	23	31	51	33

Jackknifed classification

Group	Percent correct	Cases classified in groups							
		1	2	3	4	5	6	7	8
1	50.0	2	0	0	0	1	0	1	0
2	46.2	0	6	5	0	0	2	0	0
3	52.6	0	5	20	0	0	8	0	5
4	75.0	0	0	0	3	0	0	1	0
5	68.0	2	0	0	1	17	0	4	1
6	30.0	0	2	3	2	0	6	1	6
7	61.3	2	1	1	10	5	3	38	2
8	42.5	0	6	4	0	0	13	0	17
Total	52.9	6	20	33	16	23	32	45	31

Table 7: Validation of the types of defect (stepwise discriminant analysis) with the variables of background, course and index psychosis (F-to-enter: 1.80; F-to-remove: 1.79)

Classification matrix

Group	Percent correct	Cases classified in groups				
		ClinDef	PerDef	PureDef	AbPer	DefANO
Clinical defect	58.1	18	5	1	6	1
Personality defect	48.1	2	13	4	1	7
Pure defect	73.3	1	0	11	0	3
Abnormal personality	31.0	9	2	1	9	8
Defect anticipated but not observable	47.1	3	8	3	4	16
Total	49.3	33	28	20	20	35

Table 7, continued

Canonical variables

Eigen values		0.78	0.28	0.12
Cumulative proportion of total dispersion		0.63	0.86	0.96
Canonical correlations		0.66	0.47	0.33
Variables		Coefficients of the canonical variables		
11–1–	Motor activity	0.63	−0.33	1.06
11–12+	Delusions and paranoid traits	0.72	−1.05	0.07
30–10	Delusion of guilt	−1.44	0.67	0.56
30–26	Parapantomimia	1.51	0.19	−1.05
30–77	Course of illness: Acute states, good remissions	−0.25	−0.15	−0.25
30–78	Course of illness: Progressive deteriorating	0.22	0.41	0.09
30–84	Course of illness: Bipolar II	−2.03	0.11	1.59
22–7	Number of hospital treatments	0.03	0.03	0.06
21–10/5	Marital status: several divorces	−1.51	−1.32	1.85
Constant		−1.59	0.96	−1.19

2) the scattering of C patients at the time of their index psychosis and their intermingling largely with the schizophrenics according to the follow-up assessment;

3) association of patients classified in the periodic and systematic group at the time of the index psychosis, in both the catatonic (ClustInd 2) and paraphrenic (ClustInd 6) groups;

4) most of the H patients remain together (ClustInd 5, ClustKat 2 and 3).

Classification according to defect types does not give even such weak similarities with the other classifications or within the cluster classifications.

These results lead us to postulate the regularity that the correctness of different classifications applied to the same population can be increased if both the spectrum of the study and the number of variables studied are increased (when the emphasis ist not on the quantitative increase of variables but on their contribution in contents). This regularity indicates the possibility of simultaneously improving the validity of alternative classification, suggesting the principle that their approximative validity can be improved simultaneously despite their mutually exclusive nature. This principle can be applied to express the pluralism arising from the complexity of the clinical approach.

The hypothetical principle of the possibility of simultaneously improving the validity of approximative alternative classifications can be illustrated by a comparison. If five mice begin to chew from five different directions at a large fantasy cake consisting of a variety of layers and containing pieces of different types of fruits, all five mice will be able to form different, but equally correct pictures of the composition of the cake and as they proceed deeper and deeper into it, they will acquire an increasingly thorough knowledge of it. If the cake is sufficiently big and has been prepared with enough imagination, then eight or even sixteen mice could acquire different, but equally valid, knowledge as they advance in their separate holes. Of course, if there is also a system in the fantasy cake, this will sooner or later be discovered and a synthesis can be made of the different, but equally valid views. However, since psychiatric illness is not of a static nature like a cake, but dynamic, it is even more difficult to obtain full knowledge of it.

We believe that the history of an illness (to which the concept of small disease entity (28) also applies) is a process in which, besides continuity and the causal and understandable interrelationships, generating points are formed again and again as regards the disease and recovery. We are not yet in a position to be able to devise a satisfactory model of this complex stochastic process, precisely because of its probably inexhaustible multi-variable nature.

From the static point of view, the multiclassification approach presented here represents one of the "intrinsic" forms of diagnostic construct validation developed from within, in contrast to the "extrinsic" form, the so-called polydiagnostic approach (5). Elsewhere (26), we have attempted to conceptualize the relationships outlined here with respect to "psychiatric diseases" by devising the so-called hourglass model.

Table 8: Cumulative comparison of five different categories of the patients studied

Sub-group		ClustInd							ClustKat										Clust Course								Defect					
	n	1	2	3	4	5	6		1	2	3	4	5	6	7	8	9		1	2	3	4	5	6	7	8		Clin	Per	Pure	AbPer	DefANO
	49	26	41	12	28	44	54		18	32	28	25	20	11	21	40	27		4	13	39	6	28	25	62	49		35	37	15	21	38
DU	26	26	–	–	–	–	–		–	–	4	5	–	–	5	6	6		–	–	–	–	–	1	25	–		–	–	–	–	NE
MD	27	7	–	–	19	1	–		–	–	15	1	–	–	8	2	1		3	–	–	5	19	–	–	–		–	2	5	–	NE
Aff.sp.	4	2	–	2	2	–	–		–	–	2	–	–	–	1	1	–		–	–	–	1	2	–	1	–		–	3	3	–	NE
C	27	7	–	1	7	7	5		–	–	6	4	–	–	4	8	5		1	–	–	–	3	2	21	–		–	1	–	–	NE
PA	30	–	16	–	–	6	24		8	3	1	2	–	5	1	7	2		–	1	7	–	–	4	6	12		–2	7	1	7	14
KP	27	3	–	7	–	5	2		–	6	–	5	1	–	–	10	5		–	–	–	–	4	5	6	12		8	7	1	5	6
SP	25	–	15	–	–	3	15		8	3	–	2	3	5	2	–	2		–	8	4	–	–	4	2	7		4	7	3	3	10
SK	25	2	1	–	1	4	4		–	8	–	4	3	1	–	5	4		–	3	11	–	–	3	–	8		11	5	2	2	–
H	28	1	8	1	–	17	2		1	12	–	2	13	–	–	–	–		–	1	16	–	1	5	1	6		10	4	2	7	5
Sch.sp.	7	1	2	2	–	1	2		1	–	–	–	–	–	–	1	2		–	–	1	–	–	1	–	4		–	1	1	1	3
1	49								–	–	–	9	–	–	7	12	7		1	–	1	5	4	2	32	3		–	6	7	–	1
2	41								–	16	12	5	6	–	–	5	8		–	3	12	–	3	5	2	16		17	9	1	10	4
3	12								4	2	–	1	1	2	–	–	1		–	3	2	–	–	2	1	4		3	2	2	2	3
4	28								–	–	13	2	–	–	7	3	2		3	–	2	1	20	–	5	–		–	2	2	–	–
5	44								–	10	–	5	8	–	4	11	6		–	2	14	–	–	8	12	7		9	6	3	8	12
6	54								14	4	3	3	5	9	3	7	3		–	5	10	–	1	8	10	19		6	12	2	10	18
1	18																											3	5	–	5	5
2	32																		–	5	4	–	–	3	2	4		10	3	1	11	6
3	28																		–	1	10	–	13	5	1	13		–	2	2	–	1
4	25																		2	–	–	3	4	1	8	1		4	10	4	–	2
5	20																		–	–	4	–	4	4	7	4		9	4	2	3	1
6	11																		–	3	10	–	–	2	–	6		2	1	–	5	3
7	21																		–	2	2	2	6	1	–	6		–	2	2	–	2
8	40																		1	1	5	1	3	3	23	3		4	4	4	3	10
9	27																		1	–	4	–	2	3	12	6		2	55	1	2	5

Nosological classification / ClustInd / ClustKat

Table 8, continued

Sub-group	Clust Ind						Clust Kat									Clust Course								Defect				
	1	2	3	4	5	6	1	2	3	4	5	6	7	8	9	1	2	3	4	5	6	7	8	Clin	Per	Pure	AbPer	DefANO
n	49	41	12	28	44	54	18	32	20	25	20	11	21	40	27	4	13	39	6	20	25	62	49	35	37	15	21	38
4																								—	—	—	—	—
13																								6	2	1	4	1
39																								11	12	2	5	8
6																								—	—	—	—	—
28																								1	3	2	—	2
25																								4	6	2	6	6
62																								—	3	6	3	9
49																								13	10	2	3	12

Note:
1. NE = cannot be interpreted.
2. The defect groups do not contain the full population since DU and MD patients have been excluded from the DefANO group even if they do not figure in any of the defect groups.
3. Bold figures indicate the most outstanding data.
4. For technical reasons, some cluster populations fluctuate either way by 1 person.

DefANO = Defect to be expected (because the patient belongs into a schizophrenic group) but does not occur
AbPer = Abnormal personality
Pure = Pure defect
Per = Personality defect
Clin = Clinical defect (these forms of defect according to 23)

Acknowledgement

The scientific research work, of which this paper forms a part, has been supported by the Hungarian Ministry for Health and the Hungarian Academy of Sciences. The data processing was carried out on an IBM 3031 computer in the Computer Technology and Automatization Research Institute of the Hungarian Academy of Sciences, using the 1979 and 1981 versions of the BMDP programme package (Biomedical Computer Programs prepared by the Health Sciences Computing Facility, UCLA with the aid of an NIH Special Research Resources Grant RR-3). The following programmes were used for the present study: Stepwise discriminant analysis, P7M; Cluster Analysis, PKM, after trying a variety of hierarchical methods. The author wishes to express his gratitude to Eszter Bornemissza, mathematician, for her assistance in the computer work.

Literature

1. *Alanen, Y. O.:* The mothers of schizophrenic patients. Copenhagen: Munksgaard 1958.
2. *Angst, J.; Perris, C.:* Zur Nosologie endogener Depressionen. Vergleich der Ergebnisse zweier Untersuchungen. Arch. Psychiat. Nervenkr. **210** (1968) 373–386.
3. *Berner, P.:* Paranoide Syndrome. In: *K. P. Kisker, J.-E. Meyer; C. Müller; E. Strömgren* (Hrsg.), Psychiatrie der Gegenwart, 2. Aufl., Bd. I/1. Berlin–Heidelberg–New York: Springer 1972.
4. *Berner, P.:* Modifications in the psychopathologic definition of schizophrenia – Alterations during the last two decades: Expectations for the future. Comprehens. Psychiat. **21** (1980) 475–482.
5. *Berner, P.:* Unter welchen Bedingungen lassen weitere Verlaufsforschungen noch neue Erkenntnisse über die endogenen Psychosen erwarten? Psychiatria clin. **15** (1982) 97–123.
6. *Bleuler, E.:* Lehrbuch der Psychiatrie, 9. Aufl. umgearb. von *M. Bleuler.* Berlin–Göttingen–Heidelberg: Springer 1955.
7. *Conrad, K.:* Über differentiale und integrale Gestaltfunktion und den Begriff der Protopathie. Nervenarzt **19** (1948) 315–323.
8. *Conrad, K.:* Die beginnende Schizophrenie. Versuch einer Gestaltanalyse des Wahns. Stuttgart: Thieme 1958.
9. *Coryell, M.; G. Winokur:* Course and outcome of the affective disorders (ed. *E. S. Paykel*). Edinburgh: Churchill Livingstone 1982, pp. 93–106.
10. *Fish, F.:* Leonhard's classification of schizophrenia. J. ment. Sci. **104** (1958) 943–971.
11. *Fish, F.:* A neurophysiological theory of schizophrenia. J. ment. Sci. **107** (1961) 829–838.
12. *Fox, H. A.:* The DSM-III concept of schizophrenia. Brit. J. Psychiat. **138** (1981) 60–63.
13. *Gurland, B. J.; N. J. Yorkston; A. R. Stone, J. D. Frank; J. L. Fleiss:* The structured and scaled interview to assess maladjustment (SSIAM). Part I. Arch. Gen. Psychiat. **27** (1972) 259–263.
14. *Huber, G.:* Reine Defektsyndrome und Basisstadien endogener Psychosen. Fortschr. Neurol. Psychiat. **34** (1966) 409–426.
15. *Kretschmer, E.:* Medizinische Psychologie. 12. Aufl. Stuttgart: Thieme 1962.
16. *Leonhard, K.:* Die Aufteilung der endogenen Psychosen. Berlin: Akademie-Verlag 1957.
17. *Leonhard, K.:* The classification of endogenous psychoses. New York: Irvington Publ. 1979.
18. *Overall, J. E.:* Standard psychiatric symptom description. The Factor Construct Rating Scale (FCRS). J. med. Sci. **8** (1968) 178–186.
19. *Overall, J. E.; L. E. Hollister:* Comparative evaluation of research diagnostic criteria for schizophrenia. Arch. Gen. Psychiat. **36** (1979) 1198–1205.
20. *Pethö, B.:* History and present situation of the diagnostic category of cycloid psychoses (in Hungarian). Ideggy. Szle. **25** (1972) 211–224, 268–272.
21. *Pethö, B.:* Hundert Jahre Hebephrenie. Über Entwicklungsgeschichte und gegenwärtigen Stand der nosologischen Kategorie der Hebephrenie. Psychiat. Neurol. med. Psychol. **24** (1972) 305–317.
22. *Pethö, B.:* Zur methodologischen Neubesinnung in der Psychiatrie. II. Mitteilung: Von der Entwicklungsgeschichte der Psychiatrischen Nosologie und von den aktuellen Problemen ihrer Weiterentwicklung. Fortschr. Neurol. Psychiat. **42** (1974) 475–538.
23. *Pethö, B.:* Die Struktur der residualen Dimension. Einige Erfahrungen einer fünfjährigen kontrollierten Follow-up Studie schizophrener Kranken. Psychiat. clin. **10** (1977) 173–185.

24. *Pethö, B.:* Concepts of schizoaffective psychoses. History, construct validity and some empirical data. Psychiat. clin. **16** (1983) 71–86.
25. *Pethö, B.:* Dimensional assessment of the course of psychiatric illness. Psychopathology **17** (1984) 110–116.
26. *Pethö, B.:* Hourglass model of psychiatric disease. Schizophrenia Bulletin. **10** (1984) 509–519.
27. *Pethö, B.; A. Szilágyi; B. Hajtmann:* Assessment of the psychiatric mental status using the amended Rockland-Pollin rating scale in cycloid and hebephrenic patients (in Hungarian). Ideggy. Szle. **30** (1977) 155–175.
28. *Pethö, B.; J. Tolna; G. Tusnády:* Multi-trait, multi-method assessment of predictive variables of outcome in schizoph renia spectrum disorders. A nosological evaluation. J. psychiat. Res. **15** (1979) 163–174.
29. *Pethö, B.; I. Bitter; J. Nemessuri* et al.: Types of complaints in psychiatric and internal medical patients (in Hungarian). Ideggy. Szle. **35** (1982) 176–191.
30. *Pethö, B.; A. Kelemen; I. Bitter; I. Karczag; J. Tolna:* Budapest 2000: First validation of Leonhard's middle groups of endogenous psychoses. Ideggy. Szle. **37** (1984) 49–69.
31. *Pethö, B.; J. Tolna; A. Szilágyi; E. Bornemisza:* Types of defect, with reference to a study of residual dimension of endogenous psychoses. Ideggy. Szle. **36** (1983) 504–523.
32. *Pethö, B.; A. Kelemen; I. Bitter:* Morbaffine personality types on the basis of findings of a follow-up study of the endogenous psychoses (in Hungarian). Pszichológia (Budapest) **3** (1986), in press.
33. *Pethö, B.; Th. A. Ban; A. Kelemen; G. Ungvári; St. Karczag; St. Bitter; J. Tolna:* Research Diagnostic Criteria for research of functional psychoses. Ideggy. Szle. **37** (1984) 102–131.
34. *Pethö, B.; A. Kelemen; J. Tolna; I. Bitter; I. Karczag; E. Bornemisza:* A multi-classification approach to the endogenous psychoses. An intrinsic way of construct validation. (1986), in press.
35. *Petrilowitsch, N.:* Die Schizophrenien in strukturpsychiatrischer Sicht. I. Mitt. Psychiat. clin. **2** (1969) 289–306.
36. *Rockland, I. H.; W. Pollin:* Quantification of psychiatric mental status. Arch. Gen. Psychiat. **12** (1965) 23–28.
37. *Roth, M.; T. R. E. Barnes:* The classification of affective disorders: A synthesis of old and new concepts. Comprehens. Psychiat. **25** (1981) 54–77.
38. *Taylor, M. A.; R. Abrams:* Reassessing the bipolar-unipolar dichotomy. J. affect. Disord. **2** (1980) 195–217.
39. *Tellenbach, H.:* Melancholie. Berlin–Göttingen–Heidelberg: Springer 1961.
40. *Walton, H. J.; A. S. Presly:* Use of a category system in the diagnosis of abnormal personality. Brit. J. Psychiat. **122** (1973) 259–268.
41. *Wender, P. H.; D. Rosenthal; S. S. Kety:* A psychiatric assessment of the adoptive parents of schizophrenics. In: *D. Rosenthal; S. S. Kety* (Eds.), The transmission of schizophrenia. Oxford, etc.: Pergamon 1968, pp. 235–250.
42. WHO: Schizophrenia. An international follow-up study. Chichester: Wiley 1979.

The genetical basis of the Leonhardian classification of endogenous psychoses

G. Ungvári

Introduction

Particularly in the English-speaking world, the work of KARL LEONHARD early met with the fate of the classics: his writings are often quoted but little read and even fewer attempts have been made to apply his nosological system in research and everyday practice. Although LEONHARD's classification of endogenous psychoses has been available for 25 years (LEONHARD 1957), there has not yet been any methodologically consistent, clinical follow-up of his system or any attempt to expand it from a psychological, biological or epidemiological viewpoint, with the exception of a few attempts that have brought encouraging results (1; 2; 13; 14).

The latter remark applies with even greater force to investigations carried out in the direction of clinical genetics. LEONHARD himself also attributes an important role to the clinical genetical approach in elaborating his nosology (8; 9). The well-defined psycho-pathological description of nosological disease entities facilitates clinical-genetical investigations and his classification as a whole represents an excellent empirically-sound clinical hypothesis for all types of biological research, particularly in the clarification of the problem of the clinical and genetical heterogeneity of the schizophrenic psychoses. This problem is at present perhaps the most important issue in genetical research on the schizophrenias (GOTTESMANN, SHIELDS 1972; KETY 1981), since, after the inconsistent results obtained from the traditional Kraepelin-Bleulerian classification there is only one solution available on the phenomenological level: to test other nosological systems, including firstly LEONHARD's classification of schizophrenia, applying modern genetical theories and methods.

Of the clinical-genetical investigations that have been carried out in the spirit of LEONHARD's nosology (1; 2; 12; 13), the only study acceptable from the methodological point of view has been limited to the cycloid psychoses and showed their high homotypical morbidity risk (13).

The purpose of the present paper is two-fold: (1) to check LEONHARD's results (the morbidity risk for the different subtypes) with the aid of family investigation, and (2) to use the multiple threshold strategy (15; 16) to determine the hypothetically genetical relations between the two basic types of schizophrenias (systematic and non-systematic schizophrenias) and the cycloid psychoses, on the basis of phenotypical correlation, that is, study of the clinical-genetical heterogeneity of the different categories (17). (For the sake of brevity and conformity, the following terms are used in the present paper: schizophrenias and cycloid psychoses are *groups* within the endogenous psychoses. Systematic and non-systematic schizophrenias are *basic types*. Within the types further forms are *subtypes* (e.g. systematic paraphrenias). As in PERRIS's study (13), cycloid psychoses are not subtypized).

Material and methods

The initial patient population was selected from the Genealogical Archive of the Institute of Psychiatry of the Academy of Medical Sciences of the USSR which contains detailed case histories of close to 700 schizophrenic probands and all their relatives, supplemented according to special genetical considerations. The Genealogical Archive has been collected by random selection and can be regarded as a representative sample of the schizophrenic patient population of Moscow (5). All the case histories of the Genealogical Archive were extensively reviewed and an attempt was made to form a diagnosis in all cases where (1) detailed hospital charts and mental health centre information were available for a period of at least five years following first hospitalization, (2) the proband had reached the age of 18 years at the time of the last follow-up but (3) was less than 60 years of age at the onset of the psychosis. In this way, both childhood and senile schizophrenias were excluded from the study. MZ twins were also excluded from the analysis. 350 of the almost 700 probands met our conditions and formed the initial material for our study. The criteria used for elimination are not likely to have reduced the representiveness of the original sample, because the patients' follow-up did not depend on the outcome, that is, patients with a favourable prognosis were not left out of the material in greater proportion than those with a relatively worse prognosis.

The diagnoses were made according to the diagnostic criteria set drawn up on the basis of the latest edition of Leonhard's handbook (9), personally checked and approved by K. LEONHARD. (Diagnostic criteria set is available upon request.) This coherent system contains not only the general characteristics for systematic and non-systematic schizophrenias and cycloid psychoses, but also a distinct set of inclusion and partly exclusion criteria for most of the 22 subtypes concerned. Of the initial 350 probands, only those who could be unequivocally subtyped were subjected to genetical analysis. According to our original objective, an unequivocal diagnosis required (1) the existence of *all* the general characteristics for the given schizophrenic type and subtype, and (2) recognition of at least 50% of the characteristic symptoms for one of the subtypes within the given type, including the specifically characteristics symptom stressed by LEONHARD, e.g. permanent verbal hallucinations and incoherent speech in incoherent paraphrenia. However, testing the diagnostic criteria set in the preparatory stage it was found that, despite the very detailed case histories, the cataphasia among the non-systematic schizophrenias and particularly further sub-subtypes of systematic catatonias and hebephrenias could not be distinguisged with certainty. This did not represent an obstacle because it would not have been possible to extend the study to all 22 sub-subtypes because of the relatively small sample. Table 1 shows the age of onset of psychosis of the probands and the duration of the follow-up.

We studied all the available medical records for the parents and siblings of the 256 probands out of the initial sample (350 probands) for whom

Table 1: The probands' age at the onset of the psychosis and the duration of follow-up

Nosological diagnosis according to LEONHARD	Age of probands at the onset of psychosis (years)	Duration of follow-up (years)
Systematic schizophrenias	19.6 ± 6.4	12.4 ± 5.4
Non-systematic schizophrenias	20.0 ± 5.2	12.3 ± 6.8
Cycloid psychoses	26.2 ± 8.9	15.0 ± 8.8

an unequivocal diagnosis could be made; those found to be psychotic were diagnosed independently, that is, without a knowledge of the probands' diagnosis, with the same diagnostic tool. Because of their small number and low age (most were under 18 years), the probands' children were excluded from this study. Since this was not a personal investigation, we classified only obvious psychotics, not borderline cases of personality disorders. All diagnoses were made by the author. (A study is now being made of the test-retest reliability of the diagnoses.)

The results of the family investigation are shown in the customary tabular form: for the sake of comparability, the abridged WEINBERG method for age correction was calculated for the same risk period as that used by LEONHARD (18 et 50 years) (9).

Our familial concordance data for some Leonhardian disease entities – within the framework of the multifactorial model of inheritance – were subjected to multiple threshold analysis, described and modified by REICH et al (15) on the basis of FALCONER's concept of liability (4). Presumed genetic heterogeneity of Leonhardian schizophrenia types (and subtypes) was also tested by SMITH's method (17). Numerous authors have applied the multiple threshold strategy in psychiatry in recent years (3, 16). The papers quoted give a detailed description of the method, its application and the mathematical formulations. Using the multiple threshold concept of liability, the objective of these studies is to discriminate between alternative models of inheritance of various psychotic disorders. However, the present paper has a different starting point, namely, the hypothesis that two (or more) subtypes of a disorder sharing a common aetiology can be tested and quantified by simple threshold analysis, thus providing a systematic procedure for devising a hypothetical classification of schizophrenic psychoses based on the increased resemblance of the clinical pictures between probands and their relatives (16). The convenient feature in use of the multiple threshold strategy is that no assumptions are made about the relative importance of genetic and environmental factors in the transmission of a disorder (15). As mentioned above, the multiple threshold strategy is used in this study only within the framework of the multifactorial model of inheritance because, on the basis of empirical risk figures the monogenic theories of inheritance appear less probable.

We applied multiple threshold analysis to the systematic, non-systematic schizophrenias and cycloid psychoses. Due to the relatively small sample size, distribution by sex was not taken into account, as is the practice in the majority of the reports dealing with the genetics of schizophrenia.

Multiple threshold analysis requires a knowledge of the population prevalence of the disease entities to be studied. The epidemiological data required were gained from the data of LEONHARD's Berlin clinic (11). The computer program, based on formulations of REICH et al. (15; 17) was written at the Department of Genetics, Institute of Psychiatry, Moscow.

Results

In keeping with the (basic) selective criteria, we were able to make an unequivocal diagnosis in 256 cases (73 %) of our initial material (350 schizophrenic probands), using the criteria set and taking into account the basic types of schizophrenias (systematic and non-systematic) and cycloid psychoses. The results obtained with the family study method are summed up in Table 2. Table 3 shows the estimated lifetime prevalence and the initial data for the multiple threshold analysis.

Table 4 shows the results of multiple threshold analysis and those of test of genetic heterogeneity on the basis of the model of REICH et al. and SMITH (15; 17).

Discussion

The age of probands at the onset of the psychosis (Table 1) shows a similar distribution to that in LEONHARD's material (9; p. 400, Table 1 and p. 420, Table 28), with the difference that our probands were 4 – 6 years younger in all three groups. A satisfactory explanation for this difference can be found in the greatly differing socio-cultural background. Although the standard deviations are substantial, the average follow-up period is above 10 years in all types, making sound diagnosis possible.

It is just as difficult to demonstrate convincingly the validity of our entire diagnostic activity as it is in the great majority of studies on psychiatric genetics. With the exception of the monograph on cycloid psychoses by PERRIS (13), we are only able to compare our results to those of LEONHARD. It seems to be logical to take into account the results given in the latest edition of LEONHARD's book (9) for the morbidity risks of relatives in basic schizophrenic types and those in VON TROSTORFF's report which gives the results of the same series of studies (19) for the cycloid psychoses.

In our material (Table 2) the schizophrenia morbidity risk for the parents of systematic schizophrenic probands is 1.3% as compared to 1.5% in LEONHARD, while this value for the non-systematic group is 11.5% and 11.6% respectively. The parents of our cycloid psychotic probands suffered from endogenous psychoses with a prevalence of 3.8%, while the corresponding value in VON TROSTORFF's material is 5.0% and PERRIS gives 11.4%.

While the data for the parents of probands coincide surprisingly well with LEONHARD's results, the same cannot be said in the case of sibs. The morbidity risk for siblings in endogenous psychoses in the case of the systematic schizophrenias is 7.0% in our material and 1.8% in LEONHARD. (It should be recalled that LEONHARD and VON TROSTORFF had earlier published a figure of 5.3%, see VON TROSTORFF, 18.) The discrepancy between the two studies is substantial, even if we take into account the fact that there are almost twice as many siblings of probands in LEONHARD's material as in ours (10).

For cycloid psychoses we found a morbidity risk of 9.1% in contrast with only 3% in LEONHARD and VON TROSTORFF while the corresponding figure given by PERRIS (13) is 9.5%, of which the affective psychoses represent 0.7%. (All of the data given here have been subjected to age correction; the age period in PERRIS's paper is 15 et 50 years.)

In our study – not counting relatives suffering from non-schizophrenic psychoses – the homo-

Table 2: Results of the family investigation

Proband's nosological diagnosis according to K. LEONHARD ($N \times$ number of probands)	Probands' relatives	Age-corrected number of relatives*	Parents and sibs with schizophrenia and cycloid psychoses (%)			
			SSY	NSSY	CP	All schizophrenic psychoses**
Systematic schizophrenias (SSY) ($N = 117$)	Parents	232.5	2 (0.9)	—	—	3 (1.3)
	Siblings	115	7 (6.1)	—	—	8 (7.0)
Non-systematic schizophrenias (NSSY) ($N = 71$)	Parents	137.5	2 (1.5)	5 (3.5)	2 (1.5)	16 (11.5)
	Siblings	79.5	3 (3.8)	5 (6.3)	1 (1.3)	12 (15.1)
Cycloid psychoses (CP) ($N = 68$)	Parents	132	—	2 (1.5)	3 (2.3)	5 (3.8)
	Siblings	98.5	1 (1.0)	1 (1.0)	5 (5.1)	9 (9.1)

* WEINBERG's abridged method; risk period 18–50 years
** All schizophrenic psychoses, including those that cannot be categorized precisely

Table 3: Primary data for the multiple threshold analysis of schizophrenia types and cycloid psychoses

Nosological diagnosis by K. LEONHARD	Estimated lifetime prevalence (%)	Number of probands	Parents and sibs			
			In all	With schizophrenic psychoses		
				SSY	NSSY	CP
Systematic schizophrenia (SSY)	0.33	117	405	9	—	—
Non-systematic schizophrenia (NSSY)	0.25	71	244	5	10	3
Cycloid psychoses (CP)	0.34	68	263	1	3	8

Table 4: Results of multiple threshold analysis and test of genetic heterogeneity referring to systematic and non-systematic schizophrenias and cycloid psychoses

Nosological diagnosis according to K. LEONHARD I	II		
	SSY	NSSY	CP
Systematic schizophrenias (SSY)	$h^2 = 50\%$	$\chi^2(I) = 35.9$ $\chi^2(II) = 11.8$	$\chi^2(I) = 16.5$ $\chi^2(II) = 17.9$
Non-systematic schizophrenias (NSSY)	$r_g = 0.53*$	$h^2 = 77\%$	$\chi^2(I) = 4.3$ $\chi^2(II) = 24.2$
Cycloid psychoses (CP)	$r_g = 0.02$	$r_g = 0.50*$	$h^2 = 60\%$

h^2 = heritability of liability; r_g = genetical correlation coefficient
* r_g significantly differs from zero ($p < 0.05$). Controlling the hypothesis of the same liability continuum for two subcategories (i.e. $r_g = 1$ between them) using 2×2 contingency tables, the critical value of $\chi^2 = 11.3$ ($p < 0.01$). I = values of χ^2 for types listed vertically, and II = values of χ^2 for types listes horizontally, as the "narrow" form of the disease.

typical morbidity risk for cycloid psychoses is 57% and in the group of schizophrenias it is 48%. For the schizophrenias, Astrup and Noreik (2), following Leonhard's system, found 52% homotypy and Odegard (12) found 71%. 77% of secondary psychoses in the parents and siblings of Perris's (1974) cycloid psychotics are also cycloid psychoses.

Summing up the family study it can be said that a certain tendency in similarity of family patterns can be observed for the systematic, non-systematic and cycloid psychoses in comparison with the findings of the Leonhard-Trostorff team and Perris. Taking into account the different socio-cultural background, methodological variations and population heterogeneity, closer coincidence could not have been expected. The purpose in using the family investigation method in our study was simply to ensure that our sample and use of our diagnostic set were reasonably adequate, that is, to create a realistic data base for the multiple threshold strategy. The reliability of the diagnoses will be confirmed by studies now being undertaken: until then we regard the present data as the source for multiple threshold analysis and for Smith's test of genetic heterogeneity.

Table 4 shows the results of multiple threshold analysis of the basic categories of schizophrenia and cycloid psychoses. The heritability (h^2) is highest in the non-systematic category (77%), but reached 50% in the other two. The correlation coefficient calculated by Smith's method between the systematic and non-systematic types is high ($r_g = 0.53$) and significantly differs from 0. However, Reich et al.'s model questions the possibility of a high degree of genotypical identity between the two schizophrenia types; with a patient population if given size that same liability of the two categories cannot be demonstrated ($\chi^1 (I) = 35.9 > 11.3; \chi (II) = 11.8 > 11.3$). A definite genotypical difference can be found between the systematic schizophrenias and the cycloid psychoses by both methods ($r_g = 0.02$; χ^2 (I and II) = 16.5 and 17.9). The non-systematic group forms the link between them because it presumably shares a number of common genes with the cycloid psychoses ($r_g = 0.50$) and according to Reich at al.'s model they are located on the same liability continuum, and the non-systematic types can be regarded as the "narrow form" ($\chi^2 (I) = 4.3 < 11.3$). In fact, non-systematic schizophrenias have a poorer prognosis clinically, according to Leonhard's empirical observations too as the model theoretically supposes. The genotypical distinction between the systematic schizophrenias and the cycloid psychoses, and the same liability for the non-systematic type and the cycloid psychoses has thus been confirmed while the identical liability of the systematic and non-systematic schizophrenia types is not yet so clear and requires confirmation with a larger sample.

To sum up, it can be said that multiple threshold analysis has confirmed the genotypical distinction between the systematic schizophrenias and the cycloid psychoses, while it has shown that the non-systematic category has a number of common genes with both the systematic schizophrenias and the cycloid psychoses. Even despite certain methodological shortcomings in the study, these interrelations are striking. It would appear that Leonhard's classification offers a good approach to the study of the genetical heterogeneity of the schizophrenias and the cycloid psychoses and on the basis of the present findings, further study using a larger sample and a more precise methodology should be pursued as a promising line of research.

Acknowledgements

The author's thanks are due to Prof. M. E. Vartanian, I. V. Shakmatova-Pavlova, M.D., D. Sc. and V. M. Gindilis, M.D., D. Sc. for their helpful assistance in preparing the study.

Literature

1. *Astrup, C.:* Schizophrenien. Leipzig: S. Hirzel 1967.
2. *Astrup, C.; K. Noreik:* Functional psychoses. Diagnostic and prognostic models. Springfield: Thomas 1966.
3. *Baron, M.:* Genetic models of schizophrenia. Acta psychiatr. scand. **65** (1982) 263–275.
4. *Falconer, D. S.:* The inheritance of liability to certain diseases estimated from the incidence among relatives. Ann. Hum. Genet. **29** (1965) 51–76.

5. *Gindilis, V. M.:* The genetics of schizophrenic psychoses. (In Russian.) Doct. dissert., Moscow 1979.
6. *Gottesmann, I. I.; J. Shields:* Schizophrenia and genetics: A twin study vantage point. New York: Academic Press 1972.
7. *Kety, S. S.:* Problems of genetic research on psychiatric illness. In: *E. S. Gershon, S. Matthysse, X. O. Breakefield; R. D. Ciaranello* (Eds.), Genetic research strategies in psychobiology and psychiatry. Amsterdam: Elsevier 1981, pp. 395–397.
8. *Leonhard, K.:* Aufteilung der endogenen Psychosen. Berlin: Akademie-Verlag 1957.
9. *Leonhard, K.:* The classification of endogenous psychoses. New York: Irvington Publ. 1979.
10. *Leonhard, K.:* Über erblich bedingte und psychosozial bedingte Schizophrenien. Psychiat. Neurol. med. Psychol. **31** (1979) 606–626.
11. *Leonhard, K.:* Personal communication, 1980.
12. *Odegard, O.:* The multifactorial theory of inheritance in predisposition to schizophrenia. In: *A. R. Kaplan* (Eds.), Genetic factors in "schizophrenia". Springfield: Thomas 1972, pp. 256–275.
13. *Perris, C.:* A study of cycloid psychosis. Acta psychiatr. scand. Suppl. 253, 1974.
14. *Pethö, B.; J. Tolna; G. Tusnády:* Multi-trait, multimethod assessment of predictive variables of outcome in schizophrenia spectrum disorders. J. psychiat. Res. **15** (1979) 163–174.
15. *Reich, J.; J. W. James; C. A. Morris:* The use of multiple thresholds in determining the mode of transmission of semicontinuous traits. Ann. Hum. Genet. **36** (1972) 163–184.
16. *Reich, T.; C. R. Cloninger; B. S. Guze:* The multifactorial model of disease transmission: I. Description of the model and its use in psychiatry. Brit. J. Psychiat. **127** (1975) 1–10.
17. *Smith, C.:* Statistical resolution of genetic heterogeneity in familial disease. Ann. Hum. Genet. **39** (1976) 281–291.
18. *Trostorff, S. v.:* Über die hereditäre Belastung bei den zykloiden Psychosen, den unsystematischen und systematischen Schizophrenien. Psychiat. Neurol. med. Psychol. **20** (1968) 98–106.
19. *Trostorff, S. v.:* Verlauf und Psychose in der Verwandtschaft bei den systematischen und unsystematischen Schizophrenien und den zykloiden Psychosen. Psychiat. Neurol. med. Psychol. **27** (1975) 80–100.

Versuch einer neurobiochemischen Bestätigung der Psychosenaufteilung nach Leonhard

R. Uebelhack

Die endogenen Psychosen sind eine Gruppe von Erkrankungen, bei denen eine definierte biologische Grundstörung z. Z. nicht sicher bekannt ist.

Eine einheitliche Ätiologie ist nach dem heutigen Stand des Wissens nicht sehr wahrscheinlich. Es ist vielmehr anzunehmen, daß selbst die Untergruppen der endogenen Psychosen unterschiedliche Ätiologie haben.

Die klinische Klassifikation der endogenen Psychosen geschieht ausschließlich nach der psychopathologischen Symptomatik unter Berücksichtigung der Anamnese und des Verlaufs und ist vielen subjektiven Einflüssen unterworfen. Die Erfassung eines psychiatrischen Syndroms ist streng genommen keine medizinische Diagnose. Da die psychiatrischen Syndrome keine nosologischen Entitäten sind, ist es sehr fraglich, ob über die Klassifikation nach psychiatrischen Syndromen eine Differenzierung im neurobiologischen Sinne möglich ist, d. h., ob eine jeweils typische neurobiologische Abweichung für die jeweiligen Psychosegruppen gefunden werden könnte. Trotz intensiver Forschung ist es bisher nicht gelungen.

Die Schwierigkeiten bei der Erforschung biologischer Grundlagen endogener Psychosen liegen einmal bei methodisch-technischen Problemen und den noch zu geringen Kenntnissen der Neurobiologie des menschlichen Gehirns, zum anderen aber in den vorliegenden Psychosehypothesen der Psychiatrie. Es ist festzustellen, daß ein großer Teil der Psychiater, wenn nicht der überwiegende, die biologische Basis der Psychosen bezweifelt und dementsprechend biochemische Untersuchungen bei Psychosen ablehnt oder, wenn eine biologische Basis akzeptiert wird, psychiatrische Syndrome gleich nosologischen Entitäten gesetzt werden.

Eine Vielzahl von Fakten stützt die Hypothese, daß die endogenen Psychosen auf der Basis biologischer Mechanismen entstehen, d. h., sie sind Krankheiten des Gehirns, die durch eine biologische Basisstörung verursacht werden. Die Ursache dieser Basisstörung kann sehr verschiedener Art sein, angefangen mit einer genetischen Prädisposition bis zur Reifungs- und Differenzierungsstörung des Gehirns in den entsprechenden Entwicklungsphasen infolge extremer psychosozialer Einflüsse. Hierbei ist von Bedeutung, daß das Gehirn auf eine Noxe oder einen Prozeß nur mit einer sehr begrenzten Zahl an Reaktionstypen im klinisch-psychopathologischen Sinne antworten kann. So sind gleichartige psychopathologische Syndrome wie z. B. das paranoid-halluzinatorische Syndrom oder das depressive Syndrom wahrscheinlich durch sehr unterschiedliche biologische Grundstörungen auslösbar. Demgegenüber kann die gleiche Noxe sehr verschiedene psychopathologische Zustände induzieren. Zum Beispiel kann eine erhöhte Konzentration von Phenyläthylaminen zu einem paranoid-halluzinatorischen Syndrom oder zu einer katatonen Symptomatik führen.

Die Interpretation neurobiologischer Untersuchungsbefunde ist z. Z. mit großer Unsicherheit behaftet. Diese Unsicherheit beruht teilweise auf der erwähnten geringen Spezifität der psychopathologischen Phänomene. Es ist noch einmal zu betonen, daß eine gleiche psychopathologische Symptomatik keineswegs eine gleiche neurobiologische Ursache voraussetzt. Weitere Schwierigkeiten ergibt der Prozeßcharakter dieser Erkrankungen mit ihren schubförmigen Verläufen bei den Schizophrenien und den phasenartigen Verläufen bei den affektiven Psychosen. Schon aus der klinischen Erfahrung ist daher nicht zu erwarten, daß eine permanente biochemische Abweichung im Verlauf des Krankheitsprozesses bestehen muß. Tageszeitliche Veränderungen der Symptome deuten darauf hin, daß eine kontinuierliche Existenz eines bestimmten pathologischen biochemischen Parameters oder mehrerer, nicht anzunehmen ist. Aufgrund unserer eigenen Untersuchungen läßt sich zeigen, daß es notwendig ist, zu mehr als einem Tageszeitpunkt biochemische Untersuchungen durchzuführen. Bemerkenswert ist nach unseren Erfahrungen, daß die vorwiegend bestimmten Morgen-Nüchtern-Werte bei vielen Patienten nicht oder nur wenig von den Werten der gesunden Kontrolle abweichen.

Die Hauptschwierigkeit bei der Suche nach biologischen Ursachen endogener Psychosen liegt unabhängig von den klinisch-diagnostischen und den methodisch-technischen Schwierigkeiten in der relativen Unzulänglichkeit und Unantastbarkeit des menschlichen Gehirns. Es ist nicht möglich, menschliche Hirnstrukturen in vivo mit invasiven Methoden biochemisch zu untersuchen. Neurobiologische Untersuchungsverfahren sind daher auf die Verwendung peripheren biologischen Materials angewiesen. Ein Tiermodell ist wegen der spezifisch menschlichen Phänomene der endogenen Psychosen sehr begrenzt anwendbar.

Die Hypothesen zur biologischen Verursachung der Psychosen nehmen Störungen der synaptischen Transmission in bestimmten Hirnsystemen an. So entstanden die bekannten Noradrenalin-, Dopamin-, Serotonin-, Gaba- bzw. Endomorphinhypothesen. Grundsätzlich ist denkbar, daß psychopathologische Störungen als Folge pathologischer Veränderungen jeweils eines Teilprozesses der synaptischen Transmission des entsprechenden Hirnsystems oder weiterer Hirnsysteme entstehen könnten. Im einzelnen sind Störungen bei folgenden Teilprozessen möglich: bei 1. Aufnahme von Vorstufen der Transmitter, 2. Transmittersynthese, 3. Speicherung in synaptischen Vesikel, 4. Freisetzung in den synaptischen Spalt, 5. Bindung an den postsynaptischen Rezeptor, 6. Termination der Transmitterwirkung durch aktive Aufnahme in das präsynaptische Neuron oder durch enzymatischen Abbau. Zu allen diesen Schritten sind im Rahmen der einzelnen Aminhypothesen eine Reihe von Untersuchungen durchgeführt worden.

Die angenommene Initialstörung wird im Prozeß der Psychose mit Sicherheit verdeckt oder kompensiert, und zwar infolge adaptiver Mechanismen, bei denen zusätzliche Veränderungen bei anderen Teilschritten der synaptischen Transmission auftreten können. Die einmalige Untersuchung nur eines Parameters erscheint daher wenig sinnvoll.

Besonders die Hirnsysteme, die für die Steuerung der Denkabläufe, der Affektivität, der Wahrnehmung, des Icherlebens und der vegetativen Funktionen sowie der zirkadianen Rhythmen verantwortlich sind, weisen bei den endogenen Psychosen Störungen auf. In diese Prozesse sind aminerge Systeme integriert, deren Perikary im Hirnstamm lokalisiert sind. Aus der Struktur

Tab. 1: Konzentration der Indolamine im zisternalen Liquor

	Kontrolle ($n = 12$)			Paranoid-halluzinatorische Schizophrenie ($n = 14$)		
	< 100 ng/ml	> 100 ng/ml[1]	nicht nachweisbar	> 500 ng/ml	< 500 ng/ml	nicht nachweisbar
DMT	$29,9 \pm 20,7$ $n = 6$	$189,6 \pm 62,5$ $n = 6$	–	$304,5 \pm 171,7$* $n = 6$	$1417,4 \pm 633,0$** $n = 8$	–
N-Met	$37,2 \pm 31,1$ $n = 5$	$361,6 \pm 125,3$ $n = 2$	4 Probanden	$215,1 \pm 171,1$ $n = 5$	$735,9 \pm 237,4$ $n = 4$	2 Probanden
Tryp	$33,4 \pm 28,5$ $n = 5$	$164,7 \pm 68,6$ $n = 3$	4 Probanden	$321,9 \pm 102,2$ $n = 6$	$877,3 \pm 249,9$ $n = 7$	–
5Me0DMT	$27,4 \pm 20,8$ $n = 6$	$329\,6 \pm 102,0$ $n = 4$	2 Probanden	$71,0 \pm 74,8$ $n = 4$	$985,7 \pm 474,8$** $n = 8$	1 Proband
5Me0T	$10,6 \pm 8,9$ $n = 5$	–	7 Probanden	$75,2 \pm 51,3$** $n = 11$	–	3 Probanden

Zeitpunkt der Punktion: 8.30 Uhr.
DMT = N,N-Dimethyltryptamin; N-Met = N-Methyltryptamin; Tryp = Tryptamin; 5Me0DMT = 5-Methoxy-N,N-dimethyltryptamin; 5Me0T = 5-Methoxytryptamin.
[1] Diese Untergruppe psychisch gesunder Personen enthält einen Probanden mit Okklusionshydrozephalus mit Behinderung der Liquorpassage, zwei mit multipler Sklerose und einen, bei dem sich im Verlauf Hinweise auf eine paranoide Psychose ergaben.
 * $p < 0,01$ gegenüber der ersten Untergruppe der Kontrolle.
** $p < 0,001$ gegenüber beiden Untergruppen der Kontrolle.
Signifikanzen wurden nur für das DMT, 5Me0DMT und 5Me0T berechnet.

und Funktion dieser aminergen Systeme ergibt sich, daß eine relativ geringe biologische Abweichung bei der relativ kleinen Zahl von Nervenzellen im Hirnstamm, die wiederum große Projektionsgebiete in andere Gehirnteile aufweisen, eine ganze Reihe von Hirnfunktionen stören könnte. Da ein direkter Zugang zu den aminergen Systemen nicht möglich ist, ist es daher notwendig, ein geeignetes peripheres Untersuchungsmaterial zu verwenden, was Aussagen über die wichtigsten Teilprozesse der synaptischen Transmission zuläßt und eine direkte Beziehung zu den Zellen im Hirnstamm und der Epiphyse hat oder aber diese Prozesse wenigstens teilweise widerspiegelt.

Als peripheres Modell für serotoninerge Neurone sind Thrombozyten mit Einschränkung geeignet. Dementsprechend wurden viele Untersuchungen an Thrombozyten mit sehr widersprüchlichen Ergebnissen durchgeführt. Untersuchungen an Plasma, Urin in lumbalen Liquor lassen nur bedingt Rückschlüsse auf Gehirnstoffwechsel zu. Zur besseren Erfassung der zerebralen Metabolite haben wir daher Untersuchungen am zisternalen Liquor durchgeführt. Der zisternale Liquor steht in direkter Wechselwirkung mit den Strukturen des Hirnstammes, die aminerge Neurone enthalten. Es wurden ausschließlich unbehandelte Patienten mit akuten endogenen Psychosen untersucht. Im Gegensatz zur Untersuchung aus dem lumbalen Liquor konnten wir sowohl für psychotomimetische Indolamine als auch für β-Phenyläthylamin signifikante Abweichungen bei bestimmten Psychosen finden (Tab. 1 und 2). Die sehr hohen Werte liegen eindeutig im psychotomimetischen Bereich. Es war möglich, bei einigen Patienten in ihren psychotischen Episoden mehrmals Liquor zu entnehmen und mit den Werten im freien Intervall zu vergleichen. Die Konzentration in den akuten psychotischen Zuständen waren nahezu identisch.

Aus den Ergebnissen würden wir ableiten, daß bei bestimmten Psychosen eine Störung des Phenyläthylaminmetabolismus und/oder einer Störung des Indolaminmetabolismus vorliegt. Dieser Befund steht in Übereinstimmung mit zwei wichtigen neurobiologischen Hypothesen zur Pathogenese der endogenen Psychosen. Die meisten dieser Hypothesen lassen sich auf die Annahme reduzieren, daß bei endogenen Psychosen quantitative oder qualitative Abweichungen im Transmittermetabolismus bestehen.

Ausgangspunkt vieler Hypothesen ist einmal die strukturelle Ähnlichkeit der psychotomimetischen Substanzen mit bekannten Transmittern und zum anderen die Übertragung der z. T. bekannten Wirkungsmechanismen der Psychopharmaka und der Psychotomimetika auf die Pathophysiologie der endogenen Psychosen. Es wurden zunächst Ein-Amin-Hypothesen aufgestellt, die eine isolierte quantitative Abweichung bei einzelnen aminergen Systemen annahmen (Serotonin, Dopamin, Noradrenalin, Phenyläthylamin u. ä.). Die Hypothesen wurden dahingehend erweitert, daß neben der verminderten oder gesteigerten Transmitterkonzentration am synaptischen Rezeptor auch die Möglichkeit einer veränderten Rezeptorensensitivität angenommen wurde. Eine weitere Hauptrichtung geht von der Annahme qualitativer Abweichungen im Transmittermetabolismus aus, wobei vorwiegend eine Methylierung der Transmitter als Ursache der Psychosen angesehen wird (Transmethylierungshypothese).

Unsere Untersuchungen zu der Transmethylierungshypothese haben gezeigt, daß im tageszeitlichen Verlauf auch im gesunden Zustand relativ hohe Konzentrationen N und O-methylierter Transmittermetabolite in Thrombozyten und Plasma vorkommen, die aber zur bestimmten Tageszeit bei endogenen Psychosen weit überschritten werden. Es ist daher davon auszugehen, daß auch im physiologischem Zustand methylierte und nichtmethylierte Transmittermetabolite funktionelle Bedeutung haben und daß die bisher als psychosespezifisch angenommene Bildung von methylierten Metaboliten ein normaler biologischer Prozeß ist.

Die für die Bildung methylierter Metabolite verantwortliche Methyltransferasen unterliegen nach unseren Befunden tageszeitlichen Schwankungen, die bei manchen endogenen Psychosen sehr erheblich sind (Abb. 1 und 2). Solche Schwankungen sind auch für die aktive Aufnahme von Serotonin und die MAO-Aktivität nachweisbar (Abb. 3). Ähnliche Schwankungen wie in den Thrombozyten müssen auch für be-

Tab. 2: Konzentration des β-Phenyläthylamins im cisternalen Liquor bei psychisch gesunden Probanden und endogenen Psychosen

	ng/ml Liquor
Kontrolle ($n = 6$)	44,7 ± 22,8
Endogene Psychosen	
Gruppe 1 ($n = 5$) >1 µg/ml	3223,0 ± 1630,0
Gruppe 2 ($n = 4$) 1 µg–500 ng/ml	673,0 ± 134,6
Gruppe 3 ($n = 14$) 500–100 ng/ml	245,7 ± 93,4
Gruppe 4 ($n = 16$) <100 µg/ml	40,1 ± 24,5

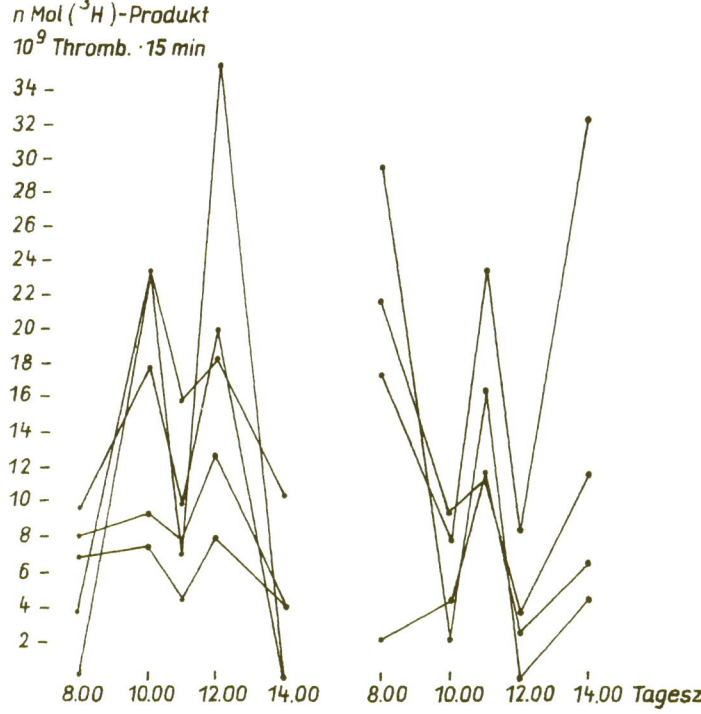

Abb. 1: Tagesrhythmische Schwankungen der Methyltransferaseaktivitäten bei gesunden Probanden

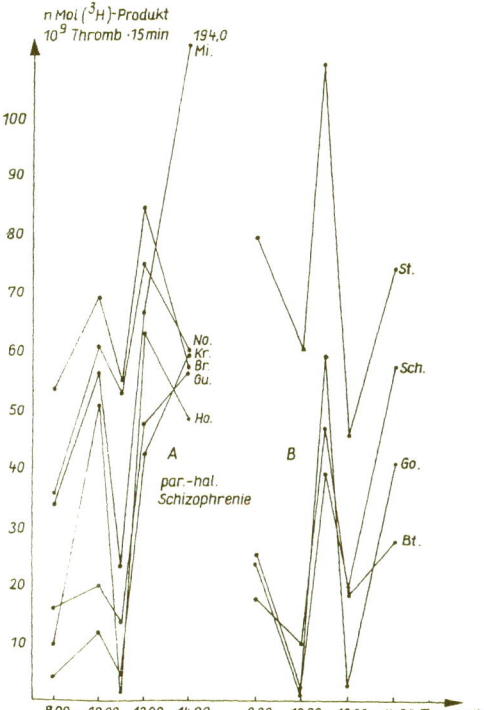

Abb. 2: Tagesrhythmische Schwankungen der Methyltransferaseaktivitäten bei unbehandelten paranoid-halluzinatorischen Schizophrenien

stimmte Hirnsysteme angenommen werden. Die in der Literatur mitgeteilten Ergebnisse für die einzelnen Enzyme müssen unter dem Aspekt der tageszeitlichen Veränderungen außerordentlich zurückhaltend interpretiert werden. Für die MAO ist wiederholt das Vorliegen einer verminderten Aktivität in den Thrombozyten bei bestimmten Schizophrenien berichtet worden. Auch wir konnten unter den paranoid-halluzinatorischen Schizophrenien trotz erheblicher zirkadianer Schwankungen eine kleine Gruppe mit erniedrigten MAO-Werten abgrenzen. Es läßt sich jedoch auch eine große Gruppe mit erhöhten Werten und eine Gruppe mit normalen Werten finden (Tab. 3).

Das Vorliegen zirkadianer Rhythmen wird häufig nicht beachtet, es wird auch nicht beachtet, daß die Psychosen eine heterogene Gruppe sind und daß Psychopharmaka die untersuchten Enzyme und Metabolite beeinflussen. Deshalb sind die Untersuchungsergebnisse sehr widersprüchlich.

Aus unseren tageszeitlichen Untersuchungen in bezug auf die Methyltransferaseaktivitäten kann abgeleitet werden, daß sich in den frühen Vormittagsstunden bei vielen unbehandelten Patienten die Aktivitäten gar nicht oder nur wenig von gesunden Probanden unterscheiden (Tab. 4). Die Maximalwerte, die wir dann im untersuchten

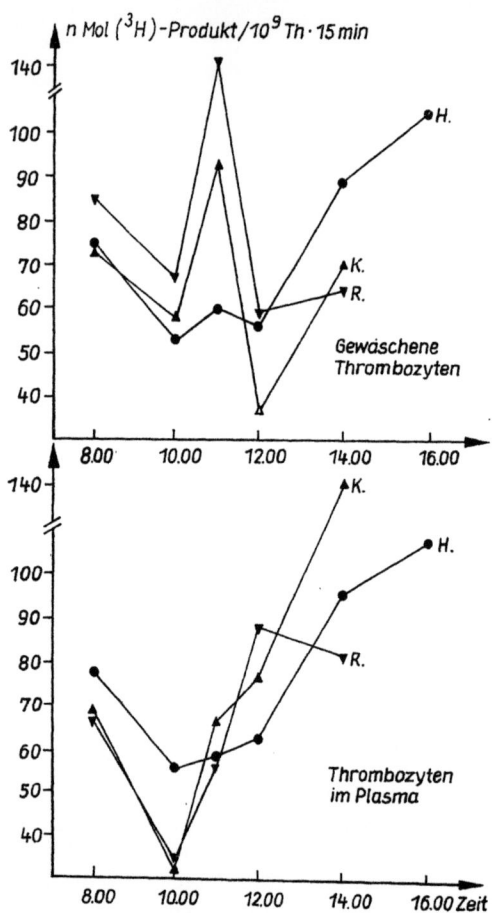

Abb. 3: Tagesrhythmische Schwankungen der MAO-Aktivität bei gesunden Probanden

Tab. 3: Aktivität der MAO gegenüber [H³]-Serotonin bei Gesunden und unbehandelten paranoid-halluzinatorischen Schizophrenien um 8.00 Uhr

	n Mol [H³] Produkt/ 10⁹ Throm. · 15 min
gesunde Frauen n = 28 (20–40 J.)	56,4 ± 17,4
gesunde Männer n = 18 (20–40 J.)	96,2 ± 28,3
paranoid-halluzinatorische Schizophrenie (20–40 J.)	(in allen Gruppen systematische und unsystematische Schizophrenien)
Frauen Gr. 1 n = 5	25,9 ± 12,7
Gr. 2 n = 6	51,5 ± 10,6
Gr. 3 n = 12	227,3 ± 83,0
Männer Gr. 1 n = 7	43,1 ± 17,4
Gr. 2 n = 6	116,8 ± 14,7
Gr. 3 n = 14	288,2 ± 68,5

Die Enzymaktivität wurde im thrombozytenreichen Plasma durch Inkubation mit [H³]-Serotonin und nachfolgender Extraktion der Reaktionsprodukte mit Diäthyläther bestimmt.

Zeitintervall zwischen 8 und 14 Uhr bei paranoid-halluzinatorischen Schizophrenien messen, sind signifikant höher als die Tagesmaximalwerte bei Gesunden (Tab. 5).

Untersuchungen zur aktiven Aufnahme von Serotonin in Thrombozyten zeigten bei verschiedenen Psychosen Abweichungen von der Normalpopulation. Für bestimmte Schizophrenien wurden vorwiegend erniedrigte Werte beschrieben. Dies gilt auch für affektive Psychosen. Unsere eigenen Untersuchungen zeigen aber, daß sich in einer nach klinischen Gesichtspunkten differenzierten Gruppe von Patienten, z. B. monopolare Depression, sowohl erhöhte als auch erniedrigte und normale Werte finden lassen (Tab. 6).

Eine große Zahl von Arbeiten beschäftigt sich mit der Wirkung oder der Bedeutung von Präkursoren und einer veränderten Syntheserate von Transmittern. Hierbei sind für die Schizophrenie

Tab. 4: Aktivität der Methyltransferasen bei Gesunden und unbehandelten paranoid-halluzinatorischen Schizophrenien um 8.00 Uhr

	nMol [N³]-Produkt/ 10⁹ Throm. · 15 min
Gesunde n = 70 (Frauen u. Männer) (20–40 J.)	10,7 ± 7,0
paranoid-halluzinatorische Schizophrenie (20–40 J.)	
Gr. 1 n = 18	46,9 ± 24,1 (unsystematische Schizophrenien)
Gr. 2 n = 12	17,6 ± 4,2 (systematische Schizophrenien)
Gr. 3 n = 5	7,1 ± 1,3 (systematische Schizophrenien)

Die Enzymaktivität wurde im thrombozytenreichen Plasma durch Inkubation mit [H³]-Serotonin und nachfolgender Extraktion der Reaktionsprodukte mit Dichlormethan bestimmt.

Tab. 5: Maximalaktivität der Methyltransferasen bei Gesunden und paranoid-halluzinatorischen Schizophrenien

Gesunde $n = 27$	$25,5 \pm 12,4$
Patienten $n = 20$	$65,5 \pm 35,6$ (unsystematische Schizophrenien)

Die Enzymaktivität wurde zwischen 8.00 und 14.00 Uhr gemessen. Jeweils der höchste Wert in diesem Zeitintervall wurde für die Berechnung des Mittelwertes verwendet.

Tab. 6: Aktive Aufnahme von [H³]-Serotonin in Thrombozyten bei Gesunden und affektiven Psychosen

	nMo [H³]-Serotonin/ 10^9 Throm. · 5 min	
Gesunde ($n = 8$)	$15,6 \pm 4,8$	
monopolare Depression		
Gruppe I $n = 7$	$26,7 \pm 5,9$	$p < 0,05$
Gruppe II $n = 7$	$12,8 \pm 2,7$	
monopolare Depression im freien Intervall ($n = 5$)	$10,0 \pm 4,9$	$p = 0,05$

vorwiegend ein erhöhter Turnover von Dopamin, Noradrenalin oder Serotonin angenommen worden. Die Hypothese einer gesteigerten dopaminergen Aktivität bei Schizophrenien konnte bisher nicht bewiesen werden. Für affektive Psychosen wird dagegen ein Mangel an Noradrenalin und Serotonin am Rezeptor angenommen.

Therapeutische Versuche mit L-Tryptophan, L-Dopa- oder L-Phenylalanin zeigten weder bei Schizophrenie noch bei affektiven Psychosen eindeutige Ergebnisse. Für das Thryptophan ist zu erwähnen, daß eine Kombination dieser Aminosäure mit Methionin als Methylgruppendonator und MAO-Hemmern eine Exazerbation der schizophrenen Psychosen bewirken kann. Da die meisten Untersuchungen an Patienten, die nicht ausreichend lange medikamentenfrei waren, durchgeführt wurden, müssen viele Ergebnisse zurückhaltend interpretiert werden. Wahrscheinlich ist es sinnvoller, unbehandelte Patienten im Tagesverlauf und im Längsschnitt der Psychose und im freien Intervall zu untersuchen. Eine Querschnittuntersuchung läßt nur bedingt biochemische Differenzierungsmöglichkeiten endogener Psychosen zu. Ein schwerwiegender Fehler aller bisherigen Untersuchungsprogramme ist die Annahme einer für die jeweilige Gesamtgruppe der endogenen Psychosen gleichartigen Grundstörung.

Es ist unter Umständen sinnvoll, nach der Stellung der grundlegenden Diagnose „endogene Psychose", neurobiologische Untersuchungen ohne Bezug auf die Klinik durchzuführen und eine Gruppenbildung nach rein paraklinischen Gesichtspunkten durchzuführen.

Aufgrund der Probleme bei der Untersuchung endogener Psychosen ist es sehr schwierig, die auf der klinischen Beschreibung beruhenden Klassifikationen durch neurobiologische Befunde zu unterstützen. Diese Feststellung gilt mit Einschränkung auch für die Klassifikation nach LEONHARD. Wir haben dennoch versucht, eine Differenzierung nach biochemischen Kriterien vorzunehmen. Über weite Bereiche ist das nicht gelungen. Eine Abgrenzung monopolarer und bipolarer Depressionen scheint aber möglich. Insbesondere die bipolaren Depressionen unterscheiden sich von den anderen affektiven Psychosen durch eine sehr niedrige Aktivität der Transport ATPase. Die untersuchten Parameter bringen eine Aufteilung der schizophrenen Psychosen in

Tab. 7: Aktivität der thrombozytären Mg(Na, K)-ATPase bei Gesunden und affektiven Psychosen

	μMol Phosphat/ 10^9 Throm. · 30 min	
Gesunde ($n = 8$)	$3,2 \pm 2,5$	
monopolare Depression ($n = 7$)	$12,6 \pm 3,5$	$p < 0,001$
bipolare Depression ($n = 12$)	$3,5 \pm 1,3$	

mehrere Untergruppen. In bezug auf die Werte im cisternalen Liquor deuten sich Unterschiede zwischen systematischen und unsystematischen Formen der Schizophrenie an. Für die ebenfalls untersuchten Parameter Monoaminooxydaseaktivität konnte eine Differenzierung nicht sicher vorgenommen werden. Für die Aktivität der Methyltransferase waren für die unsystematischen Schizophrenien höhere Methyltransferaseaktivitäten zu sichern. Eine weitere Auftrennung in Untergruppen war jedoch nicht möglich. Im bezug auf die von LEONHARD diagnostizierten Katatonien und Hebephrenien ergeben sich Hinweise, daß erhöhte Phenylalanin-Tyrosin-Quotienten vorliegen. Es ist hier anzunehmen, daß eine abweichende Hydroxylierung bei bestimmten Hebephrenien und Katatonien vorliegen könnte. Weitere Untersuchungen, insbesondere Verlaufskontrollen, sind erforderlich, um eine neurobiologische Differenzierung parallel zur

Leonhardschen Klassifikation vornehmen zu können. Aus den bisherigen Befunden ist abzuleiten, daß die grundsätzliche Unterscheidung zwischen bipolaren und monopolaren Depressionen mit biochemischen Methoden bestätigt werden kann, daß es biologische Unterschiede zwischen systematischen und unsystematischen Schizophrenien gibt, daß aber die meisten biochemisch charakterisierten Untergruppen nicht mit den Leonhardschen Subgruppen korrelieren. Eine Ursache für die fehlende Korrelation könnte in der Langzeittherapie mit unterschiedlichen Psychopharmaka liegen. Die Untersuchung akuter Psychosen läßt leider keine eindeutige Zuordnung zum Klassifikationssystem nach LEONHARD zu, so daß eine endgültige Aussage zur biochemischen Charakterisierung der Leonhardschen Psychosetypen erst nach längeren Untersuchungszeiträumen möglich ist. Die allgemeine Aussage von LEONHARD, daß die endogenen Psychosen eine heterogene Gruppe von Erkrankungen sind, kann aber mit den heutigen Methoden bestätigt werden.

Tab. 8: Phenylalanintyrosinquotient im Nüchternserum bei Gesunden und Schizophrenien

	Phenylalanin µg/ml	Tyrosin µg/ml	Quotient
Kontrolle ($n = 50$)	$9,0 \pm 2,0$	$13,2 \pm 2,7$	$0,69 \pm 0,15$
paranoid-halluzinatorische Schizophrenie ($n = 44$)	$9,4 \pm 2,1$	$12,2 \pm 2,1$	$0,78 \pm 0,16$*
davon Phe > 9,0 µg/ml ($n = 22$)	$10,9 \pm 1,9$***		$0,86 \pm 0,16$**
Hebephrenie ($n = 11$) und Katatonie ($n = 8$)	$10,1 \pm 3,5$	$11,9 \pm 2,1$	$0,85 \pm 0,2$**
davon Phe > 9,0 µg/ml (n = 9)	$13,0 \pm 2,8$***		$1,08 \pm 0,2$***

* $p < 0,05$ gegenüber der Kontrolle
** $p < 0,01$ gegenüber der Kontrolle
*** $p < 0,001$ gegenüber der Kontrolle

Über den Einfluß von neuroleptischer Langzeitmedikation auf den Verlauf von phasischen und remittierenden Unterformen endogener Psychosen[1]

E. Albert

Seit 1980 wurden in einem geschlossenen Haus für chronische unruhige Psychosen die 70 weiblichen Kranken eingehend nachuntersucht und nach LEONHARDS differenzierter Diagnostik (6) neu eingeteilt. Die Untersuchung begann mit der Analyse der langjährigen Krankenakten und wurde durchgeführt mittels ärztlichem Gespräch, psychisch-experimenteller und gehirnpathologischer Prüfung und neurologischem Status mit eventuellen Zusatzbefunden aus Liquor, EEG und Computertomographie des Hirnschädels (1).

Als Ergebnis stellt sich heraus, daß bei den im Mittel seit 25 Jahren stationär untergebrachten Frauen die Diagnose einer Schizophrenie zu häufig gestellt worden war. Die Nachuntersuchung ergab nicht mehr bei 55 Kranken (78%), sondern nunmehr bei 33 Kranken (47%) eine Schizophrenie, ein Leiden, welches mit KRAEPELIN als eine Gruppe endogener Geisteskrankheiten mit Auslaufen in psychischen Defekt verstanden wird.

Die aus der Bannmeile der Schizophrenie freigewordenen 22 Kranken gaben sich zu erkennen als 11 hirnorganische psychische Leiden und 11 heilbare, also phasische und cycloide Psychosen. Inzwischen ist es durch Fluktuation zu einer geringen zahlenmäßigen Verschiebung gekommen.

Die heilbaren Psychosen waren zu erkennen an erhaltener Persönlichkeit, normalem affektivem Mitschwingen, unbeschadetem Antrieb, dem Fehlen einer formalen Denkstörung, oft jahrelangen freien Intervallen und im Rückfall an dem jeweils typischen psychotischen Syndrom. Sie waren, da als Schizophrenien verkannt, seit vielen Jahren hospitalisiert und ständig neuroleptisch behandelt worden. Offensichtlich hatte die Einheitsdiagnose einer Schizophrenie mit ihrer düsteren Prognose die ärztliche Initiative gehemmt und den Denkanstoß zur rehabilitativen Entlassung verhindert. Es sei gleich zu Anfang hervorgehoben, daß die hier dargestellte Analyse nicht Unzulänglichkeiten an einem speziellen Ort darstellen soll. Vielmehr werden damit – als pars pro toto – lediglich einmal Verhältnis und Gepflogenheit in Diagnostik und Therapie erfaßt in Einrichtungen der Langzeit-Psychiatrie, wie sie heute an vielen Orten anzutreffen sind.

Die Problemfälle eines psychiatrischen Krankenhauses, die sich in der unruhigen Abteilung sammeln, sind periodische Psychosen, die unter neuen Exazerbationen immer wieder akut erregt, verwirrt oder stuporös werden, oder es sind schizophrene Defektzustände mit Ausbrüchen von gereizter Erregung. Andererseits sammeln sich in diesem Hause in einem ruhigeren Trakt auch Kranke, die vor Jahren einige psychotische Phasen durchlebt haben, aber seither unauffällig und bereitwillig weiter hospitalisiert blieben unter der Diagnose einer Schizophrenie.

Um mehr Einblick in die Eigenart dieser im Mittel seit 20 Jahren hospitalisierten periodischen Psychosen zu gewinnen, wurden alle Fälle analysiert von phasischen und zykloiden Psychosen einerseits ($n = 10$, Lebensalter $\bar{x} = 65$, Erkrankungsalter $\bar{x} = 32$, seitherige Krankheitsdauer $\bar{x} = 33$, Unterbringungsdauer $\bar{x} = 22$ Jahre) und von periodischen Katatonien und Kataphasien andererseits ($n = 10$, Lebensalter $\bar{x} = 45$, Erkrankungsalter $\bar{x} = 19$, seitherige Krankheitsdauer $\bar{x} = 26$, Unterbringungsdauer $\bar{x} = 19$ Jahre).

---

[1] Diese Untersuchungen, die die verbreitete Lehre einer notwendigen neuroleptischen Dauermedikation endogener Psychosen in Frage stellen, waren nur möglich durch das überragende Kritikvermögen des Direktors des Hessischen Psychiatrischen Krankenhauses Eichberg in Eltville am Rhein. Dr. GERHARD AMLER†, dem wir für die langmütige Duldung beunruhigender Umstellungen hohe Wertschätzung bewahren.

Die affektvolle Paraphrenie ist zwar ebenfalls eine periodische Form der Schizophrenie, geht aber meist rasch in chronischen Verlauf über mit allmählicher Progredienz bis in das phantastische Endstadium. Aus dieser Gruppe wurde eine Kranke in die Analyse einbezogen (Fall 21), die sich durch anhaltende gereizte Stimmungshebung mit häufigen maniformen Erregungsperioden von den anderen abhob.

Von der letzten großen Gruppe endogener Psychosen, den selteneren systematischen Schizophrenien, finden sich im Krankengut 8 Fälle. Davon wurden nur 2 Krankheitsverläufe dargestellt: der eine (Fall 22), um die Wirkung von Depotneuroleptica auf eine systematische Hebephrenie darzustellen, der andere (Fall 23), um die Entbehrlichkeit von neuroleptischer Therapie bei diesen schleichend-progredienten Formen aufzuzeigen, die LEONHARD als psychische Systemkrankheiten auffaßt. Der Verlauf der periodischen Psychosen mit ihrer teilweise großen Rückfallneigung wurde über viele Jahre hinweg graphisch dargestellt. Erregungen wurden als sich über die Jahreslinie erhebende Gipfel eingetragen und umfassen affektive, gedankliche oder psychomotorische Erregung. Umgekehrt wurden Hemmungszustände mit depressiver oder ängstlicher Verstimmung und Stuporen durch eine Absenkung unter die Jahreslinie wiedergegeben. Um diese zahlreichen psychotischen Phasen, Schübe oder gereizten Attacken erfassen zu können, wurden zuerst die ärztlichen Krankengeschichten durchgearbeitet mit ihren in Abständen von mehreren Monaten erfolgten Eintragungen und dann zur detaillierten Registrierung gerade auch kurzdauernder Schwankungen die sorgfältigen täglichen Berichte des Pflegepersonals ausgewertet. Deren Aussagekraft erfährt eine gewisse Einschränkung dadurch, daß die Pflegepersonen wohl die Erregungen sicher erfassen, dagegen Hemmungszustände ihnen leicht entgehen. Gewertet als erregte Attacke wurden auch lediglich stundenweise anhaltende gereizte Ausbrüche mit Schreien, Schimpfen und aggressiven Handlungen.

Die so erhaltenen Psychogramme geben in ihrem Kurvenverlauf auf einen Blick über viele Jahre den Charakter der Psychose wieder. Geordnet nach der Art der endogenen Psychose lassen sich für die jeweilige Krankheit gewisse Verlaufseigenschaften erkennen. Dabei überrascht es, daß nicht alle gutartigen, also ohne psychischen Defekt abheilenden Psychosen sich auch durch einen milden Verlauf auszeichneten. Ausgesprochen rückfallsarm verlief die Monopolare Depression (Fall 4). Störungsarm erwiesen sich auch die affektiv zykloiden und denkverwirrt-zykloiden Psychosen: Bei den Angst-Glückspsychosen (Fall 5 und 6) und der Verwirrtheitspsychose (Fall 7) kam es zwar in den ersten Krankheitsjahren zu wiederholten manisch-ekstatischen, ängstlichen oder ratlos-stuporösen Phasen, doch waren die Kranken unter neuroleptischer Medikation viele Jahre frei von Rückfällen, lebten zufrieden als Freigänger im Krankenhaus, arbeitsam und zu eigenen Unternehmungen fähig. Im Gegensatz dazu zeichneten sich unsere Fälle von periodischer Manie (Fall 1 und 2) und dazu die manisch-depressive Krankheit (Fall 3) in den frühen Jahren durch starke psychotische Aktivität aus und waren teilweise auch später selbst unter hochpotenten Neuroleptika nicht dauerhaft zu beruhigen. Bei der letzten Krankheitsform der zykloiden Gruppe, der hyperkinetisch-akinetischen Motilitätspsychose (Fall 8, 9, 10) trat im Gegensatz zu dem sanften Verlauf der übrigen zykloiden Psychosen ebenfalls starke Rückfallneigung hervor. Die Kranken boten anfänglich akinetische Phasen, oft von vielmonatiger Dauer. Später trat die Akinese zurück und hyperkinetische Erregungen von kürzerer Dauer aber größerer Intensität beherrschten das Bild.

Aus der zweiten Abteilung endogener Psychosen, der Gruppe der periodischen Schizophrenien, folgt direkt anschließend an die Motilitätspsychose deren bösartige Verwandte: die periodische Katatonie. Auch hier, wie bei der Motilitätspsychose, steht vor Denk- und Affektstörungen die Erkrankung der Psychomotorik ganz im Vordergrund. Während aber bei der Motilitätspsychose die Bewegungen natürlich, harmonisch und oft mit tänzerischer Eleganz ablaufen, erscheinen sie hier entgleist, plump, bizarr, fratzenhaft, uneinheitlich, eben parakinetisch. Beide Formen psychomotorischer Psychosen sind Krankheiten mit besonders heftiger psychotischer Intensität. In Parallele darf erinnert werden, daß die unter psychomotorischem Bilde verlaufenden symptomatischen Psychosen mit hoher Letalität belastet sind (3; 4), ebenso ganz akute endogene Formen, die als „akute tödliche Katatonie" beschrieben wurden (7; 8). Von den acht Fällen periodischer Katatonie waren fünf im Beginn durch reine Akinesen ausgezeichnet (Fall 1–15). Fall 16 zeigte vorwiegend hyperkinetische Schübe. Fall 17 war von Anfang an nur parakinetisch erregt mit Lachanfällen. Fall 18 fiel durch katatone Haltung, starre Mimik und iterativen Beschäftigungsdrang auf, was stets verbunden war mit einem Angst-Ekstase-Syndrom. Bekanntlich sind akinetische Schübe durch längere Dauer und nachfolgend tiefere Defekte ausgezeichnet. Tatsächlich sind alle akinetischen Kranken antriebsarm und nur sporadisch mit einförmigen Arbeiten zu beschäftigen. Vier Kranke (Fall 12, 14, 17, 20) fallen durch besonders kindliches Wesen auf. Diese sind schon sehr früh, mit 16 und 17 Jahren krank geworden. Offenbar ist durch die Krankheit die Persönlichkeitsreifung abgebrochen worden. Von allen periodischen Katatonien kommt es noch bei Fall 12, 14, 15, 17 und 18 zu einige Wochen anhaltenden Erregungen oder Hemmungszuständen. Alle anderen Kranken bieten ein Defektsyndrom mit periodisch hervortretenden Ausbrüchen von gereizter Erregung, die besonders häufig bei den primär psychomotorisch-erregten Formen hervortreten.

Zu den periodischen Schizophrenien gehört auch die Kataphasie, die ebenfalls psychomotorische Erregungen und Stuporzustände entwickelt, bei der aber ganz im Vordergrund die schwere Denk- und Sprachstörung steht. Das Leiden ist hier durch zwei Kranke vertreten (Fall 19, 20), die schon früh, mit 17 und 16 Jahren erkrankten und ebenfalls auffällig kindlich geblieben sind. Die Psychose verläuft bei ihnen immer noch unter häufigen Exazerbationen.

Die einzige einbezogene periodische Paraphrenie (Fall 21) fällt durch häufige maniforme Erregungen oder wahnhaft-ängstlicher Verstimmungen auf, worin sich eine unterschwellige Periodik enthüllt, die im Laufe der Jahre gesteigert hervorgetreten ist.

Der Überblick über den vieljährigen Verlaufsmodus von periodischen Psychosen zeigt also, daß viele der psychomotorischen Krankheiten, gleichgültig ob heilbarer oder zu Defekt führender Art, wie auch die gehäuft rezidivierenden Manien über Jahre hinweg durch gesteigerte psychotische Aktivität aufgefallen sind, was wir als „oszillierenden Verlauf" bezeichnet haben (1). Andererseits erwiesen gewisse zykloide und phasische Psychosen ihren milden Charakter im Verschwinden der Rückfallbereitschaft. Da alle Kranken lange, oft seit über 20 Jahren, unter neuroleptischer Dauertherapie standen, kann der Verlauf der Psychosen nur in Zusammenschau mit der Wirkung dieser Mittel betrachtet werden. Daher wurde zur Aufzeichnung der Phasen, Schübe und Attacken zusätzlich die jahrelang gegebene neuroleptische Dauertherapie graphisch dargestellt. Aus technischen Gründen konnten Hypnotika und Minor-Tranquilizer nicht aufgezeichnet werden, ebenfalls nicht die automa-

tisch hinzugegebenen Antiparkinsonmittel. Dargestellt wurde die Behandlung früherer Jahre mit Elektro- oder Cardiazolkrampftherapie, kombiniert mit Hypnotika, und dann die Langzeittherapie mit verschiedenen Neuroleptika. Bis etwa 1960 wurden diese nach Abklingen des Krankheitsanfalls wieder reduziert, auch wieder abgesetzt. Später wurde es Sitte, diese Mittel über Jahre hinaus unverändert weiterzugeben unter der Vorstellung, damit weitere Exazerbationen verhindern zu können. Nur wenn eine neue psychotische Phase plötzlich hervortrat, wurden die Mittel gewechselt, die alte Medikation als unzureichend verworfen und andere neuroleptische Präparate eingesetzt, wobei sich eine gewisse Ratlosigkeit ablesen läßt aus der Anzahl der verabreichten Präparate z. B. bei besonders häufig rückfälligen Katatonien kamen über die Jahre bis zu 17 verschiedene neuroleptische Verbindungen zur Anwendung. Auch Entlassungen erfolgten unter neuroleptischer Dauermedikation. Tatsächlich aber treten auch darunter Rückfälle auf, wie die über viele Jahre gehenden Psychogramme bei stationären Patienten darstellen.

1979 wurde nach Altersrücktritt zunächst ein junger Assistenzarzt mit der Stationsarbeit betraut. Er setzte sämtliche Depot-Neuroleptika ab, wiederholt reduzierte er auch die oral gegebenen Medikamente und schnitt bei 4 Kranken die Langzeitmedikation gänzlich ab, bei 3 phasischen Psychosen und 1 Kataphasie. Dies war in jedem Falle von einer Exazerbation der Psychose gefolgt und zwang zum verstärkten Wiedereinsatz der Neuroleptika.

Wir übernahmen das Haus für unruhige Kranke 1980 und überblicken seit 4 Jahren den Verlauf der Psychosen. Wir begannen sehr bald damit, die meistens hochdosierte neuroleptische Dauermedikation zu reduzieren und, wenn möglich, auch gänzlich abzusetzen. Man mußte sich nämlich bei einem Teil der Patienten fragen, warum sie überhaupt im psychiatrischen Krankenhaus seien, da sie sich wohlangepaßt verhielten, sich durch selbständige Unternehmungen und mitschwingendes Gemütsleben auszeichneten und teilweise psychosefreie Intervalle von 6 bis 14 Jahren aufwiesen.

Die Unternehmung, eine neuroleptische Langzeitmedikation abzubrechen, ist unpopulär. Es wird argumentiert, die Patienten seien so gut einreguliert und man solle ihre Ausgeglichenheit nicht gefährden. Die Kranken selbst aber bitten immer wieder darum, von der Last der Medikation befreit zu werden. Wir ließen unser Handeln durch folgende Überlegungen bestimmen:

1. Nachdem die heilbare Natur der Psychose erkannt war, erhob sich die Frage, ob bei diesen Fällen eine Dauermedikation überhaupt notwendig gewesen ist oder ob nicht längst unter der Medikamentendecke die psychotische Aktivität abgeklungen war.

2. Eine starke psychotische Aktivität war nicht mehr zu erwarten, da die Kranken mit phasischen und zykloiden Psychosen bereits im mittleren bis höheren Lebensalter stehen (45 bis 81 Jahre, $\bar{x} = 65$ Jahre), in dem die psychotische Aktivität allmählich immer mehr nachläßt.

3. Wegen vieljähriger psychosefreier Zeiträume war für mehrere Patienten Verlegung in Familie oder offene Einrichtungen geplant. Es ist bekannt, daß die Patienten zu Hause allmählich die Mittel absetzen, weil sie sich gesund oder weil sie sich beeinträchtigt fühlen durch Tremor, Müdigkeit, Gewichtszunahme, Herzklopfen oder Impotenz. Deshalb sollte das Absetzen hier unter kontrollierten Bedingungen geschehen.

4. Wir waren besorgt, daß nach solch langer Dauertherapie, meist mit stark potenten Mitteln, sich erleichtert Spätdyskinesien entwickeln könnten, bisher aber nur bei Fall 23 ausgeprägt vorhanden in Form von Tremor und Wangen-Zungen-Schlundsyndrom.

5. Wir handelten unter der Überzeugung, daß es möglich sein müsse, ein einmal eingesetztes Arzneimittel auch wieder abzusetzen, wenn es sich nicht gerade um die Substitution eines fehlenden Körperbausteins handelt wie etwa Insulin bei Diabetes mellitus.

6. Man hört heute immer wieder von Wissenschaftlern die Warnung ausgesprochen, daß alle wirksamen Mittel ihre Nebenwirkungen haben und sie dehalb nicht unausgesetzt gegeben werden sollten.

Diese Überlegungen bewogen uns, die Neuroleptika bei allen 10 phasischen und zykloiden Psychosen allmählich abzusetzen. Bei den einzelnen Kranken wurde das wiederholt versucht und insgesamt in der Gruppe der heilbaren Psychosen 30 Absetzversuche durchgeführt. Aber auch bei 7 der 8 periodischen Katatonien, den beiden Schizophasien und bei der affektvollen Paraphrenie wurden insgesamt 15 Absetzversuche unternommen. Nur bei Fall 17 wurde wegen anhaltender Erregungsneigung kein Absetzversuch gewagt. Wegen des jüngeren Alters der katatonen Gruppe (32 bis 63 Jahre, $\bar{x} = 45$ Jahre) war hier noch stärkere psychotische Aktivität zu erwarten. Vor dem völligen Absetzen wurde in der Regel zuvor langsam die Dosis reduziert, um die psychische Ruhelage nicht durch plötzliche Stoffwechselverschiebungen zu gefährden.

Bei sämtlichen 20 Kranken mit periodischen Psychosen kam es in allen 45 Absetzversuchen nach neuroleptikafreiem Intervall, in dem sie unauffällig wirkten, plötzlich zum Rückfall. Entweder traten gehäuft impulsive Erregungen auf oder es entwickelte sich eine Psychose vom gleichen Gepräge, wie sie vor Jahren in den Krankenakten geschildert worden war. Die Länge des störungsfreien Intervalls war abhängig von Potenz und Dosis der zuvor gegebenen Neuroleptika. Die psychotische Exazerbation klang nach Wiedereinsetzen von neuroleptischer Medikation langsam wieder ab. Diese überraschende psychotische Aktivität trat noch im höheren Alter hervor nach 14jährigem rückfallsfreiem Krankenhausaufenthalt und im Alter von 78 Jahren.

Das Ergebnis dieser Bemühungen um die Befreiung der Kranken aus dem Pferch der neuroleptischen Umklammerung ist die bestürzende Erkenntnis, daß es bei periodischen Psychosen nach neuroleptischer Langzeitmedikation nicht mehr gelingt, diese Medikation zu verlassen. Nach Aussetzen kommt es unweigerlich zu erneutem Aufflackern der Psychose. Auch wenn die psychotische Aktivität gänzlich abgeklungen war und die Patienten nach außen beruhigt und geheilt erschienen, ist bei diesen über Jahre neuroleptisch behandelten Fällen weitere Medikation zur Erhaltung der Stabilität unabdingbar. Dies spricht für eine anhaltende zentrale Reizwirkung der neuroleptischen Medikamente.

Ehe es jedoch gewagt werden kann, solch weittragende Schlußfolgerungen aus der permanenten Rückfallneigung unter Psychopharmaka-Karenz zu ziehen, muß zuerst der Langzeitverlauf der Psychosen unter Einfluß der neuroleptischen Dauermedikation betrachtet werden auf eine sich etwa darin abzeichnende psychose-anspornende Wirkung der Major-Tranquilizer.

Aus der Aktivität periodischer Psychosen in Relation zur eingesetzten Therapie geht hervor, daß in den frühen Jahren der hier vorgestellten psychischen Krankheiten, bis 1956, Krampftherapien durchgeführt wurden, bei Fall 14 bis 1961. Es waren meistens

Elektrokrampftherapien, viel seltener Cardiazolkrampftherapien, bei Fall 14 auch Insulinkomatherapien. Bei Fall 3, 10, 11 und 12 wurden die Phasen oder Schübe durch die Krampftherapie etwas abgekürzt, bei Fall 2 und 14 hielt die Psychose unverändert lange an trotz Krampftherapie. Es bestanden aber zwischen den Phasen und Schüben vielmonatige bis zu 5 Jahre lange freie Intervalle. Das zeigt, daß es nicht zu einer „Reizung" der Psyche gekommen ist. Offenbar ist diese nach Abklingen der psychotischen Phase wieder ganz in die Ruhelage zurückgekehrt.

Um 1960 wurden die vorher nur im akuten Behandlungsfall gegebenen Neuroleptika als Dauersherapie eingesetzt.

In diesen frühen Jahren waren in Eichberg von tchwachpotenten Mitteln vor allem Levomepromazin, Chlorprothixen, Prothipendyl und Thioridazin im Gebrauch, von mittelpotenten Verbindungen Chlorpromazin, Triflupromazin und Clopenthixol, nur selten Oxypertin und Dixyrazin, von starkpotenten Mitteln Perphenazin, Trifluoperazin, selten Tiotixen und von sehr starkpotenten Mitteln Reserpin.[1])

Mit den schwach und mittel potenten Neuroleptika wurden positive Ergebnisse erzielt: unter den Psychosen von geringer Aktivität blieb die monopolare Depression (Fall 4) 8 Jahre unter Triflupromazin ohne Rückfall.

Die Angst-Glücks-Psychose (Fall 5) wurde 1957 bis 1965 mit Chlorpromazin behandelt. Als sie 1964 und 1965 ohne Rückfall geblieben war, wurde das Mittel abgesetzt. Die Patientin lebte noch 10 Monate ruhig und ausgeglichen, bis 1966 eine ekstatisch-erregte Phase hervortrat, was den Einsatz stark potenter Mittel nach sich zog. Die andere Angst-Glücks-Psychose (Fall 6), die 8mal wegen ängstlich-ekstatischer Phasen aufgenommen war, wurde während der ersten drei Phasen (1954 bis 1958) mit Chlorpromazin behandelt. Die Phasen wurden abgekürzt, nicht wesentlich unterschieden von den späteren Resultaten 1963 bis 1967 mit stark potenten Mitteln (Fluphenazin, Reserpin).

Aber in dieser zweiten Periode traten die Phasen häufiger, also in kürzerem Abstand auf. Auch bei den periodischen Manien verkürzten sich die Phasen unter schwächer potenten Neuroleptika und wurden seltener.

Bei Fall 1 trat nach 3jähriger Therapie mit Chlorpromazin nur noch eine kurze Phase im Jahr auf. Ab 1962 bekam sie das stark potente Perphenazin bis 1975, worunter sich die Phasen nicht mehr verkürzten, aber oft 3mal im Jahr erschienen.

Auch bei Fall 2 sind unter Perphenazin zunächst die Phasen kürzer, aber zugleich häufiger geworden (1959 bis 1964). Als dann – aus Anlaß einer langen Erregungsphase – auf Levomepromazin übergegangen wurde, war das erste Jahr ohne Rückfall. Das Mittel wurde für 3 Monate ausgesetzt. Danach traten 1966 zwei längere Phasen auf, die mit hoher Dosis (360 bis 400 mg/d Levomepromazin) zum Abklingen gebracht wurden. 1967 bis 1971 lebte die Kranke unter 120mg/d unauffällig, die letzten 18 Monate unter Triflupromazin.

Auch bei der Verwirrtheitspsychose (Fall 7) wurden die Stuporen kürzer und seltener unter dem milden Promazin.

Die Motilitätspsychose (Fall 8) war 1965 und 1966 psychisch frei unter dem stärkeren Trifluoperazin, aber blieb genauso unauffällig unter dem milden Levomepromazin 1971 bis 1974. Erst dann trat wieder eine erregte psychotische Phase auf, was die Umsetzung auf stark potente Mittel nach sich zog.

Fall 10, eine Motilitätspsychose mit gesteigerter Rückfallfrequenz, lebte 1958 neun Monate unbeeinträchtigt unter Chlorpromazin und war 1961 und 1962 fast unauffällig unter Levomepromazin, bis 1963 ein stärkerer Rückfall auftrat. Unter 10 mg des starken Reserpin hingegen kam es 1964 und 1965 zu langdauernden psychotischen Phasen.

Bei den akinetischen Katatonien bot Fall 11 unter Chlorpromazin, Triflupromazin oder Thioridazin 1958 bis 1963 nur kurze Erregungszustände im Defekt von ähnlich niedriger Frequenz wir in späteren Jahren unter Haloperidol 6 mg/d.

Fall 12 zeigte unter Reserpin 1956 bis 1960 mehr Erregungen als später 1963 bis 1966 unter Triflupromazin und 1966 bis 1969 unter Oxypertin.

Fall 14 lebte 1973 bis 1979 ebenfalls unauffällig unter Levomepromazin. 1972 hatte sie für 6 Monate das Depotpräparat Fluspirilen bekommen. 10 Monate nach dem Absetzen, jetzt unter Levomepromazin, wurde sie erregt, dann stuporös, was aufgefangen wurde mit erhöhter Dosis 300 mg/d Levomepromazin. Darunter entwickelte die früher Krampfbehandelte drei generalisierte Krampfanfälle. Nachfolgend 1975 bis 1979 unter Levomepromazin 180 mg/d, fallend auf 60 mg/d, kam es im Jahr nur zu ein bis drei kurzen Erregungen. Als sie aber 1979 für einige Wochen das hoch potente Trifluperidol 3 mg/d erhielt, verfiel sie kurz darauf in einen Stupor und einige Wochen danach Erregungszustände. Deshalb bekam sie von da ab Haloperidol, 4 mg/d, und blieb bis 1981 ohne psychotische Zeichen, doch war sie danach nicht mehr alleine durch schwach potente Mittel zu beruhigen. Auch erregte Formen der periodischen Katatonie waren in den ersten Jahren unter schwächer potenten Neuroleptika befriedigend reguliert.

Bei Fall 16 traten die unter Reserpin 1960 und 1961 häufigeren Erregungszustände zurück unter Clopenthixol (1962 bis 1965). Später, 1968 und 1969 kam es unter stark potenten Neuroleptika (Benperidol, Reserpin, Trifluoperazin, Imiclopazin) zu immer stärkeren und häufigeren Erregungen. Um diese zu unterdrücken, wurden Depot-Neuroleptika eingesetzt.

Fall 18 wurde bei den ersten vier kurzen Schüben 1964 bis 1967 zuerst mit schwachen (Perazin, Levomepromazin), später auch mit stark potenten Neuroleptika (Perphenazin, Haloperidol, Benperidol) behandelt, aber nur für wenige Wochen. Danach war

---

[1]) Die Einteilung der Neuroleptika in Wirkungsgrade unterschiedlicher Potenz erfolgte nach H.-J. HAASE (5).

sie wieder fähig in festem Arbeitsverhältnis zu stehen.

Auch bei der Kataphasie (Fall 19) läßt sich die ausgleichende Wirkung der schwach potenten Neuroleptika aufzeigen. 1961 und 1962 unter dem starken Perphenazin entwickelten sich zweimal im Jahr 2 bis 3wöchige Erregungen. 1963 und 1964 verschwanden diese bis auf eine einzelne mehrtägige Erregung unter dem mittelstarken Clopenthixol 75 mg/d. Bei der nächsten Aufnahme 1965 wurde sie gleich mit den starken Präparaten Fluphenazin, meistens 12 mg/d, und Benperidol behandelt, worunter vier erregte und zwei gehemmte Schübe im Jahr auftraten. Unter 9 Monaten Depotmittel (Fluphenazin-Decanoat) kam es wieder zu erregten Schüben, die langsam abklangen unter Levomepromazin, 200 mg/d (1967 und 1968). Über ein Jahr blieb sie nun ohne Störungen, arbeitete in der Hausindustrie und konnte entlassen werden.

Fall 21, die affektvolle Paraphrenie, wurde 1962 bis 1966 mit Chlorpromazin behandelt, worunter bei Dosen über 400 mg/d 6 bis 8 kurze Erregungszustände im Jahr auftraten, deren Zahl noch absank unter erniedrigter Dosis. Ab 1966 unter Clopenthixol entwickelten sich nur ganz seltene Erregungen. 1970 wurde für 10 Wochen Fluphenazin 5 mg/d eingesetzt. Darunter entstand ein 5 Wochen anhaltender Erregungszustand. Später unter dem schwächeren Clopenthixol, teilweise in verdoppelter Dosis, traten wieder nur kurzdauernde Erregungszustände auf, jetzt häufiger, 13 bis 20 im Jahr, was dazu veranlaßte, auf Behandlung mit sehr stark potenten Neuroleptika überzugehen.

Es läßt sich aus diesem Verhalten in früheren Jahrzehnten entnehmen, daß die phasischen und remittierenden Psychosen vor 30 Jahren unter Krampftherapie teilweise mit einer geringen Verkürzung der Psychosedauer reagierten, in anderen Fällen aber unbeeinflußt blieben. Wichtig ist jedoch, daß zwischen den psychotischen Phasen lange Intervalle bis zu mehreren Jahren bestehen blieben, ein Zeichen dafür, daß die Psyche nach krampftherapiebehandeltem Schub wieder in einen Ruhezustand zurückgekehrt ist. Nachfolgend in neuroleptische Dauermedikation eingebunden, traten in den ersten 10 Jahren, vornehmlich unter schwach und mittel potenten Neuroleptika, immer seltenere und kürzer anhaltende Phasen auf, und wiederholt wurden die Kranken schließlich ganz psychisch frei für mehrere Jahre. Auch primär erregte Formen periodischer Katatonie beruhigten sich unter schwächer potenten Neuroleptika, verhielten sich angepaßt und waren arbeitswillig. Ab und zu traten im Abstand von mehreren Jahren wieder vereinzelt psychotische Exazerbationen auf, vielleicht im Eigenrhythmus der Psychose, was aber später fast uniform zum Übergang auf hoch potente Neuroleptika führte.

Um 1970 wurde die Medikation der meisten Kranken auf sehr stark potente Neuroleptika umgestellt. So wurden auch die Angst-Glücks-Psychosen in späteren Jahren mit stark potenten Neuroleptika behandelt, Haloperidol und Benperidol, allerdings niedrig dosiert, 1 bis 2 mg/d, so daß das spätere Umsetzen auf Thioridazin leicht gelang.

Die Verwirrtheitspsychose, Fall 7, zeigte ab 1967 unter Methylperidol nur noch wenige, kurze Stuporen. Nach einer erneuten Phase 1974 wurde Haloperidol eingesetzt, jahrelang 6 mg/d. Darunter verschwand jede psychotische Aktivität, die jedoch im Aussetzversuch sofort aufflammte. Nach Reduktion zeigten sich 3 mg/d Haloperidol fähig zur Zügelung der Psychose.

Die periodische Manie (Fall 2), die unter schwach potenten Mitteln ganz frei geworden war von Rückfällen, entwickelte 1972 unter dem stark potenten Trifluoperazin eine mehr als 7 Monate anhaltende erregte Phase. 1973 bis 1979 erhielt sie das sehr stark potente Fluphenazin, meistens 12 mg/d. Darunter kam es jetzt jedes Jahr zweimal zu einer mehrmonatigen manischen Psychose, die 1978 sogar 10 Monate anhielt. Die Motilitätspsychose mit ihrer starken psychotischen Aktivität wurde in allen Fällen in den späteren Jahren mit hoch potenten Neuroleptika behandelt.

Fall 8 war unter Haloperidol genauso für Jahre frei von Rückfällen wie vorher unter Levomepromazin. Als aber 2mal die Dosis Haloperidol von 4 auf 2 mg/d herabgesetzt worden war, trat jedesmal ein Stupor auf.

Fall 9 hatte im 27. und 31. Lebensjahr bereits psychotische Phasen durchlebt, von einander getrennt durch lange freie Intervalle. Sie wurde in der ersten Psychose mit Depot-Neuroleptika für über 2 Jahre behandelt, worunter die Psychose rasch abklang.

Von den akinetischen periodischen Katatonien stand Fall 11 1975–1980 unter Haloperidol 6 mg/d. Anfangs zeigte sich die gleiche geringe Rückfallbereitschaft wie früher unter Thioridazin, doch nahmen schließlich Zahl und Dauer der impulsiven Erregungen zu.

Auch Fall 14 war vorher unter Levomepromazin schon in niedriger Dosis fast einreguliert. Seit sie 1980 1 Jahr mit Haloperidol 4 mg/d behandelt worden war, war sie ohne hoch potente Mittel nicht mehr zuverlässig zu beruhigen.

Unter den erregten Formen der periodischen Katatonie ließ sich an Fall 16 erkennen, daß diese Kranke die in den 60er Jahren noch leicht auf schwächer potente Mittel reagierte, ab 1968 unter sehr stark potenten Neuroleptika immer häufiger gereizte Erregungen entwickelte.

Fall 17 und 18 wurden schon in den frühen Krankheitsjahren mit hoch potenten Neuroleptika behandelt: bei beiden nahm die Zahl und auch die Dauer der

Erregungszustände im Laufe der Jahre zu. Deutlich ist dies auch bei der Kataphasie, Fall 20, zu erkennen. Unter Depot-Neuroleptika bekam sie langanhaltende erregte und stuporöse Schübe, unter hohen Dosen Haloperidol löste eine Schwankung die andere ab, unter geringeren Dosen wurden diese seltener und hielten kürzer an.

Fall 21, die affektvolle Paraphrenie, wurde ab 1975 mit Butyrophenonen behandelt. Unter Depot-Präparat, das sie 4 Monate erhielt, entwickelten sich länger anhaltende Erregungen. Nur unter Clozapin 50 bis 100 mg/d alleine, ohne andere Neuroleptika, war sie während 5 Monaten fast unauffällig. In den folgenden Jahren wurden die beiden Butyrophenone abwechselnd in sehr hoher Dosierung gegeben, bis 70 mg/d Haloperidol und 30 mg/d Benperidol. Es kam darunter immer häufiger zu Erregungsausbrüchen, die jetzt wochenlang anhielten. Im April 1979 wurde ärztlich dokumentiert: „Wurde sehr hochdosiert mit Neuroleptika behandelt. Das Bild hat sich nicht geändert."

Zu den stärksten potenten Mitteln gehört Reserpin. Es wurde zweien unserer Kranken als Dauermedikation gegeben. Fall 3 erhielt 1959 bis 1977 2 bis 6 mg/d. Sie hatte darunter nur ganz selten eine kürzere maniforme Erregung und blieb im ganzen jahrelang ohne psychotische Störungen, ein eindrucksvolles Bild der Beruhigung nach der anhaltend psychotischen Unruhe 1944 bis 1958. Fall 13 wurde von 1965 bis 1979 mit Reserpin 3 mg/d behandelt. Darunter war sie während vieler Jahre teils ganz ohne Erregungen, nur still und antriebsarm, teils bot sie zwei bis vier kurze Erregungs- oder Hemmungszustände im Jahr. Reserpin wirkte also energisch niederdrückend auf die psychotische Aktivität.

Genauso nachdrücklich wirkten auch die Depot-Neuroleptika, alle mit sehr starker neuroleptischer Potenz ausgestattet. Von den heilbaren Psychosen bekam Fall 1 nur für 9 Monate Fluphenazin-Decanoat und blieb darunter ohne Rückfall. Fall 9 erhielt in der hier erlebten ersten Krankheitsphase gleich Fluphenazin-Decanoat über mehr als 2 Jahre. Allmählich traten in den folgenden Jahren die Phasen häufiger und heftiger hervor und wurden immer mit sehr stark potenten Mitteln behandelt. Fall 10 hatte in den früheren Jahren gerade unter stark potenten Neuroleptika immer wieder psychotische Schwankungen entwickelt. 1965 bis 1975 wurde ihr Fluphenazin-Decanoat gegeben, worunter sie – von ganz seltenen Störungen abgesehen – psychisch ausgeglichen war. Unter den Katatonien wurden 4 Kranke mit Depot-Neuroleptika behandelt: Fall 12 war schon unter mittel potenten Neuroleptika fast frei von impulsiven Erregungen geworden. Unter 9jähriger Depot-Behandlung 1970 bis 1979 blieb dasselbe inaktive Muster erhalten. Fall 15 und 17 erhielten für 1 bis 2 Jahre Depot-Neuroleptika und zeigten darunter noch Erregungszustände. Fall 16 war 1968 und 1969 unter stärker potenten Mitteln zunehmend erregt geworden. Unter Fluphenazin-Decanoat 1970 bis 1979 nahmen die psychotischen Ausbrüche etwas ab, doch traten immer noch 5 bis 12 impulsive Erregungen im Jahr weiterhin auf. Nachdem das zusätzlich zum Depot-Präparat gegebene Benperidol 1978 abgesetzt worden war, wurde die Kranke ruhiger. Beide Kataphasien erhielten nacheinander unterschiedliche Depot-Präparate, die auch noch durch täglich gegebene Neuroleptika verstärkt wurden. Unter dieser doppelläufigen Behandlung zeigte Fall 19 nur noch ganz kurzdauernde Erregungsausbrüche. Bei Fall 20 aber wurde unter Depot-Neuroleptika die psychotische Aktivität gerade angeregt bis zu wochenlang anhaltenden erregten Schüben.

Es ergibt sich, daß manche Kranken unter stark potenten Neuroleptika zahlreichere psychotische Erregungen entwickelten als zuvor unter schwächeren Verbindungen. Sie hielten jetzt oft auch länger an. Bei Erniedrigung der Dosis nahmen die Erregungszustände ab (Fall 2, 17, 20, 21). Aber abgesehen von solchen empfindlichen Organismen wurde durch sehr stark potente Neuroleptika die psychotische Aktivität immer mehr eingeebnet und reguliert. Dies gilt besonders für die Mittel mit stärkster neuroleptischer Potenz: Reserpin und Depot-Neuroleptika. Hierunter war fast nichts von einem Aufflackern der Psychose mehr zu bemerken. Jahrelang lebten die Kranken anscheinend wenig beeinträchtigt und ließen sich zu einfachen Arbeiten anregen. Viele Kranke mit früher immer wieder hervorbrechender psychotischer Aktivität boten unter der stärkst potenten Medikation ein eindrucksvolles Bild von Beruhigung. Sie waren nach dem warnenden Urteil des Personals „gut eingestellt".

Was aber geschah nach Absetzen der stark potenten neuroleptischen Langzeitbehandlung? 1979 sind alle Depot-Neuroleptika abgesetzt worden. Ab 1980 wurde die oft hochdosierte und sehr potente Dauermedikation reduziert oder abgesetzt. Danach blieben die Kranken noch längere Zeit ausgeglichen. Schon nach schwächer potenten Mitteln hielt das freie Intervall einige Wochen bis Monate an: Fall 5 nach 5 Jahren Chlorpromazid 100 mg/d: 10 Monate ohne Medikation, Fall 4 nach 3 Jahren Triflupromazin 20 mg/d: 10 Wochen ohne Medikation. Auch nach hoch potenten Neuroleptika hielt das freie Intervall lange an: zwar bei Fall 2 nach fast 6 Jahren Fluphenazin 12 mg/d nur 12 Wochen ohne Medikation, aber bei Fall 6 nach 6 Jahren Benperidol 1 bis 2 mg/d: 13 Monate unter Prothipendyl. Nach Reserpin war die psychotische Aktivität ebenfalls lange unterdrückt: bei Fall 3 trat nach 19 Jahren Reserpin 2 Wochen nach dem Absetzen eine manische Erregung auf, dann aber war die Kranke 1¹/₂ Jahre unter Prothipendyl noch ausgeglichen. Fall 13 verhielt sich nach 14 Jahren Reserpin noch 1 Jahr angepaßt unter Thioridazin. Besonders nach Depot-Neuroleptika war dieses freie Intervall im Vergleich zu der nachfolgenden Unruhe eindrucksvoll ausgeprägt. Bei Fall 9 nach 2¹/₄ Jahren Fluphenazin-Decanoat hielt es 11 Monate an, bei Fall 10 nach fast 10 Jahren Fluphenazin-Decanoat 13 Monate lang, bei beiden nachfolgend unter Levomepromazin.

Diese ruhige Latenzperiode ging aber zu Ende. Seitdem ist für alle Kranken, die mit Neuroleptika für lange Perioden behandelt worden sind, ein rückfallfreies Leben ohne diese chemischen Stoffe nicht mehr möglich. Die Psychosen von sanftem Verlauf konnten aber sehr leicht mit schwach potenten Mitteln beruhigt und auf Dauer mit niedrigen Dosen einreguliert werden (Fall 4, 5, 11 mit Thioridazin 50 bis 75 mg/d). Dagegen waren Psychosen von starker psychotischer Intensität teilweise schon unter hoch potenten Neuroleptika durch häufigere Rückfälle aufgefallen. Nach Reduktion von neuroleptischer Potenz und Dosis schwoll die psychotische Aktivität an. Gerade die Kranken, die länger mit Depot-Neuroleptika behandelt worden sind, zeigen eine häufig wechselnde, immer wieder anspringende psychotische Aktivität wechselnd Erregungen und Hemmungen, ein anhaltendes psychotisches Flackern. Diese „oszillierenden Verläufe" sind sämtlich mit Depot-Neuroleptika behandelt worden, mindestens 1 Jahr und 3 Monate, 3 Kranke 2 bis 4 Jahre, 3 Kranke mehr als 9 Jahre (Fall 10, 12, 15, 16, 17, 19, 20). Fall 18 und 21 erhielten nur wenige Monate Depotpräparate, wurden aber sonst mit sehr stark potenten Verbindungen therapiert, Fall 18 bei zierlichem Körperbau und 55 kg Gewicht. Auch Fall 3 und 13, die rund 19 und 14 Jahre unter Reserpin standen, entwickelten in den Jahren nach dem Absetzen eine flackernde psychotische Unruhe. Für deren Entwicklung könnte neben der hohen Potenz und Dosis der Neuroleptika auch das jüngere Alter der Kranken eine Rolle spielen in welchem mit hoch potenter Langzeitmedikation begonnen wurde. Bei Fall 12, 13, 16, 17, 19 und 20 ab dem 25., 30., 21., 28., 20. und 22. Lebensjahr. Einzig bei der systematischen Paraphrenie (Fall 23) haben sich neuroleptische Spätdyskinesien entwickelt. Bei dieser Kranken setzte die stark potente Langzeitmedikation erst mit 53 Jahren ein.

Anscheinend gibt es eine zeitliche Mindestgrenze, wie lange hoch potente Mittel und Depot-Neuroleptika mindestens gegeben werden müssen, damit sich diese kaum beherrschbare Unruhe nach dem Absetzen entwickelt. Jedenfalls bekam Fall 14 nur 6 Monate, Fall 15 in einem frühen Schub 3 Monate, Fall 1 für 9 Monate ein Depotpräparat. Bei ihnen ist keine besondere Unruhe entstanden. Bei den länger mit Depotmitteln behandelten hält das psychotische Flackern zusammen mit einer dranghaften Unruhe schon seit einigen Jahren an. Es dürfte noch durch die zuvor gegebenen Depot-Neuroleptika bedingt sein. Schon die langgestreckte Ruheperiode nach Absetzen von neuroleptischer Dauermedikation – ohne weitere Medikation oder unter schwach potenten Mitteln – spricht für eine lange Verweildauer der neuroleptischen Verbindungen im Körper. Das ist besonders ausgeprägt nach Depot-Neuroleptika.

Auch Fall 22, eine depotbehandelte Hebephrene, bei der sich verzögert getriebene Unruhe entwickelte, könnte für die sehr langsame Ausscheidung dieser Mittel sprechen. Diese hebephrene Kranke verlor langsam das Interesse an ihrer Arbeit, blieb im Bett oder streunte am Bahnhof herum, beging wahllos Diebstähle, durchwühlte die Mülltonnen und trug den Unrat in Taschen mit sich herum. Ihr uneheliches Kind schob sie mürrisch zur Seite. Sie saß hier meist stundenlang im Halbdunkeln, eine Zeitung vor sich haltend, und kicherte. Sie kam 1976 nach Eichberg und wurde wegen wiederholten Weglaufens bald mit Depot-Neuroleptika behandelt. Zwei Jahre und 4 Monate erhielt sie Fluspirilen, davon 13 Monate hochdosiert, 10 mg/Woche. 1979 wurde das Depot-Mittel ersatzlos abgesetzt. 1981 erst zeitweise, aber langsam zunehmend, entwickelte sie in den beiden folgenden Jahren eine hastig-dranghafte Unruhe mit gereizter Verstimmung, was gar nicht zu der ruhigen affektiven Verödung einer Hebephrenie passen wollte. In den Protokollen wird es so geschildert: „Sie rast ohne Rücksicht auf andere Menschen durch die Station, stößt sie mit den Ellenbogen zur Seite, sie ist so dranghaft unruhig, daß sie ihr Kleid nicht mehr zuknöpft, die Schuhe nicht mehr zubindet. Auf Ermahnung reagiert sie gereizt. Wenn man ihr das Kleid schließt, reißt sie es gleich wieder auf. Sie stopft die Speisen in den Mund und schlingt sie ungekaut hinunter. Getränke wirft sie in den Schlund, so hastig, daß die Flüssigkeit an beiden Seiten aus dem Munde wieder herausläuft. Danach wirft sie Kannen und Becher um und rast fort. Sie läßt den Urin einfach untersichlaufen." Unter 20 mg/d Clopenthixol klang die Unruhe wieder ab, ist aber jetzt, seit 5 Monaten ohne Medikamente, noch immer angedeutet zu erkennen. So geht sie mit Riesenschritten, mit den Armen rudernd, wirft sich im Mantel an den Mittagstisch und schlingt die Speisen in sich hinein. Eine andere Kranke (Fall 13) entwickelte nach 14jähriger

Reserpinbehandlung einen solchen Laufdrang, daß sie sich eine Marschfraktur zuzog. Eine Kranke mit Kataphasie (Fall 19) ist nach Fenstersprung und einseitiger Unterschenkelamputation gehbehindert. Bei ihr äußert sich die getriebene Rastlosigkeit in iterativer Unruhe in Form von ständigem Kratzen und anhaltenden Hustenstößen, was die anderen Kranken zu zornigen Angriffen verleitet.

Alle diese mit sehr stark potenter Medikation langzeitbehandelten Kranken konnten bisher nicht mehr in das psychische Gleichgewicht gebracht werden, jedenfalls nicht mit Psychopharmaka in mittlerer Dosierung und Potenz. Es ist einzuräumen, daß sich das psychotische Flackern vielleicht unter erneut gegebenen starkpotenten Neuroleptika in hoher Dosis einregulieren ließe, obgleich wir bei 3 Kranken (Fall 10, 12, 19) erneut unter Fluphenazin-Decanoat 25 mg/2 Wochen während eines Vierteljahres keine Änderung sahen. Dabei reagieren die Kranken empfindlich auf geringe Dosisänderungen. Selbst wenn Benperiol nur um 0,2 mg erniedrigt wurde, brach 2 Tage später eine Erregung aus, wie vorprogrammiert. Die Kranke ist gezwungen, sich zu erregen. Plötzlich muß sie losschreien, die Umstehenden feindselig beschimpfen. Wie eine Drahtpuppe muß sie auf diesen schwachen Zug, dieses leise Signal reagieren. Am nächsten Tag sagt sie beschämt, sie hätte gar nicht schimpfen wollen, es sei so gekommen. Unter schwächer potenten Neuroleptika kam es nur beim völligen Aussetzen der Medikation zum Rückfall in die Psychose. Auch fehlt nach Unterbrechung einer schwach potenten neuroleptischen Dauermedikation die hastig-dranghafte Unruhe mit gequältem Laufdrang und gereizter Erregung. Nach hoch potenten Neuroleptika reagieren die Kranken später nicht mehr auf schwächer potente Mittel. Der Charakter der Psychose erscheint verhärtet.

Die Analyse der Neuroleptikawirkung auf die periodischen Psychosen zeigte, daß die Psychopharmaka nicht heilen können, sondern nur überdecken und dämpfen. Neben diesem beruhigenden und ausgleichenden Effekt im Vordergrund wird aber offenbar hintergründig die Psychose „angestachelt", denn sie bricht in immer neuen Wellen hervor. Dies läßt auf eine zweite Wirkung der Neuroleptika schließen: eine anhaltende Reizwirkung auf zentralnervöse Zentren. Dafür sprechen die automatischen Rückfälle periodischer Psychosen nach Absetzen neuroleptischer Langzeitmedikation, die aufgezeigte Zunahme von Anzahl und Dauer der Phasen unter stärker potenter Medikation und nach Absetzen von sehr stark potenten und Depot-Neuroleptika das psychotische Flackern zugleich mit anhaltender getriebener Unrast. Im gleichen Sinne einer anhaltenden zentralen Reizwirkung sprechen allmähliche Entwicklung und langer Fortbestand von neuroleptischen Spätdyskinesien. Die psychotischen Rückfälle kamen aber nur bei periodischen Psychosen vor, während bei systematischen Schizophrenien keine Periodik anzufachen war. Lediglich vermochte sich getriebene Unrast zu entwickeln. Sonst aber konnte die neuroleptische Langzeitmedikation folgenlos abgebrochen werden.

Bei den periodischen Psychosen aber hat sich unter der neuroleptischen Langzeitmedikation eine psychische Labilität entwickelt, eine erworbene Instabilität. Die Periodik wurde angefacht, vermutlich durch Reizwirkung auf die der Umschaltung der Periodizität und den Automatismen dienenden Hirnstammzentren. Ein geringer Anlaß, schon eine kleine Änderung der neuroleptischen Medikation, kann einen Rückfall verursachen, eine Eigenart des Psychoseverlaufes, die erst in den letzten 20 Jahren bekannt wurde unter dem Schlagwort „Drehtürpsychiatrie".

Nach sämtlichen 45 Absetzversuchen war es unumgänglich, die Neuroleptika erneut einzusetzen, um die psychotische Exazerbation zu beherrschen und weitere möglichst zu vermeiden. Es ist also unter der neuroleptischen Dauermedikation eine Abhängigkeit des Körpers von diesen chemischen Substanzen entstanden. Auch bei äußerlichem Verschwinden der psychotischen Krankheitszeichen ist ein normales Leben ohne neuroleptische Therapie nicht mehr möglich, da die medikamentös angespornte psychotische Aktivität den zu periodischen Psychosen Veranlagten mit immer neuen Rückfällen bedroht.

Für den, der früher die phasischen und zykloiden Psychosen völlig ausheilen sah, ist dieses neue nosologische Muster der periodischen Psychosen sehr ungewöhnlich. In früheren Jahrzehnten wurden diese Patienten nach Abklingen der psychotischen Phase nach Hause entlassen, arbeitsfähig und forensisch zurechnungsfähig. Jetzt, unter neuroleptisch angefachter Periodik, sind diese gutartigen Krankheiten in unheilbare Psychosen verwandelt worden. Zwar tritt nach wie vor kein Persönlichkeitsdefekt ein, aber die anhaltende Rückfallneigung macht die Betroffenen ständig anfällig und abhängig. Selbst noch nach 14jährigem freiem Intervall und noch im hohen Alter kann die Psychose aufflammen. Auch periodische Katatonien und Kataphasien konnten früher zum Stillstand kommen und entlassungsfähig werden. Anhaltendes psychotisches Flackern sah man vor der neuroleptischen Aera nicht.

In Zukunft sollten besonders die periodischen Psychosen mit spezieller Vorsicht angegangen werden, gerade solche mit Erkrankung der Psychomotorik. Eine genaue Diagnosestellung mit differenzierter Diagnostik ist daher unumgänglich, die noch vor der neuroleptischen Maskierung des klinischen Zustandsbildes erfolgen müßte. Die anspruchslose Bescheidung mit einer einheitlichen, aber vielgesichtigen Schizophrenie ist dabei wenig nützlich.

Aus den dargelegten Beobachtungen lassen sich für die Behandlung von Psychosen einige Empfehlungen ableiten:

1. Akut Erkrankte aus dem Kreis der periodischen Psychosen sollten nur während der akuten Krankheitsphase neuroleptisch behandelt werden. Nach Abklingen der Symptomatik, möglichst schon nach einigen Wochen sollte, die Dosis reduziert und der Patient ohne Dauermedikation entlassen werden.
2. Depot-Neuroleptika sollten nicht verwendet werden.
3. Neuroleptika von schwächerer Potenz vor stark potenten bevorzugen. Dies gilt besonders für Kranke im jugendlichen Alter.
4. Schleichend-progredient verlaufende Schizophrenien nicht mit Neuroleptika behandeln, da diese Therapie ohne Einfluß bleibt.
5. Chronifizierte unsystematische Paraphrenien, störend durch aggressive Gereiztheit, nur mit der niedrigst möglichen Dosis vorsichtig behandeln, da selbst hierunter Gewöhnung eintritt mit psychotischen Ausbrüchen nach Reduktion.

Über diesen bedenklichen Wirkungen neuroleptischer Langzeitbehandlung soll aber nicht der Nutzen der Neuroleptika verkannt werden. In der akuten Psychose lösen sie und befreien und sind die besten und wirkungsvollsten Heilmittel, über die die Psychiatrie je verfügte. Wenn man sie nur einige Wochen lang gibt, scheinen sie auch noch nicht zu Abhängigkeit und zentraler Reizung zu führen.

Darüber hinaus hat die vieljährige Langzeittherapie mit Neuroleptika bei der periodischen Katatonie auch eine positive Wirkung erzielt: die Defektzustände bei periodischer Katatonie stören jetzt durch immer wieder hervorbrechende Erregungszustände. Aber wir beobachten in unserem Krankengut nicht mehr die von LEONHARD beschriebenen stumpfen Defektzustände. Die Kranken erscheinen vielmehr aufgereizt und angestachelt.

Nach Erkennen der neuroleptisch angefachten Periodik bleibt als ärztliche Aufgabe, die veränderten Organismen unserer Kranken mit einer neuroleptischen Mindestdosis zu stabilisieren. Mit schwach potenten Mitteln wie Thioridazin, um der Entwicklung von Spätdyskinesien vorzubeugen, gelang die Stabilisierung nur bei Psychosen von sanftem Verlauf. Die periodischen Manien konnten mit 4 bis 5 mg/d Haloperidol zusammen mit Chlorprothixen 7 bis 9 Monate rückfallfrei erhalten werden. Auch die Motilitätspsychosen werden allmählich einreguliert, genau wie die affektvolle Paraphrenie. Bei der Mehrzahl der periodischen Katatonien und den Kataphasien ist es noch nicht gelungen, die angefachte Periodik einzuregulieren. Hierbei fiel auf, daß mehrere Kranke sich sehr empfindlich zeigen gegen höhere Dosen hoch potenter Neuroleptika. Hierunter werden die Kranken stuporös, wirken wie erstarrt, mutistisch, abweisend, sehen blaß und leidend aus. Unter niedrigeren Dosen dagegen laufen sie ziellos umher, wie getrieben, rastlos, vielgeschäftig, reden verworren, zerstören und schlagen.

Der Überblick über den Langzeitverlauf von Psychosen bei heutigen dauerhospitalisierten Kranken zeigt, daß dieser nicht nur durch die Grundkrankheit geprägt ist, also ob phasisch und heilbar oder schubartig und in Defekt auslaufend, sondern entscheidend abgewandelt wird durch die Wirkung der Neuroleptika.

Literatur

1. *Albert, E.:* Langzeitverlauf der Psychosen von dauerhospitalisierten Kranken. Vortrag Weltkongr. f. biolog. Psychiat. Stockholm 1981. Psychiat. Neurol. med. Psychol. 35 (1983) 267–276.
2. *Albert, E.:* Wirkung neuroleptischer Dauermedikation auf endogene Psychosen. VII. World Congress of Psychiatry, Wien 1983. Abstracts, Seite 399.

3. *Albert, E.:* Die Prognose der symptomatischen Psychosen nach ihrem Zustandsbild. Samml. zwangl. Abhandl. aus dem Gebiet d. Psychiatrie u. Neurologie, Nr. 14. Halle: Marhold 1957.
4. *Bonhoeffer, K.:* Die symptomatischen Psychosen im Gefolge von akuten Infektionen und inneren Erkrankungen. Aschaffenburgs Handbuch der Psychiatrie 3/1, 1–118. Leipzig–Wien: Deuticke 1912.
5. *Haase, H.-J.:* Therapie mit Psychopharmaka und anderen psychotropen Medikamenten, 3. Aufl. Stuttgart–New York: Schattauer 1972.
6. *Leonhard, K.:* Aufteilung der endogenen Psychosen, 5. Aufl. Berlin: Akademie-Verlag 1980.
7. *Neele, E.:* Krampftherapie und Differentialdiagnose der bedrohlichen Hyperkinese (fälschlich „tödliche Katatonie" genannt). Z. ges. Neurol. Psychiat. **178** (1945) 165–189.
8. *Stauder, K. H.:* Die tödliche Katatonie. Arch. Psychiatr. **102** (1934) 614–634.

Rezessiver Erbgang bei Affektvoller Paraphrenie
(Das Vorkommen von Verwandtenehen)

S. v. Trostorff

Seit KRAEPELIN die Bezeichnung „Dementia praecox" prägte, forschte man nach der Genese dieser Krankheit und suchte insbesondere nach Hinweisen für eine erbliche Bedingtheit. Aus der großen Anzahl der Autoren, die Untersuchungen zur Erblichkeit der Schizophrenie durchgeführt haben, möchte ich nur einige wenige anführen und mich dabei sehr an die Ausführungen von ZERBIN-RÜDIN (1967) anlehnen.

RÜDIN kam 1916 zu der Annahme, daß bei der Schizophrenie „Rezessivität in irgendeiner Form" vorliege und begründete dies damit, daß die meisten Schizophrenen von nichtschizophrenen Eltern abstammen, daß die Krankheit häufig in Nebenlinien auftritt und daß die Zahl der erkrankten Halbgeschwister sehr niedrig ist. Er dachte daran, daß beim Zustandekommen der Krankheit mehrere Genpaare (Polymerie) beteiligt seien und Manifestationsschwankungen eine Rolle spielten. LUXENBURGER (1939) hielt Monomerie, also ein einziges verursachendes Genpaar, mit Manifestationsschwankungen für wahrscheinlicher, in den schizoiden Psychopathen sah er Träger der Teilanlagen. KALLMANN (1959) dachte an ein rezessives autosomales Hauptgen mit modifizierenden Nebengenen, die durch manifestationsfördernde oder hemmende Umweltfaktoren beeinflußt würden. KAHN (1925) sprach von einer dominanten Anlage zum Schizoid zusammen mit einer rezessiven Anlage zur Psychose. PATZIG (1940) nahm einen dominanten Hauptfaktor an, zu dem modifikatorisch erworbene Eigenschaften treten müßten, um eine Psychose zu erzeugen. LENZ (1961) dachte an eine Entstehung durch verschiedenartige Gene, also an Heterogenie. BÖÖK (1960) glaubte, daß zumindest die von ihm in Nordschweden erfaßte Schizophrenieform auf einem dominanten Gen beruhe. SLATER (1958) dachte an unvollständige Dominanz. MITSUDA (1960) war der Meinung, daß jede Form von Schizophrenie gesondert zu betrachten sei, so daß er Untersuchungen zur Schizophrenie als Ganzes nicht für sinnvoll hielt. LEONHARD ist der gleichen Meinung. Einige Autoren, vor allem KRETSCHMER (1940), nehmen fließende Übergänge von einer gesunden Persönlichkeit bis zur schizophrenen Geistesstörung an. Nach M. BLEULER (1972) ergibt ein mangelhaftes Zusammenpassen der Anlagen eine disharmonische Persönlichkeit, was unter entsprechenden Umwelteinflüssen zu einer Schizophrenie führen kann.

Die meist vertretene Vorstellung ist heute wohl die einer polygenen multifaktoriellen Ätiologie der Schizophrenie. Man nimmt Hauptgene, Nebengene und Umweltfaktoren an, man denkt an mehrere verschiedene Anlagen und Gene, die in wechselnden Kombinationen eine Schizophrenie erzeugen sollen.

Wenn man zu keiner Einigung kam, so läßt sich das verstehen, wenn man eine Bemerkung von ZERBIN-RÜDIN (1967) zur Kenntnis nimmt: „Wie kann man die Erbverhältnisse einer Krankheit erforschen wollen, von der nicht einmal die Kliniker wissen, was sie ist und ob sie eine Einheit darstellt oder nicht vielmehr ätiologisch verschiedene Zustände unklarer Abgrenzung umfaßt?" Dieses Zitat stellt die vielen wissenschaftlichen Untersuchungen, die sich mit dem Erbgang der Schizophrenie befaßten, in Frage.

Schon KRAEPELIN hatte Zweifel an der Einheit der „Dementia praecox", E. BLEULER sprach von der Gruppe der Schizophrenien, LUXENBURGER erklärte, daß Schizophrenie nicht gleich Schizophrenie sei. Ehe wir in unsere genetischen Untersuchungen zur Affektvollen Paraphrenie eintreten, möchten wir daher zeigen, daß es uns hier nicht um Schizophrenie als Ganzes mit all ihren Unklarheiten geht, sondern um eine Sonderform einer endogenen Psychose. Sie stellt ein durchaus umschriebenes Krankheitsbild dar, das nach Symptomen und Verlauf einen einheitlichen Charakter erkennen läßt. Der Nachweis läßt sich dadurch erbringen, daß man die Psychosen, die in der gleichen Familie vorkommen, in ihrem

Zustandsbild und ihrem Verlauf miteinander vergleicht. Darin sehen wir unsere erste Aufgabe.

Für diesen Vergleich stellt LEONHARD bestimmte Forderungen. Es ist nicht angebracht, die Symptome einander gegenüber zu stellen. Diese können sehr voneinander abweichende Bilder hervorrufen, die trotzdem der gleichen Krankheitseinheit angehören. Entscheidend sind vielmehr bestimmte Symptomverbindungen, die für die differenzierte Diagnose kennzeichnend sind. Oft bedingt auch nur ein Grad im Krankheitsprozeß eine Verschiedenheit. So kann eine Affektvolle Paraphrenie, die uns besonders interessiert, sowohl mit einem einfachen Beziehungssyndrom als auch mit ausgeprägten phantastischen Ideen einhergehen, die Krankheit läßt sich in beiden Fällen nach den Kriterien, die LEONHARD gegeben hat, als Affektvolle Paraphrenie erkennen. Besonders ist das Verhalten der Affektivität bedeutsam.

Große Bedeutung in der Erblichkeit bei der Schizophrenie wird der *Zwillingsforschung* zugewiesen. Man kann sich allerdings nicht so eindeutig darauf beziehen, wie man bisher meinte. Wie LEONHARD – in diesem Band – darstellt, unterliegen die zykloiden Psychosen nicht der Gesetzmäßigkeit, wonach Konkordanz bei eineiigen Zwillingen für Erblichkeit spricht. Überdies läßt gerade die Zwillingsforschung bisher schon erkennen, daß die Krankheit nicht allein aus der Erbanlage erklärt werden kann, sondern daß nichtgenetische Faktoren auch eine Rolle spielen. ZERBIN-RÜDIN (1967) führt als sehr wichtige Befunde, die für Erblichkeit sprechen, Studien an getrennt aufgewachsenen eineiigen Zwillingen an. Diese erkrankten etwa ebenso oft (60%) wie gemeinsam aufgewachsene. Ferner erkrankten die Nachkommen diskordanter nichtschizophrener eineiiger Zwillingspartner ebenso oft wie die Nachkommen schizophrener. Für Erbbedingtheit spricht auch die Tatsache, daß adoptierte Kinder schizophrener Eltern später ebenso oft an Schizophrenie erkrankten wie Kinder, die bei ihren schizophrenen Eltern aufwuchsen. Sekundärfälle von Schizophrenie kamen wohl in den leiblichen biologischen Familien vor, nicht aber in den Adoptivfamilien.

In folgenden muß ich näher auf die Forschungsergebnisse von LEONHARD eingehen, da meine Untersuchungen von seinen Auffassungen ausgehen. Er teilt in seiner differenzierten Diagnostik die endogenen Psychosen nach Zustandsbild, Verlauf und Prognose in eine größere Anzahl von Krankheiten auf, in denen er selbständige Krankheitseinheiten sieht. Er stützt seine Annahme durch genetische Untersuchungen. Bei der Periodischen Katatonie, einer unsystematischen Schizophrenie, nimmt er einen dominanten Erbgang an (1975). Dieses konnte ich bei einer späteren Untersuchung (1981) an 143 Patienten mit Periodischer Katatonie bestätigen. Ich fand gehäuft in direkter Folge in mehreren Generationen hintereinander periodisch katatone Kranke sowie abnorme Persönlichkeiten. Bei 2 Probanden trat die Krankheit in vier Generationen in direkter Folge auf, in 3 weiteren Familien wurde in der Kette ein Glied durch eine abnorme Persönlichkeit gebildet. Bei der Folge in 3 Generationen trat die manifeste Psychose in 10 Familien fortlaufend auf, in 7 weiteren Familien war in der Kette eine abnorme Persönlichkeit enthalten.

Ebenfalls eine unsystematische Schizophrenie ist die *Affektvolle Paraphrenie*, die uns nun genauer beschäftigen soll. Man findet hier ganz bevorzugt Geschwister erkrankt, nur selten Eltern. Wir untersuchten bisher insgesamt 120 affektvoll Paraphrene. Diese hatten 13,3% kranke Geschwister und nur 2,2% kranke Eltern. Das spricht bekanntlich für einen rezessiven Erbgang.

Bei früheren Untersuchungen war LEONHARD (1950) bei der Affektvollen Paraphrenie ein vermehrtes Vorkommen von Verwandtenehen aufgefallen. Nach ZERBIN-RÜDIN sind unter den Eltern Schizophrener Verwandtenehen im allgemeinen nicht vermehrt. Doch werden in der Literatur Ausnahmen genannt. KALLMANN fand 1946 und 1950 in New York unter den Eltern seiner 691 schizophrenen Zwillingsprobanden mit 5,7% eine erhöhte Anzahl von Verwandtenehen im Gegensatz zu früheren Untersuchungen an Eltern von 1000 Berliner Schizophrenen. STRÖMGREN stellte 1938 vermehrte Blutsverwandtschaft bei den Eltern von Bornholmer Schizophrenen fest, allerdings handelte es sich hier um eine Inselbevölkerung, so daß eine Inzucht infrage kommt. Über die Häufigkeit von Verwandtenehen in einer Durchschnittsbevölkerung gibt VON VERSCHUER Auskunft. Nach seinen Angaben (1959) betrug die Häufigkeit einer Verbindung zwischen Vetter und Base in Deutschland früher etwa 1%, in späteren Zeiten wurden die Verwandtenehen seltener und sanken in ländlichen Gegenden auf etwa 0,5% und in den Städten auf 0,3 bis 0,1%. Die Ursache des Rückganges sah v. VERSCHUER darin, daß infolge der zunehmenden Industrialisierung die Landbevölkerung in die Städte drängte und durch den Geburtenrückgang überdies die Anzahl der Vettern und Basen eines jeden Menschen abnahm.

Bei Verwandtenehen besteht bei einer rezessiv erblichen Krankheit eine erhöhte Wahrscheinlichkeit für Homozygotie, so daß aus der Verbindung zweier gesunder Eltern, die nur heterozygot die Krankheitsanlage haben, manifest kranke homozygote Kinder hervorgehen. Allerdings kann sich auch im heterozygoten Zustand bei einer großen Zahl von Erbleiden die krankhafte Anlage in gewissen Symptomen zu erkennen geben. So fanden wir in den Familien unserer Affektvollen Paraphrenien häufig auffallende Persönlichkeiten, bei denen die Krankheit des Probanden in verdünnter Form zu erkennen war. Paranoide Persönlichkeiten oder Persönlichkeiten mit affektiver Labilität waren öfter zu beobachten.

Eine Häufung von Verwandtenehen bei rezessivem Erbgang findet man nur bei seltenen Erbleiden. Als Beispiel sei aus dem Bereich der neurologischen Krankheiten die Friedreichsche Ataxie genannt; bei der etwa die Hälfte der Kranken aus Verwandtenehen hervorgeht. Bei rezessiv erblichen Krankheiten, die häufig vorkommen, wie die Affektvolle Paraphrenie, treten gleiche Gene auch ohne Verwandtenehen oft zusammen. Eine deutliche Häufung findet sich nur dann, wenn die Glieder einer Familie, in der sich das Gen befindet, ineinander heiraten. Das traf bei der Familie zu, die LEONHARD 1950 beschrieb, in der von 18 affektvollen Paraphrenen nicht weniger als 13 aus einer Verwandtenehe hervorgingen. Bei häufig vorkommenden rezessiven Krankheiten ist ohne Inzucht nur eine geringe Vermehrung von Verwandtenehen zu erwarten. Es ist also zu fragen, ob sich diese geringe Vermehrung bei unseren Fällen von Affektvoller Paraphrenie fand.

Nach einer Berechnung von v. VERSCHUER ist bei einem rezessiven Erbgang einer Krankheit je nach Häufigkeit des auftretenden Gens in der Bevölkerung eine bestimmte Erhöhung der Zahl der Verwandtenehen zu finden. Wir wandten diese Berechnung an.[1])

Wir stellten zunächst fest, wie hoch die Zahl der Verwandtenehen bei der Gesamtzahl der schizophrenen und zykloiden Psychosen unserer Untersuchungsreihe war. Wir nahmen die zykloiden Psychosen hinzu aus Gründen der Vergleichsmöglichkeit, da diese von anderen Autoren meist zu den Schizophrenien gerechnet werden. Wir fanden bei 1334 Probanden 16 Verwandtenehen (Vetter/Base), d. h. 1,2%. Das ist eine ungewöhnlich hohe Zahl, da v. VERSCHUER bei der ländlichen Bevölkerung früher nur 0,5%

annahm. Wenn wir die Affektvolle Paraphrenie aus der Untersuchungsreihe ausschließen, dann treffen auf 1214 Probanden 12 Verwandtenehen, d. h. 0,99%. Diese Zahl ist immer noch hoch, könnte aber doch annähernd dem Vorkommen von Verwandtenehen in der damaligen Bevölkerung entsprochen haben, da unsere Patienten meist von Eltern stammen, die in einer früheren Zeit ihre Ehen schlossen als die Fälle von v. VERSCHUER. Sollte die Zahl hoch sein, so ist auch zu bedenken, daß Schizophrene, die oft kontaktarm und autistisch sind, häufiger als andere innerhalb ihrer Familie heiraten und daß dadurch eine Erhöhung der Zahl der Verwandtenehen im Vergleich zur Normalbevölkerung zustande kommen kann. Bei den anderen – ohne die Affektvolle Paraphrenie – schizophrenen und zykloiden Psychosen hatten wir keinen Anhalt für einen rezessiven Erbgang, die Zahl der kranken Geschwister war bei ihnen nicht mehr erhöht als bei den Eltern. Wir müssen also von der Zahl 0,99% ausgehen, wenn wir feststellen wollen, ob Verwandtenehen bei Affektvoller Paraphrenie vermehrt vorkommen. Wir verglichen sonach die Zahl der Verwandtenehen der anderen schizophrenen und zykloiden Psychosen, bei denen nichts für rezessiven Erbgang sprach, mit der Zahl der Verwandtenehen bei der Affektvollen Paraphrenie. Bei unserer Serie von 120 affektvollen Paraphrenen fanden wir 4 Verwandtenehen, d. h. 3,33%.

Die Affektvolle Paraphrenie fand sich an der Berliner Klinik, als diese von LEONHARD geleitet wurde, unter 100 schizophrenen und zykloiden Psychosen etwa 10mal. Da man in der Durchschnittsbevölkerung auf 100 Personen etwa eine Schizophrenie rechnet, kann man annehmen, daß in der Normalbevölkerung auf 1000 Personen eine affektvolle Paraphrenie kommt. Bei der Berechnung nach v. VERSCHUER ist unter diesen Umständen bei einem rezessiven Erbgang der Anteil der Verwandtenehen bei den Eltern von affektvollen Paraphrenen gegenüber der Normalbevölkerung erwartungsgemäß auf das 2,03fache erhöht, also etwa auf das Doppelte. Das bedeutet, da wir als Bezugszahl 0,99% annehmen, daß bei einem rezessiven Erbgang der Affektvollen Paraphrenie 1,98% Verwandtenehen zu erwarten sind. Wir fanden sogar 3,33%. Die zu erwartende Zahl ist also deutlich übertroffen. Wir sehen darin eine Bestätigung, daß die Affektvolle Paraphrenie einem rezessiven Erbgang folgt.

Da das Bild der Affektvollen Paraphrenie nicht allgemein bekannt ist, möchte ich kurz darstellen, wie es gestaltet ist. Der pathologische Affekt ist

---

[1]) Frau Prof. WITKOWSKI sage ich für Ihre Hilfe bei Anwendung der Berechnung herzlichen Dank.

das für die Krankheit führende Symptom. Im Beginn tritt die Affektstörung oft massiv hervor. Der Kranke kann von schwerer Angst beherrscht sein, die meist mit Beziehungsideen und Sinnestäuschungen einhergeht. Manchmal erinnert das Bild an eine Angstpsychose. Die Beziehungsideen werden aber bald unlogisch oder sogar absurd. Es treten oft Stimmen auf, die nicht mehr vom Affekt her ableitbar sind. Hypochondrische Erscheinungen sind häufig, sie werden meist bald auf die Außenwelt bezogen, erscheinen also als Sinnestäuschungen. Je größer die Angst ist, desto eher können abnorme Ideen durch sie erklärt werden. Ist die Angst aber gering, scheidet die gutartige Angstpsychose schneller aus. Aus der Angst wird ferner allmählich eine Gereiztheit, Vorgänge der Umgebung werden feindselig umgedeutet, es kommt zu einem gereizten Beziehungssyndrom. Andererseits können ekstatische Zustände auftreten, so daß man an eine Glückspsychose erinnert wird. Der Affekt sinkt aber bei der Affektvollen Paraphrenie allmählich an Tiefe ab, aus Berufungsideen werden Größenideen. Bei Fortschreiten der Krankheit kommt zur Affektstörung eine Störung der logischen Denkfähigkeit. Jetzt kann es zu phantastischen Ideen, Personenverkennungen, Erinnerungsfälschungen kommen. In späten Stadien können die Kranken zwar allgemein stumpf werden, ihre Ideen tragen sie aber immer noch mit Affekt vor.

Man braucht ihnen nur zu widersprechen, so wird sofort ein Ansteigen des Affektes bis zur Gereiztheit auftreten. Daran ist zu erkennen, daß der pathologische Affekt auch jetzt noch charakteristisch im Krankheitsgeschehen ist, mag die phantastische Natur der Ideen auch beweisen, daß schwere Störungen im Denken vorliegen. In etwa einem Drittel der Fälle wird die phantastische Symptomgestaltung der Krankheit erreicht, in etwa einem weiteren Drittel kommt die Krankheitsentwicklung am Übergang vom Beziehungssyndrom zum phantastischen Bild zum Stillstand, in etwa einem letzten Drittel führt der Krankheitsprozeß nur bis zu einem paranoiden Zustand, es bleibt das Bild eines gereizten Beziehungssyndroms oder, bei mehr gehobener Stimmung, eines chronischen Größenwahns bestehen. Unter Berücksichtigung der Affektstörung bleibt die Krankheit als Affektvolle Paraphrenie immer erkennbar, gleichgültig, welchen Schweregrad sie annimmt.

Von unseren vier Fällen Affektvoller Paraphrenie mit Verwandtenehen möchte ich nachfolgend zwei schildern, um das klinische Bild und die rezessive Vererbung genauer zu veranschaulichen.

Walter P., geb. 1931, Landarbeiter (Tab. 1)
Die beiden Großmütter waren Geschwister.
In der Schule dreimal sitzengeblieben. Mit 19 Jahren (1950) erkrankte er, war ängstlich, schlug Fenster-

Tab. 1

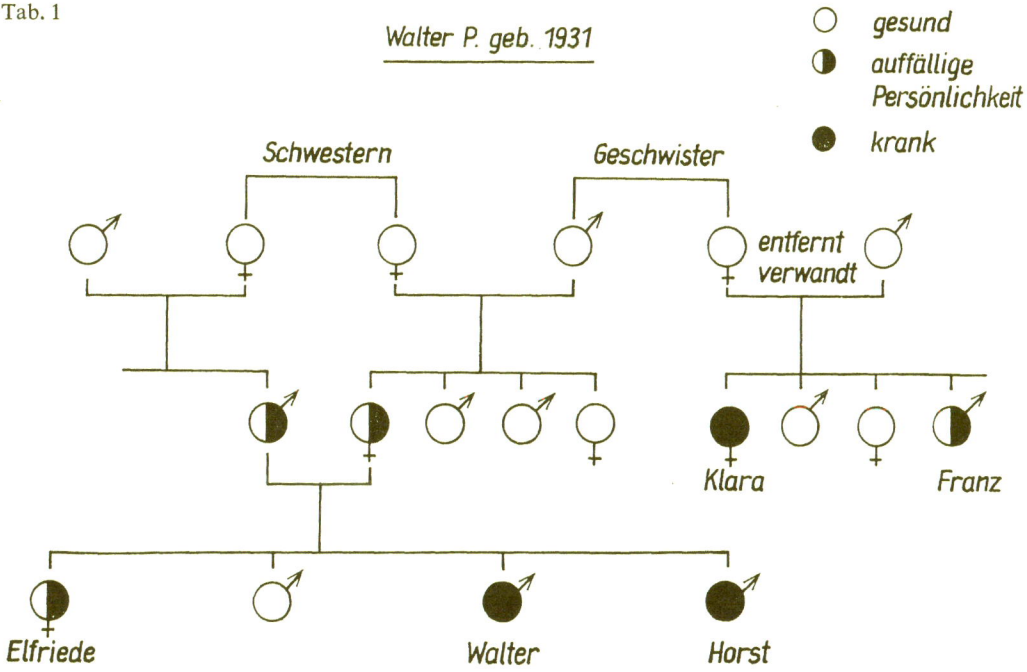

scheiben ein, sprach von inneren und äußeren Stimmen. In der Klinik betete er laufend hintereinander das Vaterunser, redete den Pfleger mit Herrn General an. Als sein Vater ihn besuchte, wurde er erregt und drohte: „Du Lump, mach daß Du raus kommst!" Nach 3 Monaten Entlassung. Kam dann $8^1/_2$ Jahre draußen zurecht, arbeitete und heiratete. Mit 29 Jahren (1960) erneut akut psychotisch, bedrohte seine Frau mit Totschlag, war krankhaft eifersüchtig, kündigte in seinem Betrieb „wegen Lästerung und anderer Dinge". Er kam zunächst in ein Erholungsheim, bedrohte hier die Gäste, belästigte junge Mädchen „handgreiflich" mit Heiratsanträgen, sprach von Hypnose und erklärte, wenn er daran sterbe, gehe die Welt unter. In seinem Geist hörte er die Stimme seines Bruders. Nach 3 Monaten gebessert entlassen. Schon nach 13 Monaten wieder stationär aufgenommen, hielt er sich für Gott, redete geschraubt und theatralisch, erhielt von seinen Stimmen Aufträge, sprach von einem Befreiungsstern. Nach 10 Wochen Entlassung. In der nächsten Zeit noch zweimal klinische Aufnahme. Seit 1964 ständig in der Klinik. Seine Frau hatte sich von ihm getrennt. Gelegentlich wird er im Krankenblatt überheblich und drohend genannt, zu anderen Zeiten ängstlich und niedergeschlagen. Eine Zeitlang glaubte er, Syphilis zu haben. Einmal erklärte er, sein Sohn habe ein Muttermal an der Ferse, das bedeute, daß dieser der Heiland sei. Auf geäußerte Zweifel konnte er gereizt und aggressiv werden. Das Bild wechselte in den folgenden Jahren, oft war er euphorisch und expansiv, dann wieder mißtrauisch und aggressiv. Gelegentlich äußerte er, er sei göttlich und könne das Wetter machen. Als wir ihn 1983 untersuchten und ihm diese Äußerung vorhielten, lächelte er verlegen und schien teilweise einsichtig zu sein.

Die Affektvolle Paraphrenie war daran zu erkennen, daß das Krankheitsbild einerseits mit ängstlichen und ekstatischen Zügen einherging und andererseits die Ideen immer an einen tiefen Affekt gebunden waren. Wenn man seine Äußerungen bezweifelte, wurde er gereizt und drohte, aggressiv zu werden. Die Remissionen bestätigen die unsystematische Form der Schizophrenie.

Von den 3 Geschwistern des Probanden beging der *jüngste Bruder Horst mit 30 Jahren Suizid.* Von seiner Schwester Elfriede erfuhren wir, daß Horst von einer krankhaften, völlig grundlosen Eifersucht auf seine Frau besessen war. In seinem langen Abschiedsbrief kam auch der Satz vor: „Es wird viel hinter meinem Rücken gegen mich getan!" Er hatte sichtlich Beziehungsideen. Ferner fügte er eine Mitteilung an die Polizei an: „Mord – Unfall – Kommission!" Er teilte darin mit, daß er sich in der folgenden Nacht vor den Zug werfen wollte, was er auch tat.

Nach diesen Äußerungen kann man die Vermutung haben, daß dieser Bruder des Probanden an einer Affektvollen Paraphrenie litt. Wie es auch sonst häufig bei der Krankheit vorkommt, begann sie hier mit Beziehungsideen, die teils einem depressiven Affekt entsprangen, teils schon Gereiztheit anzeigten.

Die *Schwester Elfriede*, geb. 1925, war gegen uns besonders gefällig. Sie war unverheiratet, Sekretärin, lebte zurückgezogen und hatte außerberuflich kaum Kontakt. In ihren Erzählungen über ihre Familie verlor sie oft den Faden, kam nie zu einem Ende, wurde bei unbedeutenden Anlässen zu Tränen gerührt, wirkte sehr affektlabil. Sie sprach meist in einem klagenden oder anklagenden Tonfall bei gespannter Haltung.

Eine affektive Labilität, wie sie bei dieser Frau vorlag, kann, wie oben erwähnt, darauf hindeuten, daß das krankhafte Gen der Affektvollen Paraphrenie heterozygot vorhanden ist.

Aus der Verwandtenehe ging also nicht nur unser Proband hervor, sondern noch ein kranker Bruder und eine auffällige Schwester. Ein weiterer Bruder war gesund.

Bei den *Eltern des Probanden* fanden sich ähnlich wie bei der Schwester deutlich pathologische Züge. Die Mutter war leicht erregbar und schimpfte viel. Der Vater hatte in seiner Eifersucht Ideen, die wohl über das Normale hinausgingen, da er andeutete, die Kinder seien nicht von ihm. Er wurde zudem als reizbar und mißtrauisch geschildert. Man darf vermuten, daß das rezessive Gen heterozygot vorhanden war und daher keine Krankheit, sondern nur eine Abnormität erzeugte. Bei der Verbindung von beiden kam es zum Auftreten manifester Psychosen bei zwei der vier Kinder. Es ist interessant, daß wir bei den beiden „gesunden" Eltern tatsächlich deutlich Hinweise dafür bekamen, daß sie heterozygot das krankhafte Gen besaßen.

Bemerkenswert ist, daß *in dieser Familie eine zweite Verwandtenehe* vorkam, aus der ebenfalls *ein psychotisches Kind* hervorging. Mutters-Vaters-Schwester heiratete einen entfernten Verwandten, der genaue Grad der Verwandtschaft ließ sich nicht feststellen. Von den vier Kindern aus dieser Ehe erkrankte die *Tochter Frieda* an einer Psychose.

Schon als junges Mädchen glaubte sie sich für einige Zeit von einem Tierarzt geliebt, obwohl für diese Annahme keinerlei Anhalt bestanden haben soll. Mit 23 Jahren kam sie für 7 Monate in eine Nervenklinik, das Krankenblatt konnten wir nicht beibringen. Als sie viele Jahre später erneut erkrankte, berichtete sie in der Klinik über ihre damaligen Krankheitserlebnisse. „Ich bekam ungewollt alle

Gedanken von Dr. M. eingegeben. Es wurde immer durch mich hindurchgesprochen. Es war so etwas ähnliches wie Fernsuggestion, alles so ähnlich wie jetzt." Nach der Entlassung kam sie 24 Jahre gut zurecht und führte ihrem Bruder Franz den Haushalt. Erst mit 57 Jahren erkrankte sie wieder, kam in eine Klinik und blieb mit Unterbrechungen bis zu ihrem Tode mit 76 Jahren dort. Nach der Krankengeschichte bot sie wechselnde Zustandsbilder. Oft war sie verstimmt, weinte laut, wollte nicht essen, lehnte die Medizin ab und schrie: „Gift!" Sie fühlte sich beobachtet, klopfte an den Wänden herum, brachte sich in suizidaler Absicht Schnittverletzungen bei, führte laute Selbstgespräche, erklärte, ihr Herz sei herausgesprungen. In den Zwischenzeiten war sie still und fleißig.

Die heftigen affektiven Störungen mit den vielen Beziehungsideen sprechen auch hier für eine Affektvolle Paraphrenie. In unseren Berechnungen über das Vorkommen von Verwandtenehen bei affektvollen Paraphrenen ist diese Frau nicht enthalten.

Die Patientin hatte 3 Geschwister. Eine Schwester war nach Schilderung von Geburt an idiotisch, ein älterer Bruder war gesund, den zweiten *Bruder Franz* besuchten wir, als er 73 Jahre alt war.

Er war Junggeselle, empfing uns mit übertriebener Höflichkeit unter zahlreichen Verbeugungen. Unsere Frage, ob er zu Mißtrauen neige, verneinte er zögernd. Von seiner inzwischen verstorbenen Schwester Frieda sprach er auffallend unbeteiligt, obwohl sie jahrelang zusammen gewohnt hatten. Er habe früher gelegentlich kleine Geschenke in der Klinik für sie abgegeben, dabei aber über lange Zeiten sie nie selbst besucht. Er beklagte sich heftig über ihr Verhalten in ihrer Krankheit. Er war auch nicht mit zu ihrer Beerdigung gegangen und begründete das damit, daß er doch deshalb seine Arbeit nicht habe versäumen können. In eine leicht gereizte Stimmung kam er, als er von der schlechten Behandlung sprach, die er im Krieg erfahren habe.

Dieser Mann erschien deutlich abnorm, doch konnten wir latente Züge einer Affektvollen Paraphrenie nicht sicher feststellen. Es könnte sein, daß er paranoisch war, weil er sich so sehr von seiner kranken Schwester distanzierte. Wir hatten die Vermutung, daß er mit seiner übertriebenen Höflichkeit sein inneres Mißtrauen zudecken wollte, andererseits könnte es sich um eine übertriebene affektive Äußerung gehandelt haben.

Über die Eltern konnten wir hier nichts erfahren, was auf pathologische Züge hinwies.

Anschließend schildere ich eine Probandin, *deren Mutter selbst krank war*. Man könnte zunächst daran denken, daß hier ein dominanter Erbgang vorlag. Es wird aber unwahrscheinlich, da die Mutter in ihrer ersten Ehe eine gesunde Tochter hatte, während die beiden Kinder aus ihrer zweiten Ehe mit ihrem Vetter beide krank wurden. Natürlich kann es auch bei einem rezessiven Erbgang vorkommen, daß ein Elternteil krank ist. In diesem Fall wird nach theoretischer Erwartung die Hälfte der Kinder ebenfalls krank. Man könnte damit erklären, daß *beide* Kinder eine Psychose bekamen. (Ein 3. Kind aus dieser Ehe starb mit 3 Jahren.) Die Mutter ist eine von den 2,2% Eltern, die oben als krank angeführt wurden, d. h. eine von den 5 kranken Eltern unter den korrigiert 231,0 Eltern der affektvoll paraphrenen Probanden.

Erika I., geb. 1921, ungelernte Arbeiterin, verheiratet (Tab. 2)
Die beiden Großväter waren Brüder.
Mit 28 Jahren erstmals beim Nervenarzt. Sie klagte über Springen im Hals, es sei so, als ob sich unter dem Brustbein etwas überschlüge. Bei Wind habe sie das Gefühl, als ob die Schädeldecke hochginge. Sie hatte Angst. Nach einigen Wochen wieder beschwerdefrei. 7 Jahre später (1956) klagte sie wieder über Springen im Hals. Sie hielt sich für eine Kindesmörderin, habe Zwangsgedanken, ihre eigene gelähmte Tochter umbringen zu wollen. Nach Trinken einer Tasse Kaffee sei ihr der Gedanke gekommen, sie müsse sich und der ganzen Familie das Leben nehmen. Sie hatte ständig Angst, war ratlos und depressiv. Sie drängte selbst in die Klinik und wollte dort sagen, sie sei verrückt. Sie traute sich nicht, spitze oder schneidende Gegenstände in die Hand zu nehmen. Es war ihr unheimlich zumute. Im Rundfunk hörte sie, man wolle sie töten, wolle ihr die Augen ausstechen, ein Herzschuß sei zu schade für sie. 1957 verspürte sie ein Drängen, als wenn der Darm herauskäme. Sie sagte, ihre Augen seien verglast. Sie hörte immer jemand sprechen, fühlte sich von einem Astrologen beeinflußt, mit dem die Schwestern zusammenarbeiteten. Sie sprach von Stromtod, die Fenster strahlten Strom aus, das halte kein Tier aus. Den Arzt beschuldigte sie als Raub- und Lustmörder. 1964 wird sie ruhig genannt. Dann sprach sie wieder von Bestrahlungswerk, man wolle sie aus dem Fenster schleudern, sie habe einen Angreifersinn. In den nächsten Jahren wechselte das Bild. Sie hörte Stimmen, die sie bedrohten, beschuldigte weiter mit starker affektiver Haltung ihren Arzt. Krank fühlte sie sich nicht. Die Scheidung von ihrem Mann 1974 berührte sie wenig. Über lange Zeiten verhielt sie sich ruhig und arbeitete, gab aber zu, weiter Stimmen zu hören. Sie wollte nicht mehr entlassen werden, ging auch nicht mehr aus. Als wir sie 1981 sahen, sprach sie von Verfolgungen, denen sie ausgesetzt sei. Auf unsere geäußerten Zweifel wurde sie gereizt und blieb bei ihrer Meinung.

Tab. 2

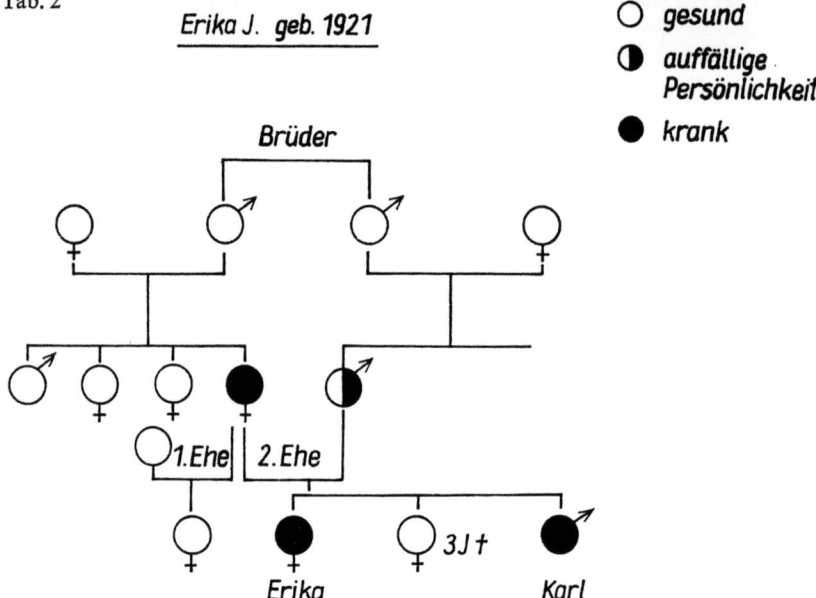

- ○ gesund
- ◐ auffällige Persönlichkeit
- ● krank

Der remittierende Verlauf mit den unlogischen Beziehungsideen, den Affektschwankungen, den Halluzinationen, der Gereiztheit bestätigen die Diagnose einer Affektvollen Paraphrenie.

Der 1926 geborene *Bruder Karl*, Transportarbeiter, ist ebenfalls seit 1951 in einer *Nervenklinik*.

Zweimal sitzengeblieben. Mit 25 Jahren erkrankte er mit Angstzuständen. Er glaubte, die Leute lachten und redeten über ihn. In der Klinik war er antriebslos, stand meist mit stereotypem Lächeln am Fenster, horchte auf Stimmen, schimpfte laut vor sich hin. Er fühlte sich durch Mitpatienten bedroht und griff sie an. 1958 wird er freundlich und zugänglich genannt, dann halluzinierte er wieder. Er sprach davon, er sei als Weltenmensch hier eingestellt, er sei Jesus Christus, er sei Weltenbesitzer. 1965 fleißig, aber bald wieder ganz mit seinen Stimmen beschäftigt. In den folgenden Jahren wechselndes Bild, zeitweise fleißig und willig, dann zu keiner Arbeit zu bewegen, auf Stimmen horchend. Als wir ihn 1981 sahen, bejahte er unsere Frage, ob er Christus sei, meinte dann aber, das sei ein Scherz, dann wieder, er sei es.

Die ängstlichen und ekstatischen Zustände sprachen auch hier für eine Affektvolle Paraphrenie. Bei unserer Untersuchung bestätigte sich das. Seine Idee, Christus zu sein, war jetzt keine Beglückungsidee, sondern eine Größenidee, der ekstatische Affekt war nicht mehr vorhanden. Seine Beziehungsideen, die nach der Krankengeschichte bestanden, waren nicht mehr von einer Ängstlichkeit, sondern von einer Gereiztheit getragen.

Die *Mutter* der beiden Geschwister erkrankte mit 62 Jahren. Sie wurde mißtrauisch, glaubte sich von allen übervorteilt. Sie sprach dann über Jahre fast nichts mehr, lächelte nur oft geheimnisvoll. Sie konnte aber plötzlich aufschreien und erregt werden. Nach einem solchen Erregungszustand, wobei sie Stühle zerschlagen und die Nachbarn mit Schuhen und Bürsten beworfen hatte, kam sie mit 68 Jahren erstmals für 10 Wochen in eine Nervenklinik. Hier war sie gereizt und mißtrauisch, wollte verreisen, um die Stimmen nicht hören zu müssen. Ihre paranoiden Ideen brachte sie mit heftigem Affekt vor. Bis zu ihrem Tod mit 83 Jahren erfolgten noch sieben stationäre Aufnahmen. Über viele Jahre bot sie fast nur Beziehungsideen. Sie meinte oft, es sei jemand in ihrer Wohnung gewesen und habe gestohlen. Bei Widerspruch konnte sie erregt und gereizt werden. Da sie immer wieder entlassen wurde, scheint ihr Zustand oft gewechselt zu haben.

Bei dieser Patientin sprach vor allem das Beziehungssyndrom, das schließlich im Defekt fast isoliert vorhanden war, für eine Affektvolle Paraphrenie.

Über den *Vater* der beiden Geschwister erfuhren wir nur, daß er viel getrunken und dann alles kaputt geschlagen habe. Er starb mit 53 Jahren an Magenkrebs.

Schon in einer früheren Arbeit habe ich über Verwandtenehen bei affektvollen Paraphrenen, die uns auf psychiatrischen Abteilungen begegnet waren, berichtet. Das ließ schon an einen rezessiven Erbgang denken. Wir konnten aber damals keinen Vergleich anstellen mit anderen Formen von Schizophrenie. Da wir jetzt eine große Anzahl von Probanden mit verschiedenen Formen schizophrener und zykloider Psychosen untersucht haben, war dieser Vergleich möglich. Unsere Ergebnisse bestätigen unsere Annahme eines rezessiven Erbganges bei der Affektvollen Paraphrenie.

Zusammenfassung

Bei der Affektvollen Paraphrenie fanden wir ein vermehrtes Auftreten von Verwandtenehen (Vetter/Base). Andere Untersuchungen hatten uns bei dieser Krankheit auf einen rezessiven Erbgang hingewiesen, da die Kranken selten von schizophrenen Eltern abstammen, dagegen relativ häufig kranke Geschwister haben. Bei einem Vergleich von 120 affektvollen Paraphrenen mit 1 214 Probanden mit anderen schizophrenen – einschließlich zykloiden – Psychosen, bei denen nichts auf einen rezessiven Erbgang hinwies, ergab sich ein Verhältnis der Verwandtenehen von 3,33 % zu 0,99 %. Damit bestätigt sich nach einer Berechnung von v. VERSCHUER die Annahme eines rezessiven Erbganges bei der Affektvollen Paraphrenie. An zwei Probanden werden Krankheitsbild und Erbgang dargestellt.

Literatur

1. *Bleuler, M.:* Die schizophrenen Geistesstörungen im Lichte langjähriger Kranken- und Familiengeschichten. Stuttgart: Thieme 1971.
2. *Böök, J. A.:* Genetic aspects of schizophrenia. In: *D. D. Jackson* (Eds.) The etiology of schizophrenia New York: Basic Books 1960.
3. *Kahn, E.:* Erbbiologische Einleitung: Psychiatrisch-genealogische Problematik. In: *G. Aschaffenburg* (Hrsg.), Handbuch der Psychiatrie. Leipzig–Wien: Deuticke 1925.
4. *Kallmann, F. J.:* The genetic theory of schizophrenia. An analysis of 691 schizophrenic twins index families. Amer. J. Psychiat. 103 (1946) 309–322.
5. *Kallmann, F. J.:* The genetics of psychosis. An analysis of 1232 twins index families. J. hum. Genet. 2 (1950) 385.
6. *Kretschmer, E.:* Körperbau und Charakter. 13./14. Aufl. Berlin: Springer 1940.
7. *Lenz, W.:* Medizinische Genetik. Stuttgart: Thieme 1961.
8. *Leonhard, K.:* Eine Sippe affektvoller Paraphrenie mit gehäuften Erkrankungen aus Verwandten-Ehen. Arch. Psychiat. 184 (1950) 291–356.
9. *Leonhard, K.:* Ein dominanter und ein rezessiver Erbgang bei zwei verschiedenen Formen von Schizophrenie. Nervenarzt 46 (1975) 242–248.
10. *Leonhard, K.:* Aufteilung der endogenen Psychosen, 5. Aufl. Berlin: Akademie-Verlag 1980.
11. *Luxenburger, H.:* Die Vererbung psychischer Störungen. In: *O. Bumke* (Hrsg.), Handbuch der Geisteskrankheiten. Berlin: Springer 1939.
12. *Mitsuda, H.:* Klinisch-erbbiologische Untersuchung der endogenen Psychosen. Act. genet. (Basel) 7 (1957) 371–377.
13. *Patzig, B.:* Die Pathogenese der Schizophrenie, ein genetisches Problem. Z. menschl. Vererb. u. Konstit.lehre 24 (1940) 648–664.
14. *Rüdin, E.:* Studien über Vererbung und Entstehung geistiger Störungen. I. Zur Vererbung und Neuentstehung der Dementia praecox. Monograph. Neurol. Psychiat. Berlin: Springer 1916.
15. *Slater, E.:* The monogenetic theory of schizophrenia. Acta genet. (Basel) 8 (1958) 60.
16. *Strömgren, E.:* Beiträge zur psychiatrischen Erblehre. Kopenhagen: Munksgaard 1938.
17. *Trostorff, S. v.:* Affektvolle Paraphrenien aus Verwandten-Ehen. Fortschr. Neurol. Psychiat. 35 (1967) 412–429.
18. *Trostorff, S. v.:* Beurteilung der Ähnlichkeit und Unähnlichkeit endogener Psychosen bei eineiigen Zwillingen auf der Grundlage einer differenzierten Diagnostik. Psychiat. Neurol. med. Psychol. 29 (1977) 164–175.
19. *Trostorff, S. v.:* Zur Frage eines dominanten Erbgänges bei der Periodischen Katatonie. Psychiat. Neurol. med. Psychol. 33 (1981) 158–166.
20. *Verschuer, O. v.:* Genetik des Menschen. Lehrbuch der Humangenetik. München–Berlin: Urban u. Schwarzenberg 1959.
21. *Zerbin-Rüdin, E.:* Endogene Psychosen. In: *P. E. Becker* (Hrsg.), Humangenetik Bd. V/2. Stuttgart: Thieme 1967, S. 446–513.

Zur Aufteilung der endogenen Psychosen vor Wernicke, Kleist und Leonhard

Chr. Donalies

K. L. KAHLBAUM (1828–1899) begann seine 1863 erscheinende Monographie „Die Gruppierung der psychischen Krankheiten und die Eintheilung der Seelenstörungen" mit den Worten:

„Für eine Reihe von Disciplinen ist die Eintheilung des wissenschaftlichen Gegenstandes ein Hauptthema der Nachforschung, von dessen angenähert vollendeter Lösung die weitere Entwicklung der gesamten Disciplin abhängig ist."

Obwohl sich immer wieder, schon im Altertum beginnend, viele Ärzte und auch zeitweise Philosophen und Vertreter anderer Fachgebiete mit der Aufteilung der Geisteskrankheiten beschäftigten, kann man direkt von einer Aufteilung der endogenen Psychosen noch nicht einmal seit 100 Jahren sprechen.

Soweit bekannt (nach J. VLIEGEN) führte erst P. J. MOEBIUS (1853–1907) in seinem „Abriß der Lehre von den Nervenkrankheiten" (Leipzig 1893) den Begriff „endogen" in die Psychiatrie ein. Wir können viele endogene Psychosen in unserem Sinne in vielen früheren Aufteilungen vermuten und auch finden, so z. B. auch in der Degenerationslehre von B. A. MOREL (1809–1873). Diese späten Aufteilungsbemühungen haben viele Gründe, so z. B. die großen Hoffnungen, die man in die pathologische Anatomie setzte. So schrieb z. B. K. L. KAHLBAUM:

„Die Fahne der pathologischen Anatomie ist es daher, welche der Forscher hochhalten muß, wenn er seine Wissenschaftlichkeit documentieren will; das Streben nach Einteilung und Classification aber ohne pathologisch-anatomische Begründung gehört einem überwundenen Standpunkte an."

Und auch A. ALZHEIMER (1864–1915) meinte, daß er „der Psychiatrie mit dem Mikroskop weiterhelfen" wolle. Die Erwartungen, die man in die pathologische Anatomie setzte, wurden nicht erfüllt. Dies waren aber nicht die einzigen Schwierigkeiten. P. SCHRÖDER (1873–1941) schrieb 1917, daß viele Fälle „Jahre und Jahrzehnte beobachtet werden" müßten, „deshalb das Leben des einzelnen Forschers oft nicht ausreiche". F. R. GEIST bemerkte 1907: „Die alte Psychiatrie, die sich fast ausschließlich an die Störung hielt, die das augenblickliche Zustandsbild darbot", konnte „zu einer befriedigenden Klassifikation nicht kommen ... Die Klassifikation der Psychosen ist zweifellos einer der wundesten Punkte der Psychiatrie." C. C. EASTERBROOK meinte 1926: „Da nicht zwei Personen einander psychisch gleichen und alle Beobachter verschieden sehen, sollte man nur wenige Gruppen aufstellen."

P. J. MOEBIUS verstand in seiner Unterscheidung von endogenen und exogenen Krankheiten (nach VLIEGEN), „je nachdem die Hauptbedingungen der Krankheit von außen in das Individuum hineinkommen oder im Individuum liegen, in einer mitgebrachten Anlage bestehen". K. JASPERS (1883–1959) meinte zu dem Begriff: „Da das Leben immer in der Wechselwirkung von außen und innen besteht, kann kein Phänomen ausschließlich endogen sein."

Wir folgen im allgemeinen K. KLEIST (1879 bis 1960), der mit „endogen" nur noch die unbekannten Krankheitsursachen interpretierte, dem der Begriff „exogen" gegenüber stand. Eine Bezeichnung, die wir heute kaum noch anwenden. Merkwürdigerweise haben sich dagegen aber bestimmte Begriffe, wie z. B. Manie und Melancholie seit dem Altertum (so im Corpus Hippocraticum) bis in unsere Tage erhalten. Es wäre aber falsch, sie wie KAHLBAUM „als unveränderliche Typen der Seelenstörung" zu bezeichnen: Während Manie im Altertum, wie auch häufig wesentlich später, als Allgemeinbegriff für Geisteskrankheit verwendet wurde, war Melancholie ein Begriff, der mit Furcht (Phobos) und Verstimmtheit (Dysthymia) einherging. Interessanterweise wurden hingegen schon damals Manie und Melancholie in einem Zusammenhang gebracht – damals in dem Sinne, indem man meinte, daß beide Krankheiten durch die schwarze Galle hervorgerufen würden. Die Diskussion über den möglichen Zusammenhang beider Begriffe ging, wenn auch in anderen Zusammenhängen, bis in unsere Tage.

Im griechisch-römischen Altertum war man z. T. der Meinung, daß Vernunft (Phrenes) und Unvernunft der Psyche (Paraphrosyne) von ihrer Mischung abhingen (nach W. LEIBBRAND und A. WETTLEY). Auch wurden merkwürdige Theorien vertreten, z. B. daß Schieläugige zu Wahnsinn prädisponiert seien. Die Lehren des GALEN (129–199), die sich praktisch zum größten Teil bis zum 17. Jahrhundert und auch noch darüber hinaus hielten, beinhalteten „Die Geisteskrankheit konstituiert sich in dem ganzen Kopf." Es finden sich bei GALEN viele Diagnosen wieder, die auch schon im Corpus Hippocraticum zu finden waren; z. B. Phrenitis, die nicht mit Enzephalitis, sondern mit einer symptomatischen Psychose gleichgesetzt werden könnte. Das gleiche gilt für Lethargus und z. T. auch für Katalepsis. In der Nosologie der Geisteskrankheiten wurde der hirnlokalisatorische Charakter stark betont (nach LEIBBRAND und WETTLEY). Begehren, Zürnen und Vernünftigsein sind drei Seelenteile, die auch lokalisatorisch gesehen für Geisteskrankheiten verantwortlich gemacht wurden.

AVICENNA (980–1038) schrieb von den Seelenkräften in dem Sinne, daß es drei Klassen gäbe: die Pflanzenkraft, die animale und die rationale Kraft. Störungen würden in den Mischungsverhältnissen liegen, Halluzinationen würden bei Erkrankungen des Vorderhirns vorkommen.

HILDEGARD VON BINGEN (1098–1179) (nach SCHIPPERGES) meinte, der Genuß des paradiesischen Apfels sei für die schwarze Galle verantwortlich. Daraus erwüchsen Traurigkeit und Verzweiflung. Rauch, der ins Gehirn gelange, würde dort Torheit und Vergeßlichkeit anrichten.

Oft wurde zwischen natürlichen und nicht natürlichen Ursachen der Geisteskrankheiten unterschieden. Bei den nicht natürlichen wurden z. T. dämonologische Ursachen angesehen. Der flämische Mönch OFHUYS (1456–1523) nahm jedoch eine moral-theologische Ursache an (nach BIRNBAUM). PARACELSUS (1491–1541) betonte 1520 in seinem Buch „Von den Krankheiten, die der Vernunft berauben", daß Geisteskrankheiten nicht durch Geister verursacht würden, sondern natürliche Krankheiten seien. Er unterschied: Epilepsie, Manie, „wahrhafte Unsinnigkeit", Sankt Veitstanz und Suffocatio intellectus (einer Mischung von Hysterie und Epilepsie). Beim wahren Irrsinn unterschied er: die Lunitici (von den Gestirnen beeinflußt), die Insania (krank geboren), die Vesania (durch Essen und Trinken verdorben), die Melancholici und – wahrscheinlich als Zugeständnis an die Öffentlichkeit – die Obsessi (die Besessenen).

Als Vater psychiatrischer Systematik wird aber allgemein FELIX PLATER (1536–1614) bezeichnet. Dieser beschrieb in der „Praxis medica" (1602 bis 1608) viele Einzelformen. Er versuchte, die Krankheiten nicht mehr nach ihrem Sitz, sondern nach ihrer Natur zu ordnen:

I. Mentis imbecillitatis, hier werden verschiedene Schwachsinnsformen beschrieben. Die Begriffe: hebetudo, tarditas und imprudentia dürften dem entsprechen, was wir unter Idiotie, Imbezillität und Debilität verstehen. Oblivio dürfte mit Altersschwachsinn gleichzusetzen sein.

Bei II. Mentis consternatio werden Zustände aufgezählt, die mit Bewußtseinsstörungen einhergehen.

Bei III. Mentis alienatio dürften unter anderem die eigentlichen Psychosen zu finden sein.

Bei IV. Mentis defatigatio werden „bloße Symptome psychischer Störungen, aber keine an sich krankhaften Seelenzustände" (HEINROTH) beschrieben. Nach W. DE BOOR (1954) dürfte die III. Gruppe „den ‚eigentlichen' Psychosen" ... „sehr nahe" kommen.

PLATER nannte bei der Melancholie 3 Formen:

1) die Misanthropie,
b) die Melancholie, bei der die gemütliche Depression im Vordergrund steht,
c) die Hyponchodrie.

„Der Misanthrope zeigt einen traurigen, in sich gekehrten Gesichtsausdruck. Er schleicht an den Wänden entlang, geht allen Menschen aus dem Weg, seine Antworten kommen langsam und schleppend, die Sprache wird tonlos und leise, die Arbeit geht ihm nicht von der Hand, er sucht die Einsamkeit und die Dunkelheit. Dabei ist für diese Traurigkeit kein wirklicher Grund vorhanden. Auch bei der gemütlichen Depression ist die Stimmung des Kranken kleinmütig. In diese Grundstimmung mischt sich aber eine immer stärkere Angst hinein, so daß die Traurigkeit einer schweren Verzweiflung Platz macht. Der Kranke wirft sich nichtige Dinge vor oder er erfindet Verfehlungen, die er nie begangen hat. Er ist schon immer schlecht gewesen und ist darum für ewig verdammt. ... Der Maniker weist wie der Melancholiker Störungen der Wahrnehmung, des Denkens und des Urteils auf, aber diese Störungen äußern sich in ganz anderer Weise. Vor dem Ausbruch des Anfalls zeigt sich der Kranke sehr lebhaft und aktiv, er hat große Pläne, die er aber nur in bescheidener Form zur Ausführung zu bringen versucht. Dieser Zustand kann dann plötzlich in eine Tobsucht umschlagen. Die Kranken sprechen und schreien ununterbrochen, sie schwören wild, sie werfen mit unflätigen Ausdrücken um sich und machen unanständige Gesten. Sie rennen unsinnig im Zimmer umher, wälzen sich am Boden, zerreißen Kleider und Wäsche, raufen sich die Haare aus, greifen ihre Umgebung an und wollen sich und anderen Gewalt antun." (Zitiert nach J. Thaustein.)

Wenn man die Krankheitsbilder liest, die Plater vor etwa 380 Jahren beschrieben hat, fühlt man sich an eigene Patientenbeobachtungen erinnert.

Im 17. und 18. Jahrhundert beschäftigten sich die Ärzte meist nur am Rande mit Geisteskranken. Vielmehr waren es Theologen und Philosophen, die dies auf rein theoretischer Ebene taten. Bei Thomasius (1655–1728) waren Furor und Mentecaptio zwei verschiedene Zustandsformen der Geisteskrankheiten, deren Oberbegriff die Dementia war.

In der Zeit der sogenannten Aufklärung beschäftigten sich zwar die Ärzte vermehrt mit der Psychiatrie, sie taten dies nicht gemeinsam, fast jeder hatte sein eigenes System, und durch theoretische Überlegungen wurde das Fachgebiet nicht wesentlich weiter entwickelt. Bedeutung, auch für die Psychiatrie, hatten zu Beginn des 18. Jahrhunderts die beiden Hallenser Kliniker G. E. Stahl (1660–1734) und F. R. Hoffmann (1660 bis 1743), die sich einander häufig befehdeten. Wie bereits 1971 dargelegt, kam bei Stahl und Hoffmann der Kampf zwischen Psychikern und Somatikern zum Ausdruck. „Stahls prinzipielle Unterscheidung der Geisteskrankheiten in ‚sympatische‘ (d. h. durch die Erkrankung von Organen verursacht) und in ‚pathetische‘ (d. h. funktionelle, ohne Organerkrankung) wurde vielfach aufgenommen" (Ackerknecht). Krankheit war nach Stahl ein Kampf der anima (Seele) gegen schädliche Einflüsse. Nach Ackerknecht muß man es Stahl zuschreiben, daß im 18. Jahrhundert so viele die Meinung der psychogenen Entstehung der Geisteskrankheiten vertraten. Hoffmann, der sich in den Fragen, die unser Fach betreffen, besonders mit der Melancholie und der Manie befaßte, erklärte diese mit Blutzirkulationsstörungen im Gehirn. Beide Krankheiten hielt Hoffmann für graduell verschieden. Die Melancholie sei primitive Grundkrankheit, die Manie die Steigerung davon.

William Cullen (1710–1790), dem wir unter anderem auch den Begriff der Neurose verdanken, vermutete verschiedene Formen von Geisteskrankheiten in dem übermäßig gereizten Gehirn. Er faßte sein System in vier Ordnungen, in dem die letzte (Vesania) in vier Gattungen (Amentia, Melancholia, Mania und schweres Träumen) geteilt war. Die Melancholia wurde als partieller Wahnsinn aufgefaßt, der wiederum in acht verschiedene Formen getrennt wurde:

1. Melancholie bei falschen Vorstellungen des Patienten vom eigenen Körper;
2. Melancholie „lustige Narrheit";
3. Melancholie mit heftiger Liebe ohne sinnliches Verlangen;
4. Melancholie mit abergläubischer Furcht;
5. Melancholie mit Abscheu vor allen Bewegungen (hier kann man stuporöse Zustände vermuten);
6. Melancholie mit Unruhe;
7. Melancholie aus Lebensüberdruß und
8. Melancholie mit der Vorstellung, in ein Tier verwandelt zu sein.

Manie ist bei Cullen ein „Wahnsinn, der sich auf alle Dinge erstreckt", und zwar

1. aus seelischen,
2. aus körperlichen,
3. aus unbekannten Ursachen.

P. Pinel (1745–1826) machte sich über Cullens zweite Fassung der Geisteskrankheiten lustig, weil er schon einfache Laster zu denen zählen würde (nach Ackerknecht).

Vincenzo Chiarugi (1759–1820) baute jedoch in seiner berühmten Arbeit über den Wahnsinn (pazzia) auf Cullen auf. Er verstand darunter eine chronische anhaltende Verstandesverwirrung, die ihren Ursprung in der Verletzung des Gehirns bei Fieberlosigkeit hatte. Es wurden drei Hauptarten unterschieden. Wie bei Cullen

1. Melancholie und
2. Manie als partieller bzw. allgemeiner Wahnsinn, letzterer verbunden mit Kühnheit und Mut in den Verrichtungen des Lebens,
3. Blödsinn, ein fast allgemeiner Wahnsinn mit Unregelmäßigkeit der Verrichtungen und des Erkenntnis- und Willensvermögens, jedoch ohne Gemütsbewegung.

Chiarugi unterschied diese drei Arten weiter in so viele Untergruppen, daß er unter Hinzufügung aller möglichen Namen, die er in der Literatur seit Hippokrates fand, auf insgesamt

212 Krankheits- und Zustandsnamen kam. In dieser unmäßigen Fülle von Namen kam die Hilflosigkeit der damaligen Ärzte den Geisteskrankheiten gegenüber zum Ausdruck, die ihre Unkenntnis oft hinter altsprachlichen Namen zu verbergen suchten. CHIARUGI jedoch selbst war sehr bemüht, das Schicksal der Geisteskranken zum Teil schon vor PINEL zu verbessern. Er tat dies in seinem Reformprogramm seit 1788 in Florenz. Er war auch der erste, der mit Erfolg gegen Ketten und Peinigungen seiner Patienten vorging. PINELS Verdienst, daß er die vorhandenen Systeme wieder vereinfachte, kam in einer besseren Übersicht zum Ausdruck:

1. Melancholie: Trüber oder heiterer Wahnsinn;
2. Manie sans délire: Wut oder Wahn;
3. Manie avec délire: Rasender Wahnsinn;
4. Demence: Blödsinnige Verwirrtheit;
5. Idiotism: Angeborener und erworbener Blödsinn.

Er sah, wie auch RAYMOND DE SAUSSURE zum Ausdruck brachte, „im Irresein vor allem ein aus verschiedenen Ursachen gespeistes Syndrom, weniger eine einheitliche Krankheit".

Sein Schüler J. E. D. ESQUIROL (1772–1840) rückte in einigen Punkten von PINEL wieder ab. Schon seine Dissertation war ein Programm: „Die Leidenschaften als Ursachen und Symptome der Geisteskrankheit, sowie als Mittel zu deren Beeinflussung" (1805). Ein Hauptbestandteil seiner Lehren war seine Auffassung der „Monomanien", die die Psychiatrie im 19. Jahrhundert nachhaltig beeinflußte. Er schlug vor, die Hypomanie von der Melancholie abzutrennen. Die Lypémanie wurde als Teilanlage definiert. Zusammen mit den Monomanien dürften sie nach HENRI EY im wesentlichen mit den späteren endogenen Psychosen identisch sein. KAHLBAUM verglich ESQUIROLS System mit der von JOHANN CHRISTIAN REIL (1759–1813) 1803 veröffentlichten Ordnung. Dieser unterschied:

1. Fixer Wahn;
2. Wut;
3. Narrheit;
4. Blödsinn.

J. GUISLAIN (1797–1860) unterschied zwar 1854 in verschiedene Elemente (Aufregung, Verirrung, Unterdrückung, Vernichtung) und Erscheinungen. Er nahm aber letztendlich nur eine krankhafte Erregung der Sensibilität an. Auf ihn wird die sogenannte „Einheitspsychose" zurückgeführt Die „Erscheinungen" differenzierte er in die des *Reizes* (Melancholie bzw. Manopathie) und der *Reaktion* (Hyperphrenie-Manie, Paraphrenie-Wahnsinn, Hyperplexiehe). Stupidité, Hyperspasmie Epilepsie-Veitstanz, Ideosynchysie-Illusionen-Halluzinationen, Anacolthie-Verwirrtheit) sowie der *Vernichtung* (Noasthenie-Verstandesschwäch) Trotz seiner Vorstellung von einer Ursache glaubte er mehr als 100 Formen unterscheiden zu können.

Nach GUISLAIN vertraten ZELLER und GRIESINGER das Prinzip der Einheitspsychose. Letzterer verließ später allerdings die Konzeption, indem er verschiedene Formen von primärer Verrücktheit anerkannte. Am nachhaltigsten vertrat HEINRICH NEUMANN (1814–1884) die sogenannte Einheitspsychose. Für ihn waren verschiedene Zustandsformen nur Stadien des selben Krankheitsvorganges. Die Psychose würde mit einer Melancholie beginnen, dann nacheinander in eine Manie, einen Wahn und bei fehlender Besserung in eine Demenz übergehen. NEUMANN meinte, es sei eine Sache des Klinikers, der Krankheit an allen ihren Erscheinungspunkten nachzuspüren, sie auf allen ihren Erscheinungspunkten zu bekämpfen, aber es sei Sache des Systems, der Klassifikation, das räumlich Getrennte in Gedanken wieder zur Einheit zusammenzufassen. Man könnte vermuten, daß die Vertreter der Einheitspsychose vor allem bei den Psychikern zu suchen wären, weil ja für die Psychiker auch die Seele nicht zu teilen war, jedoch geht die Trennung der Vertreter der Einheitspsychose sowie deren Gegner mitten durch die Lager der Psychiker und Somatiker hindurch. Diese trennten sich bei der Frage nach dem Ursprung und nicht bei der Einteilung.

K. WERNICKE (1848–1905), der zeitweise ein Schüler von NEUMANN war, distanzierte sich zwar von dessen Konzept der Einheitspsychose, schätzte in ihm jedoch einen Begründer der Symptomatologie. Von den vielen Einteilungsversuchen, die es vor KAHLBAUM noch gegeben hat, und die dieser auch in seiner berühmten Monographie von 1863 zitierte, möchte ich folgende anführen:

I. *Das System von* C. F. FLEMMING (1799–1880). Er unterschied 2 Gruppen:
a) *Infirmitas* – Geistesschwäche, die wiederum nach den Ursachen und nach dem Umfange weiter unterteilt wurde, und
b) *Vesania* – Geistesverwirrung.

Hier unterschied er drei Ordnungen:

1. Dysthymia – Gemütsstörung,
2. Anoesia – Verstandesstörung,
3. Mania – Tobsucht.

Die Ordnungen wurden weiter nach dem Typus und nach dem Umfange unterschieden. FLEMMING, der vorwiegend in Schwerin wirkte, meinte zwar, daß für Pathologie und Therapie ein pathologisches System zu bevorzugen sei. Sein System, das er als psychologisch auffaßte, sei für Laien z. B. für Richter verständlicher. (Er gehörte auch zu den ersten, die die Errichtung psychiatrischer Universitätskliniken forderten.) FLEMMING hatte die Hoffnung, daß seine psychologische Einteilung mit der noch zu findenden pathologischen Klassifikation im wesentlichen übereinstimmen würde.

II. J. HEINROTH (1773–1843) nahm als Ursache der Geisteskrankheiten Sünden an und meinte dann auch, daß geisteskranke Verbrecher deshalb voll zur Verantwortung gezogen werden müßten. Die Seelenstörungen unterteilt er in Exalationen (Hyperthymien, Depressionen, Asthenien) und in eine Mischung von Exalation und Depression (Hyperasthenien). In jeder dieser drei Gruppen gibt es eine Gattung der Gemütsstörungen, der Geistesstörungen und der Willensstörung. Durch Kombinationen der verschiedenen Formen kommt HEINROTH auf 36 Arten geistiger Störung. Die körperlichen Begleiterscheinungen sind bei ihm Epiphänomene.

III. A. HAINDORF (1782–1862) versuchte, von psychologischen Konstruktionen eine Einteilung vorzunehmen. So glaubte er, daß die Geisteskrankheiten durch Veränderung der ideellen Richtung der Seele und der Gemütskrankheiten ihren Ursprung finden. Weitere Einteilungen versuchte er durch Schilderung von psychologischen bzw. pathologischen Charaktereigenschaften zu finden.

IV. SINGOWITZ schuf 1843 (zitiert nach NISSEN) eine „Klassifikation der Geisteskranken nach der Weise ihres Benehmens während ihrer Versammlungen im Freien: Gesellige, Einsame, Unstete, Stillsteher, Gangtreter, Sammler ..." Die verschiedenen Anschauungen fanden ihren Ausdruck in dem Kampf zwischen den sogenannten Psychikern, die die Geisteskrankheiten als reine Erkrankung der körperlosen Seele betrachteten bzw. als Mißverhältnis zwischen Seele und Körper ansahen, und den Somatikern, die Geisteskrankheiten als eine ausschließlich körperliche Angelegenheit mit mehr oder weniger wichtigen seelischen Symptomen ansahen. Zu den reinen Psychikern zählten HEINROTH und K. W. IDELER (1795–1860), zu den reinen Somatikern W. JACOBI (1775–1858) und J. B. FRIEDREICH (1796–1862).

Viele Psychiater suchten jedoch eine Verbindung zwischen beiden, z. B. FR. GROOS (1768–1852).

V. GROOS unterschied:

I. Störungen der Intelligenzsphäre oder des Vorstellungsvermögens (Verrücktheit und Verwirrtheit) – je nachdem ob die Gehirntätigkeit erhöht oder herabgesetzt ist;
II. eine Störung der Gefühlssphäre: 1. Erhöhte Brustganglien-Tätigkeit – Wahnsinn, 2. Herabgestimmte Brustganglien-Tätigkeit – Melancholie;
III. Störung der Sphäre des Begehrungsvermögens, 1. Erhöhte Bauchganglien-Tätigkeit – Willenlosigkeit;
IV. Störungen aller drei psychisch-somatischen Sphären: 1. mit der Form erhöhter Tätigkeit – Manie, 2. mit der Form herabgesetzter Tätigkeit – angeborener Blödsinn.

W. GRIESINGER (1817–1868) stellte demgegenüber immer wieder die These entgegen, daß Geisteskrankheiten Gehirnkrankheiten seien. Es war zwar nicht der Erfinder dieser These, hat sie aber am nachhaltigsten durchgesetzt. Auf diesem Gebiet eiferte GRIESINGER besonders WERNICKE nach. Allerdings über die Zwischenglieder TH. MEYNERT (1833–1892), den W. GRIESINGER besonders verehrte und gewissermaßen auch K. WESTPHAL (1833–1890). MEYNERT versuchte von der Pathologie des Gehirns zu einer Systematik zu kommen. Die Epilepsie faßte er als eine Störung der subcorticalen Gefäßzentren auf; die Tabsucht, die Melancholie und die Manie als corticale Reizzustände. V. STOCKERT schrieb, daß z. B. „die heute als Schizophasie charakterisierte Sprachstörung bei MEYNERT schon mit erstaunlicher Präzision in der pseudo-aphasischen Verwirrtheit herausgestellt" wurde.

KAHLBAUM arbeitete den Begriff der Katatonie heraus; wie LEONHARD meinte, verstand er damit wohl das Bild der periodischen Katatonie. Kahlbaums Schüler E. HECKER (1843–1909) beschrieb das Krankheitsbild der Hebephrenie. Auf beiden baute E. KRAEPELIN (1856–1926) auf, wobei er noch andere Autoren als Vorbild hatte, so z. B. G. F. BAILLARGER (1809–1890), der als folie á double forme die Verbindung von Melancholie und Manie beschrieb, die schon früher (z. B. von FRIEDRICH HOFFMANN) betont, dann aber namentlich von J. P. FALRET (1797–1870) als folie circulaire beschrieben wurde. Bei E. MENDEL (1839–1907) finden wir das Krankheitsbild der periodischen Paranoia und TH. ZIEHEN (1862–1950) beschrieb eine besondere Form unter Paranoia periodica acuta halluzinatoria. Vermutlich haben die letztgenannten Autoren schon Krankheiten beschrieben, die wir nach LEONHARD als zykloide Psychosen bezeichnen würden.

F. R. NASSE (1778–1851) verglich 1818 die Inkongruenz der psychiatrischen Benennungen bei verschiedenen Schriftstellern mit Sprachverwirrung beim Turmbau zu Babel. FLEMMING fürchtete 1844 bei der Veröffentlichung seines Einteilungsversuches schon durch die Überschrift „eine ähnliche gemischte Empfindung von Mißmut, Zweifel und Überdruß zu erwecken, wie bei einem Mathematiker die von Zeit zu Zeit sich wiederholende Ankündigung der aufgefundenen Quadrate des Zirkels".

Literatur

1. *Ackerknecht, E. H.:* Kurze Geschichte der Psychiatrie. Stuttgart: Enke 1957.
2. *Aschaffenburg, G.:* Die Einteilung der Psychosen. Leipzig: Deuticke 1915.
3. *Birnbaum, K.:* Geschichte der psychiatrischen Wissenschaft. In: O. Bumke (Hrsg.), Handbuch der Geisteskrankheiten, Bd. I, p. 11–49, Berlin: Springer 1928.
4. *Boor, W. de:* Psychiatrische Systematik. Ihre Entwicklung in Deutschland seit Kahlbaum. Berlin–Göttingen–Heidelberg: Springer 1954.
5. *Donalies, Chr.:* Zur Systematik in der Psychiatrie vor Wernicke, Kraepelin und Bonhoeffer. Psychiat. Neurol. med. Psychol. **23** (1971) 411–419.
6. *Easterbrook, C. C.:* Die Klassifikation der Geistesstörungen. Ref. Zbl. Neurol. **43** (1926) 165.
7. *Geist, Fr.:* Über die Klassifikation der Psychosen, insbesondere der periodischen. Allg. Z. Psychiatr. **64** (1907) 48–68.
8. *Jaspers, K.:* Allgemeine Psychopathologie, 4. Aufl. Berlin–Heidelberg: Springer 1946.
9. *Kahlbaum, K. L.:* Die Gruppierung der psychischen Krankheiten und die Einteilung der Seelenstörungen. Danzig 1863.
10. *Kleist, K.:* Die gegenwärtigen Strömungen in der Psychiatrie. Allg. Z. Psychiatr. **82** (1925) 1–41.
11. *Laehr, H.:* Gedenktage der Psychiatrie. Berlin: Reimer 1893.
12. *Leibbrand, W.; A. Wettley:* Der Wahnsinn. Geschichte der abendländischen Psychopathologie. Freiburg–München: Alber 1961.
13. *Leonhard, K.:* Aufteilung der endogenen Psychosen, 5. Aufl. Berlin: Akademie-Verlag 1980.
14. *Saussure, R. de:* Philippe Pinel. In: K. Kolle (Hrsg.), Große Nervenärzte Bd. 1. Stuttgart: Thieme 1956.
15. *Schröder, P.:* Zur Systematik in der Psychiatrie. Mschr. Psychiat. **42** (1917) 364–369.
16. *Stockert, F. G. v.:* Theodor Meynert. In: K. Kolle (Hrsg.), Große Nervenärzte Bd. 2; 2. Aufl. Stuttgart: Thieme 1970.
17. *Thaustein, J.:* Über den ersten Versuch, Psychosen zu klassifizieren. Med. Diss. München 1936.
18. *Vliegen, J.:* Endogenität. In: Lexikon der Psychiatrie. Berlin–Heidelberg–New York: Springer 1973.
19. *Wernicke, K.:* Über die Klassifikation der Psychosen. Psychiatr. Abh. H. 12 (1899).
20. *Ziehen, Th.:* Über einige Lücken und Schwierigkeiten der Gruppierung der Geisteskrankheiten. Mschr. Psychiatr. **15** (1904) 147–151.

If you have any concerns about our products,
you can contact us on
ProductSafety@springernature.com

In case Publisher is established outside the EU,
the EU authorized representative is:
**Springer Nature Customer Service Center GmbH
Europaplatz 3, 69115 Heidelberg, Germany**

Printed by Libri Plureos GmbH
in Hamburg, Germany